JN035949

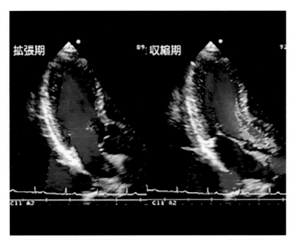

▲口絵1 カラードプラ法による心腔内血流画像
（図1-1-8）

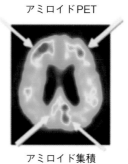

アミロイドPET

アミロイド集積

▲口絵2 アミロイドPET画像
（図1-1-31右）

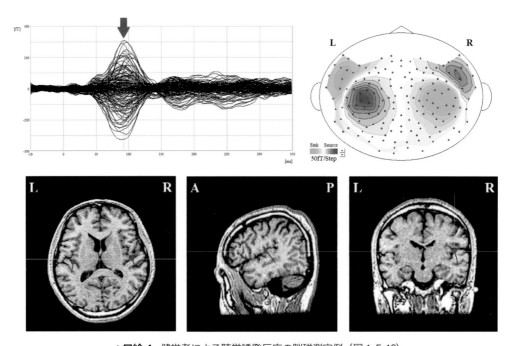

▲口絵4 健常者による聴覚誘発反応の脳磁測定例（図1-5-10）

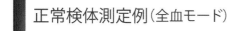

正常検体測定例（全血モード）

多項目自動血球分析装置 XN-2000
（シスメックス社）

測定結果（メイン画面）

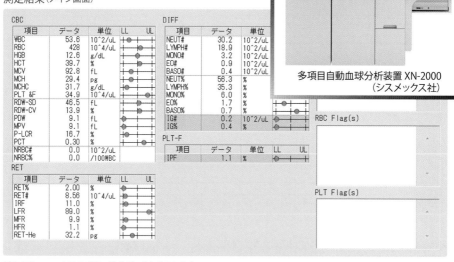

CBC

項目	データ	単位	LL	UL
WBC	53.6	10^2/uL		
RBC	428	10^4/uL		
HGB	12.6	g/dL		
HCT	39.7	%		
MCV	92.8	fL		
MCH	29.4	pg		
MCHC	31.7	g/dL		
PLT &F	34.9	10^4/uL		
RDW-SD	46.5	fL		
RDW-CV	13.9	%		
PDW	9.1	fL		
MPV	9.1	fL		
P-LCR	16.7	%		
PCT	0.30	%		
NRBC#	0.0	10^2/uL		
NRBC%	0.0	/100WBC		

RET

項目	データ	単位	LL	UL
RET%	2.00	%		
RET#	8.56	10^4/uL		
IRF	11.0	%		
LFR	89.0	%		
MFR	9.9	%		
HFR	1.1	%		
RET-He	32.2	pg		

DIFF

項目	データ	単位
NEUT#	30.2	10^2/uL
LYMPH#	18.9	10^2/uL
MONO#	3.2	10^2/uL
EO#	0.9	10^2/uL
BASO#	0.4	10^2/uL
NEUT%	56.3	%
LYMPH%	35.3	%
MONO%	6.0	%
EO%	1.7	%
BASO%	0.7	%
IG#	0.2	10^2/uL
IG%	0.4	%

PLT-F

項目	データ	単位	LL	UL
IPF	1.1	%		

RBC Flag(s)

PLT Flag(s)

測定項目： 合計33項目の数値データを表示します。
リサーチ項目：リサーチ項目の測定結果は、データブラウザ画面では表示背景がグレーで表示されます。
Flag(s)： WBC、RBC、PLTに関係するIPメッセージがそれぞれ表示されます。

スキャッタグラム

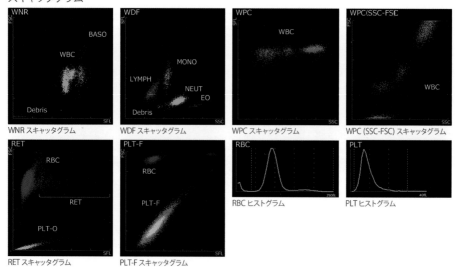

WNR スキャッタグラム　　WDF スキャッタグラム　　WPC スキャッタグラム　　WPC (SSC-FSC) スキャッタグラム

RET スキャッタグラム　　PLT-F スキャッタグラム　　RBC ヒストグラム　　PLT ヒストグラム

▲口絵3 シスメックス社製　多項目自動血球分析装置　XN-2000で測定したデータ例（本文 2-1 血液
分析装置（3）参照）

赤血球，白血球，血小板などの血球成分に関して数値で表した検査結果とともに，フローサイトメーター方式で得られた各血球の大きさや染色度合いを表した図，および大きさの分布を表したグラフを表示し，検査結果の根拠として患者血液の詳しい分析情報を提供する．装置は，患者血液吸引後約2分間でこのようなデータ全てを出力できる．右上は装置の外観で，高機能ではあるがシンプルにまとめられたデザインとなっている．

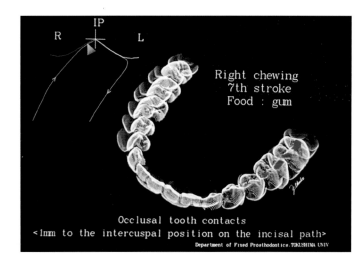

◀ **口絵 5** 咬合可視化装置による表示例
（図 1-6-11）

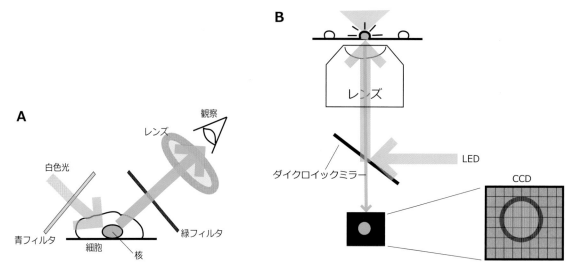

▲ **口絵 6** 蛍光測定の原理（図 2-1-2）

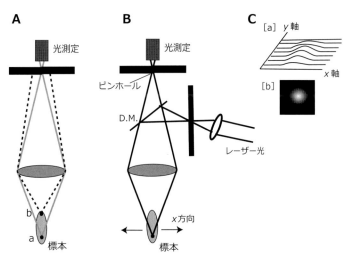

◀ **口絵 7** 断層撮影できる顕微鏡の原理
（図 2-1-3）

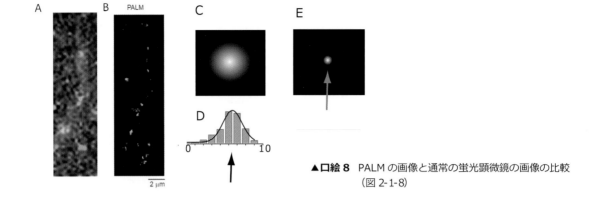

▲**口絵 8** PALM の画像と通常の蛍光顕微鏡の画像の比較
（図 2-1-8）

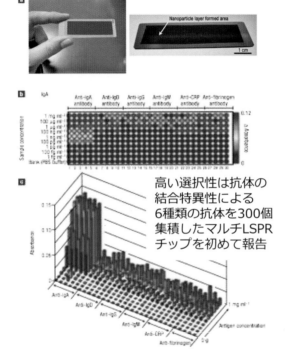

高い選択性は抗体の
結合特異性による
6種類の抗体を300個
集積したマルチLSPR
チップを初めて報告

◀**口絵 9** 局在表面プラズモン共鳴チップを用いた
抗体アレイセンサ（図 2-2-5）

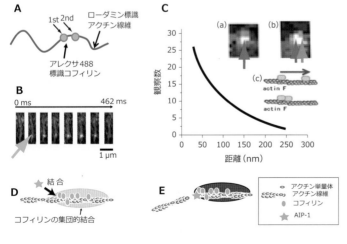

◀**口絵 10** アクチン線維へのコフィリン分子の
共同的結合（図 2-3-4）

知っておきたい
医工計測技術
入門

鈴木良次・辰巳仁史・宮原英夫

[編著]

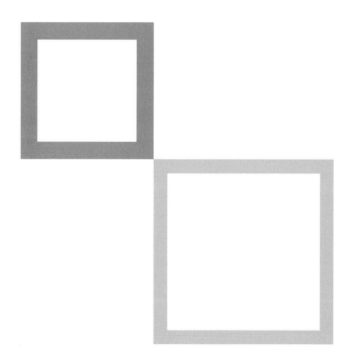

朝倉書店

■ 執筆者 （執筆順. ＊は編著者）

よし かわ のり あき
吉 川 憲 明　前 東芝メディカルシステムズ株式会社

にん しょ あき
任　書 晃　新潟大学大学院医歯学総合研究科

おお た たける
太 田　岳　新潟大学大学院医歯学総合研究科

ちぇ さむ える
崔　森 悦　新潟大学工学部

ひ び の ひろし
日 比 野　浩　新潟大学大学院医歯学総合研究科

すず き りょう じ
鈴 木 良 次＊　大阪大学名誉教授／
金沢工業大学名誉教授

わた なべ みつる
渡 辺　充　シスメックス国際試薬株式会社

たに した かず お
谷 下 一 夫　日本医工ものづくりコモンズ

こ じま もと なが
小 島 基 永　東京医療学院大学保健医療学部

はる た やす ひろ
春 田 康 博　金沢工業大学先端電子技術応用研究所

に き かず ひさ
仁 木 和 久　産業技術総合研究所

え だ ひで お
江 田 英 雄　光産業創成大学院大学

ばん どう えい いち
坂 東 永 一　徳島大学名誉教授

たつ み ひと し
辰 巳 仁 史＊　金沢工業大学バイオ・化学部

たみ や えい いち
民 谷 栄 一　大阪大学大学院工学研究科／
産総研・阪大 先端フォトニクス・バイオセンシング オープンイノベーションラボラトリ

みや はら ひで お
宮 原 英 夫＊　前 豊橋創造大学教授

はじめに

　人生 100 年という言葉が使われ出した．2018 年度厚生労働省の統計によると，日本人男性の平均寿命は 81.25 歳，女性の平均寿命は 87.32 歳に達している．50 年前の 1970 年の男性 69.31 歳，女性 74.66 歳と比べると，男性 11.94 歳，女性 12.66 歳の伸びで，このままの伸びでいくと，次の 50 年後には，男性 93.19 歳，女性 99.98 歳となり，人生 100 年が少なくとも女性については夢ではなくなる．

　平均寿命のこのような伸びをもたらしたのは，食べ物，住居など生活環境の改善によるところが大きいが，医療・医学の進歩のおかげであるともいえる．

　医療の歴史は先史時代から始まるとはいえ，私たちが人体の仕組みや病気について知り得ている知識の多くは，16 世紀以降の先駆的な研究と，それに続く近代医学，現代医学が明らかにしてくれたものである．

　私たちのからだが細胞からできていて，細胞が生きていくために必要な酸素や栄養が，肺や消化器から取り込まれ，心臓のはたらきで血液を使って身体中に運ばれていること．細胞は個々ばらばらに生きているのではなく，組織や器官を組み立て，個体として生きていくための役割分担をしていて，その全体の仕組みを動かしているのが，脳と神経系であること，さらにいえば，細胞の核にある DNA に遺伝情報が書き込まれていて，親の形質が子に伝えられること，そして，これらの仕組みが，病原菌やけがやがんなどの疾病のもとでは正常にはたらかなくなることは，今では中学校の理科の教科書にも記されていて，多くの人が知っていることである．

　さて，このような医学や医療の発達に，顕微鏡をはじめとする計測機器が果たした役割は大きい．心臓のはたらきを診る心電計，血液循環のはたらきを診る血圧計，肺や骨の状態を診るレントゲン写真，血液や体液の状態を診る化学分析装置など，医学・医療で活躍している計測機器は数多い．この中で，計測機器が冒頭に述べた平均寿命の延長に寄与できたとすると，精度の向上は当然であるとしても，検査に際して身体にどれだけ負担をかけずに済むか（低侵襲性），どれだけ簡便に受けられるか（簡便性）ということがキーであったかもしれない．経過観察が重要な疾患では，むしろ，精度を少々犠牲にしても，低侵襲，簡便性が大切なこともある．

　本書では，この低侵襲性，簡便性に視点を当て，下記のような医療診断装置を取り上げた．超音波エコー，内視鏡，X 線 CT，MRI，OCT，パルスオキシメータ，SPECT，PET，脳波計，脳磁計，fMRI，NIRS など「身体を切らずに体内を診ることができる装置」，血球分析計，血糖センサ，免疫センサ，遺伝子検査，バイオセンサなど「わずかの血液や体液で検査のできる方法」，高齢社会でのニーズが高まると予想される「運動機能の計測システム」，近年注目されている「心身の健康と口腔ケアに関わる口腔計測装置」がどのように発達してきたか，現状はどこまできているのか，その原理，仕組み，応用例などを解説している．

　さらに，顕微鏡に始まり，光を利用した計測機器の発達も著しく，一分子の動きも観察できるようになった．遺伝子センサとともに，その未来像も述べている．

　本書は，医工計測装置を現場で扱われている医師，コ・メディカルの方，これから医工計測技術分野に進もうとされている学生を対象として入門書として企画編集されている．したがって，できるだけやさしい記述を心がけた．しかし，ここで取り上げた技術には，物理，化学，数学，生命科学の最近の成果を取り込んだものも多い．その詳細を理解してもらうまでに紹介するのは，本書の限られた紙数では無理であるが，脚注，文献リスト，巻末の用語解説を通して，次のステップに進むための手がかりを示したつもりである．

　本書を手にしていただいた読者には，始めから通読していただくのもよいが，身近にある装置や機器から読み始めていただくのもよいと思う．実際に扱われているものについて，動作原理がわかれば，使い方の工夫ができると思うからである．また，現場に立っていなくとも，一番関心のある装置・機器システムの仕組みから読み始めていただくと理解が一層進むと思う．

　本書に使われている「医工計測技術」という言葉は必ずしも一般的ではない．医療装置，医療技術という言葉ではなく，医工計測技術という言葉をあえて使う理由は，本書の序章でも述べているが，医学と工学の共同作業による新たな医療用計測機器・システムの開発を期待してのことである．

　繰り返しになるが，低侵襲で簡便な医工計測技術が，疾患の早期発見を可能とし，平均寿命・健康寿命を延長し，人が「良く生きる」ことに大きな役割を果たしてきた．その進歩は，本書で紹介するように，医療の現場や生命科学の研究の舞台でのニーズをふまえたものであった．この道筋は今後ますます重要になると思う．

　すでにその道筋に立たれ，医療現場の中で医工計測技術を扱われている医師，コ・メディカルの方々，将来，その道筋に立ち，医工計測技術の開発に取り組もうとされる医工学分野の学生らにとって，本書が医工計測技術の入門書として役立つことを願っている．

　2020 年 3 月

鈴木良次

目　　次

序章　医工計測技術を俯瞰する ………………………………………〔鈴木良次〕…1

(1)「医工計測技術」とは　1　　　(2)「診断」は「五感」から始まる　1

(3)「感覚」を拡張する　2　　　(4)「観察」から「計測」へ　2

(5) 本書で取り上げる「医工計測技術」　3

(6)「直観」―何を測り，そのデータをいかに活かすかの智慧―　4

1章　現在活用されている医工計測技術 ……………………………………… 6

1節　身体の中を診る技術 ………………………………………………………… 6

1-1　医療用超音波診断機器 ……………………………………………〔吉川憲明〕… 6

(1) 原理　6　　(2) 機器の構成　7　　(3) 測定および解析技術の解説　9

(4) 歴史　11　　(5) 臨床利用の実際　11　　(6) 今後の展望　14

1-2　X線CT ………………………………………………………………………… 16

(1) 原理　16　　(2) 測定対象　17　　(3) 機器の構造　17

(4) 測定および解析技術の解説　19　　(5) 歴史　19　　(6) 臨床応用の実際　20

(7) 今後の展望　22

1-3　MRI ……………………………………………………………………………… 23

(1) 原理　23　　(2) システムの構成　25　　(3) 測定および解析技術の解説　27

(4) 歴史　30　　(5) 臨床応用の実際　30　　(6) MRIの安全性　32　　(7) 今後の展望　32

1-4　内視鏡 ………………………………………………………………………… 34

(1) 原理　34　　(2) 測定対象　35　　(3) 内視鏡の構造　35

(4) 測定および解析技術の解説　35　　(5) 歴史　36　　(6) 臨床応用の実際　37

(7) 今後の展望　39

1-5　OCT ……………………………………〔任　書晃・太田　岳・崔　森悦・日比野浩〕… 40

(1) 原理　40　　(2) 測定対象　41　　(3) 機器の構造　42

(4) OCTの種類　43　　(5) 測定および解析技術の解説　43　　(6) 今後の展望　44

1-6　核医学検査― SPECT, PET ―……………………………………〔鈴木良次〕… 45

(1) 放射線の正体　45　　(2) 核医学検査（RI検査）　46

(3) SPECT 単一光子放射断層撮影　46　　(4) PET　47

2節　血液・細胞を診る技術 ··〔渡辺　充〕··· 50

2-1　血球分析装置 ··· 50
　(1) 臨床的有用性　50　　(2) 血球の測定が顕微鏡から自動分析への進歩　50
　(3) 血球を分析する技術とは？（自動血球分析装置の主要技術）　52　　(4) 今後の展望　52

2-2　血液凝固測定装置 ·· 54
　(1) 血液凝固の仕組みと臨床的意義　54　　(2) 測定装置の原理と今後の展望　55

2-3　血液や尿の生化学測定装置 ·· 57
　(1) 臨床的有用性と測定原理　57　　(2) 測定に用いられる技術と今後の展望　58

2-4　血糖値測定装置 ··· 60
　(1) 臨床的有用性　60　　(2) グルコースセンサによる測定方法　61
　(3) 血糖測定の歴史から手のひらサイズの自己血糖測定装置に至るまで　62
　(4) 将来の発展予想　63

2-5　免疫血清検査装置 ·· 65
　(1) 臨床的有用性　65　　(2) 測定方法と装置の概要　66　　(3) 今後の展望　67

2-6　遺伝子検査装置 ··· 69
　(1) 臨床的有用性　69　　(2) 測定原理と装置の概要　69
　(3) 今後の展望（高感度化とリキッドバイオプシーの普及）　72

3節　循環動態を診る技術 ··〔谷下一夫〕··· 73

3-1　観血（侵襲）的血圧計 ·· 73
　(1) 原理　73　　(2) 測定対象・必要性　74　　(3) 機器の構造　74
　(4) 歴史　75　　(5) 測定および解析技術の解説　75　　(6) 今後の展望　75

3-2　非観血（非侵襲）的血圧計 ·· 76
　(1) 原理　76　　(2) 測定対象・必要性　76　　(3) 機器の構造　76
　(4) 歴史　77　　(5) 測定および解析技術の解説　77　　(6) 今後の展望　78

3-3　パルスオキシメータ ··· 79
　(1) 原理　79　　(2) 測定対象・必要性　80　　(3) 機器の構造　80
　(4) 歴史　80　　(5) 測定および解析技術の解説　81　　(6) 今後の展望　82

3-4　超音波ドプラ血流計 ··· 83
　(1) 原理　83　　(2) 測定対象・必要性　83　　(3) 歴史　84
　(4) 測定および解析技術　84　　(5) 今後の展望　85

4節　運動機能を診る技術 ··〔小島基永〕··· 86
　(1) はじめに―加速度・角速度センサによる運動機能計測―　86　　(2) 原理　87
　(3) 機器の構造と性能　89　　(4) 加速度センサの活用例　90　　(5) 角速度センサの活用例　91
　(6) 加速度センサと角速度センサを合わせて活用する例　91
　(7) 加速度・角速度センサの臨床利用の今後　91

5節　脳を診る技術 ………………………………………………………………………… 94

　5-1　脳波計 ………………………………………………………………〔鈴木良次〕… 94

　　(1) 原理　94　　　(2) 測定対象　94　　　(3) 構成　94　　　(4) 歴史　96

　　(5) 自発脳波と誘発脳波　97　　(6) 脳波の起源　97　　(7) 信号源解析　99

　　(8) 今後の課題　100

　5-2　脳磁計 ………………………………………………………………〔春田康博〕… 102

　　(1) 脳磁の測定対象と原理　102　　　(2) 構成　104　　　(3) 歴史　106

　　(4) 測定と解析, 応用　107　　(5) 今後の展望　108

　5-3　fMRI ………………………………………………………………〔仁木和久〕… 109

　　(1) 原理　109　　(2) 装置の概要　111　　(3) NMR, MRI, fMRI の開発の歴史　112

　　(4) 計測法, 解析法としての特徴　112　　(5) fMRI 計測の安全性について　115

　　(6) 今後の展望　116

　5-4　NIRS ………………………………………………………………〔江田英雄〕… 117

　　(1) 原理　117　　(2) 測定対象　118　　(3) 機器の構造　119　　(4) 歴史　120

　　(5) 測定および解析技術　121　　(6) 今後の展望　122

6節　口腔機能を診る技術 …………………………………………………〔板東永一〕… 123

　　(1) はじめに　123　　　(2) X 線画像診断機器—歯と骨の状態を知る—　125

　　(3) 電気的根管長測定器—過不足なく歯の神経をとる（抜髄）—　127

　　(4) 顎運動測定器—噛み心地の良い噛み合わせをつくるために—　128

　　(5) CAD/CAM 冠—匠の技から科学技術へ—　130

　　(6) 口腔機能低下症関連検査—寝たきりにならないように口腔ケアを—　131

　　(7) おわりに—正確な診断を素早く—　133

2章　これからの医工計測技術 ……………………………………… 136

1節　光　計　測 ………………………………………………………〔辰巳仁史〕… 136

　　(1) 原理—おもしろい光の性質—　136　　　(2) 蛍光で分子の分布を観察する　138

　　(3) 細胞の断層撮影ができる顕微鏡の原理と応用　139

　　(4) 脳のさらに奥深くを目指して—ライトシート顕微鏡—　142

　　(5) 小さい顕微鏡の開発—2 g の顕微鏡—　143

　　(6) 光で脳活動を記録し脳活動をコントロールする　143

　　(7) 分子がはたらく現場を直接見たい—顕微鏡の分解能への挑戦—　144

　　(8) 蛍光を使わないイメージング—ラマン散乱顕微鏡—　147

　　(9) さらに新しい光—X 線自由電子レーザー—　147　　(10) おわりに　148

2節　バイオセンサ ……………………………………………………〔民谷栄一〕… 150

　　(1) バイオセンサの原理と構成　150　　　(2) バイオセンサ研究の経緯　151

　　(3) ナノテクノロジーとバイオセンサ　152

　　(4) マイクロ流体デバイスとバイオセンサ　155　　(5) 遺伝子センサ　156

　（6）バイオセンサの実用化への展開　157　　　（7）IoT と連携するバイオセンサ　160

　（8）今後の展開　161

3節　一分子計測 ……………………………………………………〔辰巳仁史〕… 163

　（1）一分子計測の原理　163　　　（2）一分子蛍光観察装置の構成　164

　（3）蛍光測定を使った一分子計測と応用　165

　（4）広がる一分子計測 ― DNA のシーケンスを一分子レベルで直接読み取る―　169

　（5）今後の展望　169

3章　医工計測技術の今後 ……………………………………………… 171

1節　基礎研究の立場から………………………………………〔辰巳仁史〕… 171

　（1）小型化とウエアラブル化　171　　　（2）ネットワークへの接続― IoT や AI ―　172

　（3）医工計測技術の発展と開発― MRI, BMI など―　172

　（4）よく生きるための医工計測技術　173

　（5）今後の展望―医療の質とチーム医療―　174

2節　臨床研究の立場から ……………………………………〔宮原英夫〕… 176

　（1）先進科学技術との連携　176　　　（2）医工計測技術相互のコラボレーション　178

　（3）高齢化社会への対処　178

用 語 解 説………………………………………………………………… 180

お わ り に………………………………………………………〔宮原英夫〕… 186

索　　　引………………………………………………………………… 187

序 医工計測技術を俯瞰する

(1) 「医工計測技術」とは

　「医工計測技術」という言葉を耳慣れない人が多いと思う．レントゲン装置，超音波エコーなどの医療診断装置といえばわかりやすい．あえて「医工計測技術」というのは，診断装置という「ハードウエア」だけでなく，それを利用するための「ソフトウエア」技術，あるいは計測データの解析技術，さらに，一つ一つの装置にとどまらず，例えば，遠隔医療診断のように，診療機器，通信機器など複数の装置を結んだ「システム」[*1)] として利用するための技術を対象とするからである．そこでは，医学と工学の両領域の知識と知恵が活用され，診断のための新たな「計測技術」の創成が期待されるものである．

(2) 「診断」は「五感」から始まる

　「黙って座ればピタリと当たる」は易者のセリフであるが，患者が医師の面前に座るだけで，その病状を診断できれば，その医師はまさに名医である．実際，東洋医学では，これに近い状況が「四診」として知られている．漢方医の肉眼による観察を指す望診，患者の声，咳の音，排泄物のにおいなど，聴覚，嗅覚による観察を指す聞診，西洋医学よりも詳しい質問からなる問診，手を直接患者の腹や脈に触れて診察する切診で得られる情報を活用して診断が行われている．五感とは，「見る」「聞く」「嗅ぐ」「味わう」「触る」である．「診断は五感から始まる」といってもよい．五感を通して得られた情報を，医学的知識と経験で解析し，診断を下すということである．

　しかし，医師の五感に頼るだけでは限界がある．人間の五感は，優れているとはいえ，計測器としては性能に限界がある．

　視覚についていえば，細かいものや遠くのものを見分けることに限界がある．視力 1.0 の人が 30 cm 離れた先のものを見分けることができる大きさは，せいぜい 0.1 mm といわれている．また，人の視覚は，可視光線を感じるだけである．可視光線というのは，虹の 7 色で知られるように，波長の長さの順に，赤から橙・黄・緑・青・藍と並んで，短い波長の紫に至る，波長にして 700 nm から 400 nm の間の光線を指している（$1 \text{ nm} = 10^{-9} \text{ m}$）．可視光線より長い波長の光を赤外線，逆に短い波長の光を紫外線とよんでいるが，これらは人間の眼には感じないのである．したがって，暗闇の中で赤外線や紫外線を出しているものがあっても見ることはできない．

[*1)]　システムとは，複数の部分がお互いに関係をもちながら全体としての機能をもつもの．例えば，人体は，一つの分け方として頭頸部，体幹部，体肢に分けられるが，お互いに関連しあって人体という一つのまとまりとして機能している．

　　人間の聴覚にも限界がある．健常な人の耳で聞きとれる音（可聴音）は，20〜20,000 Hz（1 Hz＝毎秒1サイクル）の音域である．可聴音より高い周波数の音を超音波，逆に，低い周波数の音を超低周波音とよぶが，いずれも人間の聴覚で感じることはできない．また，聞き取れる音の強さにも限界がある．人はあまりに弱い音を聞くことはできない．

　　「味覚」「嗅覚」「触覚」でも同様である．感じることができる味物質やにおい物質の種類や濃度には限界があり，触覚が感じることのできる振動の周波数や大きさにも限界がある．

　　このように，人の感覚では，それぞれの感覚器官の仕組み，特性によって，「感度」や感じることができる光の波長，音の周波数，化学物質の種類などの「適用範囲」に限界がある．

(3) 「感覚」を拡張する

　　人類は，自分たちの感覚の限界を拡張するための道具を発明し，医療にも活用してきた．

　　まず，感度を高めた典型的な例として，聴診器を挙げることができる．心臓の拍動音，呼吸音，消化管の蠕動音など体内の臓器が発する音を，体表に当てた聴診器を通して聞き，体調を診断する道具である．医師の耳を直接胸に当てても聞こえるかも知れないが，音を集めて大きくして聞くことができれば，診断の確かさも上昇する．

　　虫眼鏡や顕微鏡は，肉眼の限界を超えて，微細なものを観察可能にした．細菌の発見は医療に革命をもたらした．また，望遠鏡は，観察できる距離の限界を延長した．肉眼では，ウサギの餅つきに見えた月の表面も，望遠鏡のおかげで，クレータの姿をくっきりと見せてくれた．

　　患者の身体から発するにおいや分泌する汗，また，血液や尿など体液中の微量の化学物質を分析するには，人の嗅覚や味覚では限界がある．これを補い拡張したのが，化学分析装置である．これらはいずれも，感覚の感度を高める工夫であるといえる．

　　次には，超音波や赤外線など人間の感覚ではとらえられない適用範囲外のものを利用するという方向での拡張も行われてきた．磁気，放射線も人間の感覚では直接感じることができない．しかし，本書でも紹介されるように，技術の力で，これらを「見る」ことができるようにし，診断に活用してきたのである．

　　感覚の限界の3つ目が正確さの限界である．体温は診断に欠かせない重要な情報である．オデコに手を当てて「熱があるかないか」を診るのは，皮膚に分布する温覚受容細胞の活用であり，手当ての心理的効果をあわせて考えると，大切な行為と考えられる．しかし，正確さには限界がある．それを補うのが，体温計である．かつては水銀体温計が使われていたが，現在は電子体温計で正確・迅速に体温を測ることができる．これについては（4）で再度ふれたい．

(4) 「観察」から「計測」へ

　　聴診器で「聴く」ことによって，どのような音が聴こえるか，顕微鏡で「見る」ことによって，どのような形や色をしているか，どのような動きをしているかなどを知ることができる．このような操作を「観察」という．このように，今まで「聴こえなかった音」が「聴こえる」ようになり，「見えなかったもの」が「見える」ようになるだけでも，素晴らしいことである．しかし，観察結果は，あくまで，観察した当事者の「聴いたもの，見たもの，感じたもの」であり，他の人と共有できるものではない．もちろん，観察の結果を，文章として記録し，スケッ

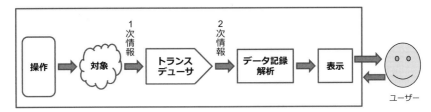

図1　計測システムの構成[1]

チして図に残しておけば，繰り返し，あるいは他の人とともに，利用することができる．しかし，文書の記述やスケッチだけでは限界がある．それはあくまで観察した当人の目や脳を通したもので，その限りでは，客観的なものではないからである．もし，客観的なものとして表すことができれば，もっと利用価値が高まる．この客観化の作業が計測の大事なポイントの一つである．

　一つの方法として，観察結果を録音テープ，写真，映像として残すことがある．そのための技術の開発も重要な作業である．

　しかし，さらにいえば，計測の大事な役割は，「定量化」（「数値化」ともいえる）である．ここで，先に挙げた体温計の話に戻ろう．電子体温計は体温をサーミスタという半導体素子の電気抵抗値に変換することによって，体温を数値として表す計測システムである．図1に計測システムの構成を示す．電子体温計に則して説明すれば，計測の対象は体温，トランスデューサ（信号変換器）*2)はサーミスタであり，その特性を利用して，1次情報である体温が2次情報の電気抵抗値に変換される．これをエレクトロニクスの力で，数字に表示するのである．

　このようにして計測結果が数値として求められれば，集団での統計量や個人の体温の時間変動などが容易に得られる．さらに，計測結果がビッグデータとして集まれば，そこに含まれる隠された情報を探り出すことも可能になる．例えば，健康成人の体温の範囲などを決めることができる．なお，図にある「操作」は，超音波診断機器の場合でいえば，身体に超音波を当てることである．その結果，対象からの1次情報を取り出すことができる．

　以上，まとめると，まずは何を測るか，測定対象の適切な選択が大切であることはいうまでもないが，測定対象の特性や状態を客観的に提示できるトランスデューサとデータの記録・解析・表示技術の開発が計測の重要な課題といえる．

(5)　本書で取り上げる「医工計測技術」

　本書では現在活用されている代表的な技術として，目次に示したいくつかの技術を取り上げて，それぞれの原理，用途，歴史と将来性について，やさしく解説した．

1) 身体の中を「診る」技術では，超音波診断機器，X線画像診断機器，MRI，内視鏡，PET，OCTを取り上げた．これらの技術の特徴は，「見えないものを見えるようにする技術」である．超音波診断機器は，体内の軟組織を透過できる超音波を利用して，主に臓器の形状や状態の観察に威力を発揮している．X線も体内を透過し，主に骨格やかたい組織の描像に活用されている．MRIは，磁場中に置かれた水素原子に生じる核磁気共鳴という現象を

---

*2)　トランスデューサの中で，対象から直接信号を受けるものをセンサとよび，区別する．

利用して，体内の水分の分布を描く技術であるが，その結果，体内の軟組織の構造を知ることができる．内視鏡は，体腔内に可視光線を届ける仕組みであり，OCT は，網膜など可視光線が届く範囲での映像生成技術である．さらに，PET は放射性試薬の取り込みやすさを利用した画像診断法であり，がんなどの診断に使われている．

2) 血液・細胞を診る技術では，血液・尿などの体液を対象に，そこに含まれる病気に関わる物質（バイオマーカ）を検出し分析する技術および遺伝子検査装置を取り上げた．

3) 循環動態を診る技術では，血圧計，パルスオキシメータ，超音波血流計など，心臓と血液循環系のモニタに活用されている計測技術を取り上げた．

4) 運動機能を診る技術では，この分野で重要な技術として注目されている慣性センサを取り上げている．リハビリテーション，高齢者医療への活用が期待される．

5) 脳を診る技術では，脳波計，脳磁計，fMRI，NIRS を取り上げた．脳神経細胞の活動に伴って生じる電気的変化を計測する脳波計，脳神経細胞に生じる磁気的変化を計測する脳磁計，脳神経細胞の活動に伴って脳血流中のヘモグロビンに生じる磁気的性質の変化をとらえる fMRI，同じく，ヘモグロビン量の変化を近赤外線の透過性を利用して検出する NIRS を取り上げた．

6) 口腔機能を診る技術では，口腔ケアが全身の健康維持にいかに重要であるかを，そして，口腔ケアに活用されている主な計測技術を取り上げた．

次いで，章をあらため，これからの計測技術として活用が期待される光計測，バイオセンサ，一分子計測を取り上げた．どれもすでに現在も活用されているものであるが，将来の医工計測技術を担う側面が強く，別項目として扱った．

（6）「直観」―何を測り，そのデータをいかに活かすかの智慧―

先に，計測の重要な役割として，数値化を挙げた．数値化のメリットは大きい．しかし，数値だけから診断するわけではない．1 つの数値がすぐに診断に結びつく場合もあるが，多くは，いくつかの検査結果の組み合わせを見て医師が診断を下している．さらにいえば，本書で取り上げた多くの画像診断装置では，画像解析による数値化の研究はかなり進んでいるが，いまなお医師の判断によるところが大きい．今後は，AI の力を借りて，データ解析や画像解析の技術が進歩し，自動診断の性能もアップすることも期待される．しかし，AI はビッグデータを相手に，定められた手順で，学習・判断を行う「手順に従う機械（論理機械）」であり，決まった手順による操作以外を行うことができない．

現状では，「データや画像を読む」医師の力量は，なお，重要であり，まして治療の方針を決めるとなると，「不確実な状況下での意思決定」が要求される[2]．これは救急医療の現場に立つ医師からの問題提起であるが，診断が下せない状況でも，治療の方針を下さなければならない場合すらある．これを支えるのは現状では「経験に裏打ちされた医師の直観」でしかないと思う．

これまで，計測技術の開発によって，熟練者の勘に頼っていた多くの作業が技術の対象になったのは周知のとおりである．勘よりもさらに複雑な脳のはたらきである直観も計測技術の対象にすることが不可能とはいえない．それへの挑戦を否定するわけではないが，計測の結果から得られる数値に強くこだわるのではなく，何よりもまず，「何を測るべきか」を見定め，そ

の結果をいかに適切に使いこなすかの智慧がなお求められている．　　　〔鈴木良次〕

文献

［1］鈴木良次：「良く生きるための医工計測技術―医工計測技術をめぐる諸問題―」，中谷医工計測技術振興財団調査報告書，pp.35-57, 2019〔https://www.nakatani-foundation.jp/wp-content/themes/nakatani-foundation/module/pdf/report/nf_2019.pdf〕（2019年11月30日，閲覧）．

［2］行岡哲男：医療とは何か―現場で根本問題を解きほぐす，河出書房新社，2012.

1 現在活用されている医工計測技術

1　身体の中を診る技術

1-1　医療用超音波診断機器

　超音波検査（ultrasonography：US echo）とは，人間の可聴範囲（20〜20,000 Hz）を超えた高い周波数の音波（超音波）を対象物に当ててその反射（エコー）を利用して内部の状態を調べる検査法である．医療用としては，生体の断層像の構築，血液などの流速や組織の動きの計測，組織の性状（性質と状態）の診断などに使われている．

　X線CT，MRIなど身体の中を診る他の検査に比べて，超音波検査は多くの利点をもっている．その一つは，患者の負担が少ない（低侵襲）ことである．体にゼリーを塗られるが，痛くない．また，診断機器で使用されている程度のエネルギーの超音波は生体に対して害を与えないと考えられているため，検査を繰り返し行うことができる．放射線を使用しないので，放射線管理も不要である．装置が小型化できるので，病室でも検査が行える．CTやMRIに比べると，検査にかかる費用も少ない．通常，検者が超音波の送受信を行うプローブを手で操作して検査を実施するので，結果を検査中に得ることができる．

　ここでは医療用超音波診断機器が，組織の性状や，血流や組織の動きをどのようにしてとらえるのか，どのようにして生体内部の断層像を描くのか，その仕組みを説明するとともに，臨床でどのように利用されているのかを示す．

(1)　原　理

　体表に超音波発信装置を内蔵したプローブを当てて，体内に超音波を送り込むと，超音波は体内を進んでいく（透過）が，一部は反射して再び体表に戻ってくる．この反射波をエコーとよんでいる．特に音波を伝える性質（音響インピーダンス）の変化が大きい臓器などの境界に当たると，強いエコーが戻ってくる．超音波検査では持続時間が極めて短い超音波（超音波パルス）を使用して，超音波を発信してから，エコーが戻ってくるまでの時間を計測することで，体表から反射が起きた場所までの距離を知ることができる（図1-1-1）．

　例えば体表から骨までの位置を知るためには，送信した超音波が骨の表面で反射して体表まで戻ってくるのに要した時間を計測すればよい．組織中の音速vを一定と仮定し，体表から反

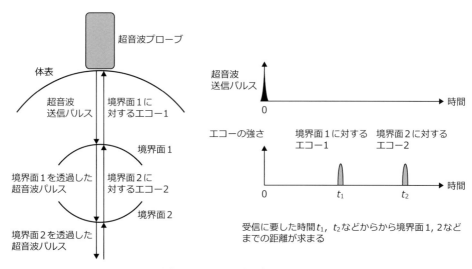

図 1-1-1　生体内における超音波の進行とエコー発生の仕組み

射点までの距離を L，超音波を送信してから再び体表まで戻ってくるのに要する時間を t とすると，$t=2L/v$ と表せるので，L は $L=vt/2$ から求めることができる．今，仮に，送信から 13 マイクロ秒（1 マイクロ秒 $=10^{-6}$ 秒）後にエコーを受信したとすると，体内の音速を 1530 m/s として，L は約 1 cm である．

　図 1-1-1 にも示されているが，最初の境界で反射しなかった超音波は体内をさらに進み，次の境界で，その一部が反射し体表に戻ってくるので，その所要時間から 2 番目の境界までの距離も推定できる．

　体内に送り込まれた超音波は，境界で反射されるだけでなく，組織を通過しているうちに振動のエネルギーを失い，信号の強度が低下（減衰）する．また，音響インピーダンスが変化する境界では一部の音波が散乱する．超音波検査では，エコーを受信するのに要する時間から対象物の距離（場所）を知るだけでなく，エコーの強さから，対象物の状態を推測することができる．

　超音波断層像は，このエコーの受信時間と強さから描かれるのであるが，その仕組みは（3）で詳しく説明する．

　超音波には周波数が高いほど，広がらないで直進する（指向性が高い）性質がある．また，波長を短くすることにより短い超音波パルスを発生することができるので，より鮮明な（空間分解能が高い）画像を描くことができる．しかし，周波数が高いほど体の深部に届きにくいので，空間分解能は低下するが，体の深部の検査には周波数の低い超音波が用いられる．このように，超音波検査で使用する周波数は，検査対象の臓器が体の表面からどの位深いところにあるかによって使い分けられる．乳腺や甲状腺などの体表臓器では最も周波数が高く 7.0〜10.0 MHz，腹部では 3.5〜5.0 MHz，心臓では 2.5〜3.5 MHz が多く用いられている．

（2）　機器の構成

　医療用超音波診断機器は，大きく分けて超音波プローブ，信号処理部，結果を画像として表

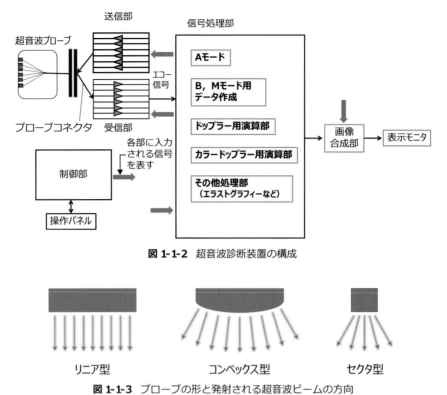

図 1-1-2　超音波診断装置の構成

図 1-1-3　プローブの形と発射される超音波ビームの方向

示する表示部（モニタ）から構成されている．これらの機器は，操作パネルを通じて制御される（図 1-1-2）．

　超音波プローブは，圧電素子を組み込み，超音波の送信受信を行う器具であって，体表からの検査では術者が手で操作する．圧電素子には電圧を加えると振動して超音波を発生し，反対に，圧力（超音波）を加えると，その強度に応じて電圧を発生する性質がある．

　信号を送信する際には，圧電素子に電圧を短時間加えて超音波パルスを発生させ体内に送り込む．体内から戻ってきたエコーは，今度は送信時に使用した圧電素子に圧力として受け取られ，圧力の変化に対応した電気信号に変換され，解析装置に送られる．

　エコー検査に使用されているプローブには，圧電素子から発射された超音波が進む向きによって，リニア型，コンベックス型，セクタ型の３つのタイプがある（図 1-1-3）．四肢や頸部，乳腺などの検査ではプローブ表面の形状が平らなリニア型，腹部など広い範囲を診る場合は深部にいくほど観察範囲が広がるコンベックス型が選択される．セクタ型は，肋間のように狭いところから内部を広く観察できる．かつては深い部分でビームが広がってしまうため，深部の画像が他に比べ悪いということもあったが，プローブ，超音波ビーム生成，信号処理技術の進歩で問題は払拭されている．心臓の検査で多く使用される．

　図 1-1-4 にコンベックス型プローブの構造を示す．プローブは，圧電素子だけでなく，パルスの幅を短くして空間分解能を高めるためのバッキング材，超音波を効率よく体内に送り込むために必要な音響整合器，超音波を収束させて画像の分解能を体表付近から深部まで均一にするための音響レンズ（シリコンゴム製で，超音波を屈折する性質を利用してビームを細くしぼる）が一体となって構成されている．

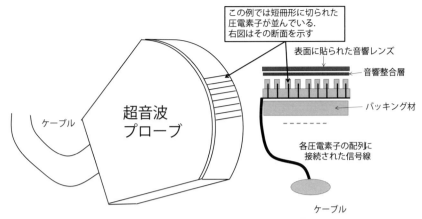

図 1-1-4　コンベックス型のプローブの構造図

　プローブに組み込まれている圧電素子は，1 個の幅が 0.1～1 mm 弱で，短冊状の場合は 100～200 個程度，碁盤の目型の場合 3,000 個以上並べられているが，個別にケーブルで信号処理部とつながっている．送信時に 1 列に並んだ圧電素子の全体あるいは一部に同時に電圧をかけると超音波が前面に向かって発射される．1 列に並んだ圧電素子に時間差をつけて電圧をかけると，超音波信号（ビーム）の向かう方向やフォーカス点を変化させることができる．このように，送信時に圧電素子に加える電圧やそのタイミングを変化させたり，受信時に圧電素子に与える利得や受信のタイミングを変化させることにより，画質や精度の向上をはかっている．

（3）　測定および解析技術の解説

a.　断層像構成法

　受信したエコーを画面上に示す方法として，A（amplitude：振幅）モード，B（brightness：輝度）モード，M（motion, movement：運動）モードがある．この中で断層像を構成するのが B モードである．

　A モードは，図 1-1-1 での横軸を時間ではなく，距離に換算したものでエコーの戻ってきた場所と強さを表わしている．現在，A モード像は，白内障の手術に必要な眼軸長計測のために，眼科で用いられることがあるが，それ以外に臨床的に用いられることは少ない．

　B モードは A モードでのエコーの振幅を輝度に変換したものである．振幅を輝度で表すことによって，空間を 2 次元断面に広げることができる．

　1 本の超音波ビームだけでは，そのビームの進路上の組織の情報しか得られないが，対象組織に向かって多数の超音波ビームを一列に並べて発射し，横軸を組織の断面，縦軸を対象までの距離にとって 2 次元の画像上に表示すると，ビームを照射した断面の組織の状態を輝度の濃淡として示すことができる（図 1-1-5）．これが，広く用いられている組織断層像の原理である．単に超音波断層とよぶ場合には，このような 2 次元断層像を指すことが多い．

　M モードとは，B モードと同様に 1 本のビーム上に検出される境界面の位置を縦軸上の輝度で表し，信号を送ってからの経過時間を横軸にとって，境界面の位置の経時変化を 2 次元画像で表示する方法である（図 1-1-6）．

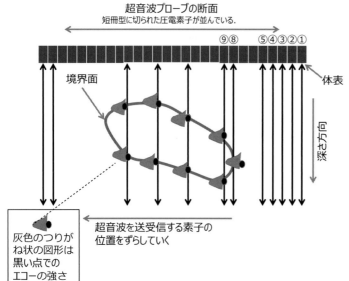

超音波プローブの断面
短冊型に切られた圧電素子が並んでいる.

【B モード構築の仕組み】
ここでは，短冊型に切られた圧電素子が一列に並ぶリニア型プローブで解説する．説明の便宜上，圧電素子に右端から①②③などと番号を付ける．
　①の素子から②，③と順番に選んで超音波の送信を行い，返ってくるエコーを順次受信する．図のように臓器が横たわっている状況を考える．①から⑦は，超音波は透過し，エコーはほとんど返ってこないが，⑧では，臓器の境界面に当たり，そこからのエコーを受信することになる．得られたエコーは信号処理され，振幅が輝度に変換され，それぞれ B モードの 1 本のデータとなる．⑧より先の素子についても，この操作を繰り返し，1 本ずつデータを収集する．このようにして，プローブの端までこの操作を行う（スキャンという）ことで，プローブの幅の B モードが得られる．
　ここでは説明を簡単にするため，圧電素子を 1 素子ずつ選んでいるが，実際には感度を上げたり，フォーカスをかけたりするため，一度に複数素子をつかって超音波を送受信している．

図 1-1-5　B モード断層像の作成原理

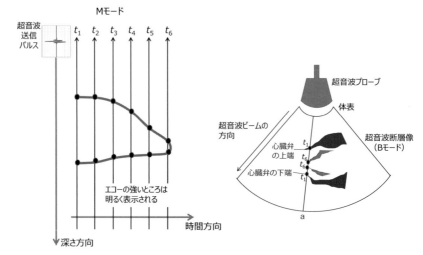

図 1-1-6　M モード像の作成原理
　左図は M モードの例である．エコーが強い（黒い点で表されている）心臓弁が時間の経過とともに閉じていく状態が表されている．心臓のどの位置の時間変化を表しているかを示すために右図の B モードと並列表示される場合が多い．B モード，M モードのそれぞれのタイミングを t_1 から t_6 で示す．B モードは，心臓の弁の上端と下端が，$t_1 \sim t_6$ と時間経過に従い閉じていく様子を示している．

b. ドプラ法

　超音波も空気中を通る音波と同様に，動きがある対象に当たり反射すると，エコーの周波数が送信した周波数から変化する．対象物が近づいていると，エコーの周波数は上がり，対象物が遠ざかるとエコーの周波数は低くなる．これをドプラ（Doppler）効果とよんでいる．ドプラ法はこの現象を利用して周波数の違い（差異）を解析して，主に血液の流速や，臓器の動きを計測し，その時間変化をグラフ表示して血管や心臓の動きに対する診断情報とする方法である．本書では日本超音波医学会で用いられているドプラという表記を用いるが，ドップラーと表記されることも多い．

c. カラードプラ法

　カラードプラ法（color flow mapping, color Doppler）は一度に臓器全体や臓器の関心部位全体の速度分布を，体内組織の断面像に対応させた2次元平面上にカラーを使って表示する技術である．血流などの流れや動きを2次元平面上で確認できるため，特にスクリーニングで威力を発揮する．

d. 超音波エラストグラフィ[1]

　超音波エラストグラフィ（ultrasound elastography）は生体のかたさや弾性を，超音波による組織のひずみや振動の伝わり方を計測することにより求めるものである．悪性腫瘍や線維化した組織は正常組織よりかたい場合が多く，この変化を診断情報とする．

(4) 歴　史[2]

　超音波を使用した対象物の位置測定は，20世紀初頭の潜水艦の位置測定や，氷山の位置測定への応用研究から始まった．1927年にウッド（R.W.Wood）とルーミス（A.L.Loomis）による生物の超音波照射に関する研究，1931年にポールマン（R.Pohlman）による生体組織の超音波吸収の測定結果が報告されたが，臨床応用は1949年にデューシック（K.T.Dussik）が脳内疾患の診断へ適用した報告が最初である．その後，透過法を用いた頭蓋内の描出やパルスエコー法を用いた胆石の検出が行われるようになったが，日本でも菊池喜充（東北大学），田中憲二（順天堂大学），和賀井敏夫（順天堂大学）らが臨床への応用に貢献した．

　1950年代末から1960年代初めより，Bモードの構築は1個の超音波プローブを手動やモータなどの手段で動かすことにより実現していたが，1970年代後半より，プローブの微細加工と制御技術を組み合わせてビームを動かす電子スキャン（現在では主流のシステム）が1970年代後半に診察室や検査室に普及するようになった．さらに半導体の進歩による電子回路の高集積化で，装置の一式がベッドサイドに持ち込める大きさになり，リアルタイムで断層像が得られるようになった．手で握れる大きさのプローブを医師が持って身体に当ててればモニタに幅十数cm，体表からの深さ15 cm程度の断層像がリアルタイムで表示されるようになった．1980年代には，雲の中の航空機を検出するMTI（moving target indicator）を応用し，さらに血流速を色付けして表示するカラードプラが製品化された．超音波エコー信号の計測分析技術も進歩し，1990年代に開発された映像化法であるTHI（tissue harmonic imaging）による画質改善が実現した．

(5) 臨床利用の実際

　超音波は液体・固体の中をよく伝わり，気体の中は伝わりにくい．そのため，液状成分や肝臓のような実質臓器の描出に優れている一方で，肺や消化管のように空気やガスを含んだ臓器の内部の描出能は低い．エコー検査の際に体表にゼリーを塗るのは，空気による散乱や体表での反射を防ぐためにプローブと皮膚の間に空気が入らないようにするためである．骨は表面での反射が強く骨表面の観察にとどまる．骨組織は超音波の減衰が軟組織の10倍程度大きいため，エコーが小さく，表面の状況はある程度わかるが内部はほとんどわからない．

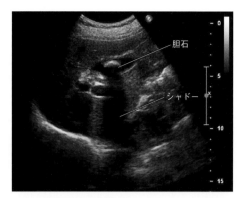

図 1-1-7　胆石の超音波画像（杏林大学・森秀明提供）

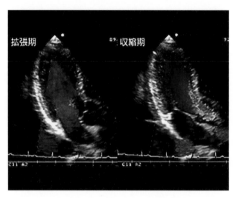

図 1-1-8　カラードプラ法による心腔内血流画像（超音波検査法セミナーウェブサイト[*1]より）
左心室内の血流をカラードプラを使用した画像．赤系の色は血流が超音波プローブに近づいており，青
系の色は血流がプローブより遠ざかっていることを示す（口絵1参照）．

a. 消化器領域

　腹部超音波として初めに普及したのは胆石症の診断である．痛みを訴える患者の右季肋部に
プローブを当てて検査したとき，胆嚢の中に図1-1-7に示されるようなエコーが弱く，暗く見
える影を引く部分（シャドー）が見えれば胆石である．

　肝臓，胆嚢，膵臓は消化器超音波診断の最大関心事である．先ほどの胆嚢疾患をはじめ肝臓
の腫瘍診断や，肝硬変，また最近では肝硬変の前兆である線維化をエラストグラフィで診るな
ど，超音波は幅広い診断に用いられている．膵臓は診断しづらい臓器である．体表からも膵頭
部や膵体部の一部などある程度は観察できるが，内視鏡の先に超音波プローブを配した超音波
内視鏡の場合は十二指腸から観察できるので精度は向上する．

b. 循環器領域

　図1-1-8にカラードプラ法による左心室内の血流の画像を示す．カラードプラ法は現在で
は，循環器診断で欠かせない技術となっている．

　この例のように，循環器領域ではBモード像，ドプラ法，カラードプラ法を駆使して，心臓
の形や弁などの形状，心腔内の血流の動態（動き）の診断だけでなく，血管内の血流速度，流

[*1]　　http://us_kensahou_seminar.net/mmse4/ch3/sub1/index.html

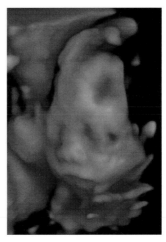

図 1-1-9 超音波検査でとらえられた胎児の表情（丸の内の森レディースクリニック提供[*2]）

速波形を調べることにより，血管の末梢抵抗（先が詰まっていないか），血管壁の異常や血管内部のコレステロール沈着状況，動脈硬化の状況なども診断できる．

c. 産科領域[3], [4]

　診療現場のほぼ100%に超音波診断装置が普及している．現在ではコンベックスプローブなどを液体の入ったケースに入れて，中のプローブをモータでスキャン方向と垂直に動かして胎児の立体的なデータを取り込み，胎児の3次元表示を構築できる．胎児があくびをしたり，羊水を飲み込んだり，指を吸ったりしている様子を動画で撮ることができる．図1-1-9はプローブを表示画面の奥行き方向に機械的に動かし多数のBモード像を収集した後，位置情報に沿って重ね合わせ，表面をつなぎ合わせて胎児の顔を合成したものである．胎児は羊水の中に浮かんでいるため，羊水からのエコーは少なく，顔の表面の分離が容易である．

d. 泌尿器領域

　対象は，主に腎臓と膀胱である．結石の有無の診断は，胆石と同じく超音波は得意である．腫瘍の有無も画像上で確認できる．腎臓は肝臓と同様に血流豊富な臓器で，カラードプラの出番の多いところの一つである．肝臓などと同じく移植された臓器が正常に機能しているか術後の判定にも臓器内の血流を診ることは重要である．

　膀胱の検査では，膀胱鏡（細径内視鏡）も多く用いられるが，これはある程度身体的に負担のかかる検査である．膀胱鏡は臓器内部の表面の観察には優れているが，腫瘍の深達度診断では超音波エコーは腫瘍の深達度診断の面でより優れており，また体表からプローブを当てるだけでわかることも多く，より低侵襲（痛くない）であるため，患者にとって受けやすい検査だといえる．男性特有の臓器である前立腺の検査では直腸に挿入して診断する専用のプローブが用意されている．診断ではないが，前立腺がんの治療法の一つである小線源療法（Brachy-therapy）（放射性同位元素を封入した小型の金属カプセルを多数前立腺に刺入する）では，カプセルの刺入を超音波ガイドの下で行っている．また，膀胱の画像から残尿量を推定する検査も増えており，尿道にカテーテルを入れ，導尿して残尿量を測定する方法より低侵襲である．

[*2]　http://www.moricli.jp/medical-course/echo/

e. 乳腺，甲状腺などの表在部位[5]

乳がん検査のゴールド・スタンダードは X 線によるマンモグラフィーである．しかし，日本人に多いといわれている高濃度乳房（デンスブレスト；乳房が小さ目で乳腺が高密度）はマンモグラフィーの診断精度を下げているという報告があり，超音波診断の併用が欠かせない．

放射線による被曝もなく，必要に応じて生検も同時に行える．甲状腺の画像診断としてはガンマカメラ（1章1節 1-6 参照）がよく使われている．しかし甲状腺炎や腫瘍の診断には臓器の形状・サイズや腫瘍の有無がわかるので超音波も併用すべき医用機器として選ばれている．

f. 整形外科，リハビリテーション，運動器

これから普及が進むと思われる領域である．これまでも，検者が患者の患部を動かしながら観察できるという特徴を活かして腱の断裂や，関節の骨の位置関係の診断などに使われてきたが，超音波検査の利点を活かした適用が広がっている．

（6） 今後の展望

a. 期待される新技術，新しい適用分野

2000 年代に入って実用化された技術として，先に述べた組織の硬さや弾性を映像化する超音波エラストグラフィがある．当初，乳腺腫瘍の性状診断から利用が始まったが，その後，映像化技術が変位（ひずみ）の検出だけでなく，超音波プローブから剪断波（地震が生じたときに発生する P 波と S 波のうち，S 波に相当する横波のこと）を発生させて，剪断波の速度や圧力を測定して組織のかたさを推定するものも実用化された．現在では乳腺のみならず，肝臓の線維化の評価や，運動器（整形外科領域）にも応用が拡大している．

心臓カテーテルなどの先端に装備して冠状動脈などの血管内を 3 次元的にスキャンできるという超小型のものも開発されている[6]．

使いやすい単機能の機器への期待も大きい．システムの大きさや形状の最適化や，ある部位に特化した性能の良いプローブの充実などを望む声はよく聞かれる．手軽に血管の位置を検出できれば，穿刺の際に利用できる．操作が簡単な小型で低価格の装置が出現すれば，聴診器と同じように簡便でかつ多用途な機器として活用されるようになるであろう．

一方で，光超音波のようにレーザーなどの光エネルギーを使って高周波の超音波を生体内で励起して高分解能の断層像を得るものなど，これまでとは異なる映像化技術の進歩も期待したい．

b. 最近のエコー技術，エコーを支える周辺技術の発展

半導体集積回路の進歩，周辺技術の取り込み，映像化技術進展などにより，システムの性能が高度化した．プローブに使われる圧電素子も感度の良い結晶構造のものや，半導体製造技術を応用した MEMS（マイクロマシン）型のものが製品化されている．MEMS 型のものは素子の配列や形状に自由度があり，小型化のほか，他の医工計測機器との組み合わせも容易になることが期待される．

c. 診断精度の向上

現在の超音波検査は，患者に対して，術者が個人的な経験をもとに，照射するビームの方向，使用する周波数，信号の強度などを設定し，検査を実施している．超音波技術が進歩し，対象となる疾患が広がった現在では，質の良い情報の獲得が検査手技に依存してしまう，画像の解

釈が主観的に行われてしまう，検査に時間がかかるなどの問題点が顕在化し，対処が求められている．また，これまで知ることができなかった新しい情報に対する対処も必要である．AIを取り入れるなどの工夫による検査対象の拡張や，診断精度の一層の向上を期待したい．

〔**吉川憲明**〕

文献

［1］山川　誠：超音波エラストグラフイの原理，バイオメカニズム学会誌，**40**，pp.73-78，2016．

［2］日本画像医療システム工業会：超音波診断装置年表［http://www.jira-net.or.jp/vm/aetas.html］．（2019年11月29日，閲覧）．

［3］馬場一憲：妊婦健診 各健診項目の意義とその異常（4），母子保健情報，**58**，pp.22-26，2008．

［4］中田雅彦：最新超音波健診装置の実力検証，新医療，**42**，pp.105-108，2015．

［5］難波　清：自動式乳房専用超音波検査システムによる診断状況と将来展望，新医療，**43**，p.87-92，2016．

［6］John Toon："Single Chip Device to Provide Real-Time 3-D Images from Inside the Heart and Blood Vessels"，ジョージア工科大学ウェブサイト・プレスリリース，2016［http://www.news.gatech.edu/2014/02/15/single-chip-device-provide-real-time-3-d-images-inside-heart-and-blood-vessels］（2019年12月7日，閲覧）．

・日本音響学会 編：〈音響入門シリーズ A-1〉音響学入門，コロナ社，2011．

・田中直彦：よくわかる！ 超音波検査に必要な「基礎」―医用超音波工学入門―，文光堂，2016．

・佐々木博・飯沼一浩：診療放射線技師を目指す学生のための医用超音波，コロナ社，2015．

1-2　X 線 CT

　X 線診断装置は人体の透視能力に優れており，生体の内部の全貌を容易に観察できる．そのためほとんどの病院（20 床以上）が使用しているといってよい．単純に生体を X 線管とフィルムや検出器の間に置いて撮影する機器から，造影剤という X 線画像を診断しやすくするための薬剤を生体に注入して撮影したり，カテーテルという微細なチューブをリアルタイムで生体の X 線透視像を見ながら目的地に導いて診断治療を行うものまで，X 線利用の形態は多岐にわたるようになった．このようなさまざまな X 線診断機器の中で，X 線 CT は全身の検査に使用でき，生体の精緻な断層像を高速で構築できるため，救急を含めた検査の第一選択肢になっている．従来の X 線診断装置が生体内部全体の透視像を得るのに対して，X 線 CT は生体の解剖学的な断層像が得られるという大きな差異がある．ここでは X 線 CT の原理，発明に至る歴史，進歩の中での技術革新について解説し，その臨床的価値について述べる．

(1)　原　理

　　従来のレントゲン写真は，X 線を当てたときの人体内部の影（透視像）を見るものであった．しかし X 線 CT（以下，CT）は，影ではなく，人体をある断面で見たときの，すべての場所での X 線の吸収量を求め，それをもとに断層像を描こうというものである（図 1-1-10）．人体の組織は，骨，筋肉，血液などからなっていて，それぞれ X 線の吸収率が異なる．そこで，断面の各部位の吸収量を求めることができれば，その断面に何があるかを推測することができる．得られた断層像の濃淡は CT 値というもの（発明者のイニシャルをとって HU（Haunsfield unit）とよばれるときもある）で表される．X 線を通しにくい物質ほど CT 値は高い．水を 0，空気は −1000 と決められている．脂肪などは少しマイナス値，肝臓などの軟組織は少しプラス，骨組織はさらに大きな値になる．

　　では，X 線を人体の外部から対象とする部位に向けて照射し，透過した X 線の線量を体外の照射した列ごとに向かいあって置かれた X 線検出器（検出器）で計測するだけなのに，なぜ X 線が通過する断面のすべての部位の吸収量を求めることができるのか．

　　その原理を図 1-1-11 を用いて説明する．5×5 に区画された断面の区画ごとに X 線吸収量が決まっているとする．この断面に図の上方から X 線を当て，下方で透過線量を計測する．この操作を投影という（図 1-1-11a）．次に，投影で得られた透過線量の値から吸収量を求め，

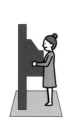
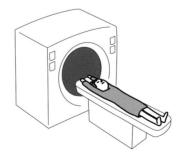

図 1-1-10　左：従来のレントゲン撮影，右：X 線 CT による断層像撮影

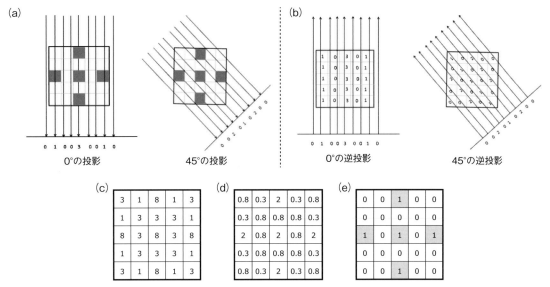

図 1-1-11　CT の原理：投影，逆投影の概念図
区画の白い部分は水，グレーの部分は水以外の X 線を吸収する性質のものを表している．（a）投影：いろいろの方向からの投影像を求める，（b）逆投影：各区画に投影像の値を割り振る
左から 0° の投影，45° の投影，0° の逆投影，45° の逆投影．（c）各方向からの逆投影値を加算する（90°，135° の図は割愛），（d）加算回数（4 回）で割る．元画像に対してぼけが生じているが再構成している，（e）元画像（参考）

分割された列ごとに，すべての区画に割り振る．この操作を逆投影という（図 1-1-11b）．この投影，逆投影の操作を X 線の照射角度を，この例では 45° ずつ 1 回転するまで変えて行い，逆投影値を合計して加算回数で割ると（図 1-1-11c，d），その値の分布は，当初の吸収量の分布（図 1-1-11e）に似たものになることがわかるであろう．当初 0 であったところも数値をもつことになり，画像のぼけの原因になるが，フィルタを使うことで，画質の改善をはかることができる．

　以上は X 線 CT の原理の最も単純な説明であるが，360° の投影像を使うと，断面の情報が完全に復元できることは数学的に証明されていて（Radon 変換，逆 Radon 変換という操作），計算機の性能が向上した現在では，それに従っての投影，逆投影の計算が行われている．詳しくは文献［1］で確認してほしい．

(2)　測定対象

　全身が対象である．ただし放射線を使用するため，多用すると被曝の影響が出る．そのため，使用頻度や生体に与えるエネルギーには制約がある．

(3)　機器の構造

　機器は放射線を扱うため X 線管理区域内に設置される．出入りする医療スタッフは被曝線量を把握するための X 線フィルムを入れたフィルムバッジを着用するなど管理対象となる．
　機器の構成を図 1-1-12 に示す．検査対象を挟んで向き合う X 線管と検出器，これらを内蔵

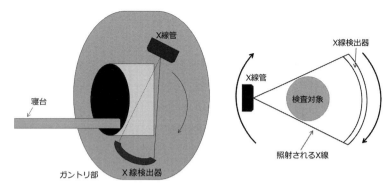

図 1-1-12　X線 CT の構成

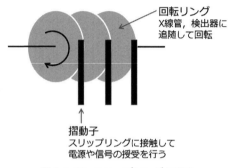

図 1-1-13　スリップリングの構造

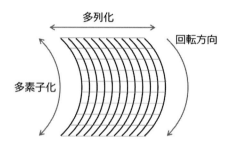

図 1-1-14　多素子化，多列化の説明図
（検出器の配列の仕方）

するガントリ，患者をのせてガントリ内をスライドできる寝台，X 線発生のための高電圧発生器，画像再構成のための高速演算器やコンピュータ，装置の設定や患者とのコミュニケーションのために通常ガントリに隣接した部屋に設置されたコンソールやモニタからなる．X 線管と検出器はセットで検査対象の周囲をガントリ内で回転できる．

　検査が開始されると，X 線管と検出器が同時に回転し，患者の特定の断面の X 線透過線量を 360° にわたって計測する（以下，この操作をスキャンとよぶ）．X 線管と検出器はそれぞれ高電圧発生器や画像再構成のための電子機器と接続する必要があるため，当初はケーブルで接続されていた．そのためスキャンが終われば一度反対に回転させ元の位置に戻さなければならなかった．最近の機器では検出器を円周上に配置し検出器自体の回転が不要の機器もある．さらに，スキャン中に寝台を自動的に移動するようにして，一度に生体の 3 次元データを撮るシステムが実現されている．このようなシステムでは X 線管などを連続して回転させなければならないためケーブル接続はできない．そのため図 1-1-13 に示されるスリップリングという手法が採用された．X 線などと一緒にスリップリングは回転し，必要な電源や信号線は摺動子を介して X 線発生器や画像再構成のための信号処理部分と接続される．

　多列化（X 線管と検出器の組を並列に用意すること：図 1-1-14）は生体の長手方向に対して一度に多数の断層像（スライスともよばれる）のデータ収集ができ，例えば心臓の大きさをカバーできるサイズであればある時相の心臓全体の形状を撮れる．検出器が高密度になれば分解能の向上に貢献させることもできる．

（4）　測定および解析技術の解説

　1970 年代初頭に開発された CT（computed tomography）は細い X 線ビームと数個の検出器で生体をスキャンしていたため 1 断層を取得するのに 5 分ほどの時間がかかっていた．しかしその後 X 線ビームを広げる工夫や検出器を多数回転方向に並べる多素子化が開発され，1970 年代後半には (1) で示したような形状の構成のスキャンが可能になった．そのため再構成できる断面を広範囲かつ高速に撮れるようになり，頭部から体幹全体の断層像を得ることができるようになった．

　近年では (3) で述べたように，スキャンを連続に行うと同時にベッドを動かすことにより 3 次元のデータを取得できるシステムも普及してきている．この方式はスキャンの仕方がらせん状になることから，ヘリカル CT やスパイラル CT とよばれている．X 線管が 1 回転する間に生体がガントリ内を移動するため，ある断層像を再構築するためには取得したデータ間で計算をして補間を行う必要がある．

　このように CT は体全体の断層像を撮ることができるようになったが，X 線を使用するため被曝の低減も重要な課題である．検出器の感度向上や，スキャンの高速化や検出器の多列化による 1 度に取得できるデータ量の増大も被曝低減に貢献している．

　逐次近似画像再構成は，分解能をほとんど損なわずノイズを低減できる方法で，結果として従来比で被曝を 30％ から 80％ 低減できるとされている．原理としては，①逆投影から再構成された像をもう一度コンピュータの中で投影のシミュレーションを行う，②最初の投影像との差異を測る，③この差を小さくするように前に述べたフィルタを設定する，④この処理を繰り返し画像改善を行う，というこの一連の処理を逐次近似とよんでいる．この方式は以前から原理は知られていたが，処理に時間がかかるため採用に現実的ではなかったが，データ処理の高速化が可能になり実用化された．

　最近の技術的トピックとしては，デュアルエナジー CT（dual energy CT）とよばれる技術が実用化されている．これは異なる 2 種類の電圧で X 線を発生させ，それぞれの撮影データを使って画像を構成するもので，臓器などの弁別能力が向上する．

　物質は X 線のエネルギー（X 線管にかける電圧と関連する）吸収に対する特性曲線をもっている．その性質を利用して 2 種のエネルギーの CT 値から臓器の弁別精度を向上させるものである[1],[2]．システムとしての実現方法はいくつかの方式が提案されている．X 線管を 2 種類もつもの，X 線管の電圧を切り替えるもの，検出器を 2 層構造にして異なるエネルギーレベルをそれぞれ検出するもの，照射ビームをフィルターにより 2 つのエネルギーに分けて照射するものなどの方式がある[3],[4]．

（5）　歴史[5]

　X 線は 1895 年にレントゲン（W.C.Röntgen）によって発見され，その後医療機器への応用として人体を透視することに活用された．1917 年にはラドン（J.Radon）により透視像より元の像が復元可能であることが数学的に証明された．これが後の X 線 CT の画像構成の基本原理となる．

　X線CTは，イギリスのEMIという音楽産業会社で研究を重ねていたハンスフィールド（G.N.Haunsfield）がアメリカのコーマック（A.M.Cormack）の理論をもとに開発した．装置のトンネル状の開口部に頭を入れてシステムを作動させると20分程度の後に頭部の断層像が表示される，というのが1970年代前半の性能であった．現在に比べてコンピュータの性能が低かったためである．しかし頭蓋内出血の有無の診断目的で，交通事故や疾病による脳内出血などの緊急を要する救急現場での需要が急増した．その後X線の照射方法や検出器の工夫が行われ，広範囲のスキャンができる全身用CTが開発された．これにつれて臓器を観察するための造影剤やその手技も大幅に進歩した．さらにシステムの性能は，スキャン時間の短縮や検出器の多列化により心臓などの循環器領域への対応が可能になった．64列以上のシステムであれば心臓の冠状動脈をカバーすることができる．さらにスリップリングにより配線をなくすことでX線管を連続回転させながら検出器のデータを得ることができ，ベッドの移動と合わせて体幹部の広範囲の3Dデータの収集が可能になった．現在スキャン時間は0.3秒を切るまでに至っている．断層像のスライス厚も0.5mmを実現しており，肺や頭頸部（内耳，中耳，メニエール病，真珠腫など）の診断が可能になった．

（6）　臨床応用の実際

a.　救急医療

　CTの有用性といえばまず救急医療が挙げられる．最初のCTは頭部の断層像を撮るものであったことは先に述べたが，国内でも普及の先駆けとなったのは交通事故などの救急関連の需要だった．その後全身用のシステムが開発され，短時間で多くの情報が得られるCTは現在では検査に欠かせないシステムである．特に緊急を要する出血性病変の確認，急性期脳梗塞の診断，脳動脈瘤の有無，形状，位置の確認に使用される．MRIも急性脳梗塞の診断に関しては検出能が高いが，画像構築に時間がかかるため，やはり高速で画像が見られるCT抜きでは考えられない．体幹部領域においても最近の多列化検出器や高速スキャンの貢献で広範囲の撮影も10秒以下で行えるようになり，重篤な患者や高齢者など息止めが不十分な場合でもアーチファクトの影響（画像の乱れなど）を受けにくくなった．図1-1-15は脳内出血のCT画像イメージである．

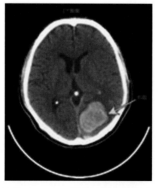

図1-1-15　脳内出血のCT画像イメージ（滝川脳神経外科病院のウェブサイト[1]より）

---

[1]　https://www.takinouge.com

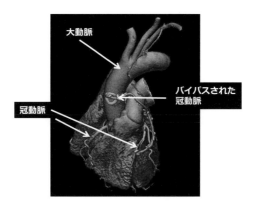

図 1-1-16　マルチスライス CT による心臓 3D 表示（倉敷中央病院・門田一繁提供[*2]，一部改変）
冠動脈バイパス手術後症例.

b. 消化器内科領域

　　頭部用 CT に続き，全身用 CT が開発された．体幹部を診るために多素子（多列ではない）
の検出器と X 線の照射を扇型に広げるファンビームを装備していた．これにより頭部より断
面積が広い体幹部をカバーすることができた．1980 年代になると消化器を診るために造影剤
の応用も進歩した．腫瘍内部などの血管の流れや血管の走行状態により造影剤の流入，流出，
内部での環流などの状況が異なるため，病変の良性悪性などの鑑別診断に有用である.

　　現在では体幹部のデータ収集の分解能や所要時間はシステムの性能向上により飛躍的に向上
し体幹部の 3D のデータを得るのに 10 秒程度で済む．1994 年に最初に報告された CT コロノ
グラフィは，この 3D データを利用して大腸の内壁を再構成し，あたかも内視鏡でのぞいてい
るように表示するものである．画質の表現が異なり，内視鏡のようにポリープ切除などの処置
が同時にできないが，患者にとって楽な検査であるので進歩が期待される.

c. 循環器領域

　　スキャンの高速化や多列検出器による画像の時間分解能向上や高分解能化の恩恵を最もよく
受けている領域である．動いている心臓の断層像や 3D イメージを構築するため，従来の装置
では心電図に同期させて少しずつ断層データを収集し，その後心臓全体を再構築するといった
方法をとらざるをえなかった．しかし最近では，検出器が 320 列並んだ装置も実現されてい
る．体幹方向の検出器幅が 16 cm 程度あり，心臓ならば寝台の移動なしで全体がスキャンでき
る．また管球と検出器の回転速度が 1 回転 0.2 秒をきるものも製品化されている．このような
システムでは 1 回のスキャンで数百スライスの画像を収集することができ，虚血性心疾患が疑
われる患者に対する的確な診断が可能で心臓カテーテル検査に取って代わる可能性をもってい
る．また CT 検査自体は検査のための入院が必ずしも必要でないことから緊急時に迅速かつ侵
襲の少ない検査ということもできる.

　　図 1-1-16 に CT 像から構成された心臓 3D 画像イメージを示す.

d. 専用 CT

　　用途を限定した CT として，耳鼻咽喉科，歯科用 CT の現状を紹介したい．関心部位は，顔

[*2]　https://www.kchnet.or.jp/hdc/cardiovascular/disease/inspection/CT.html

面骨，副鼻腔，側頭骨，歯根部周辺である．液体の貯留の有無や，歯根部炎症などの診断に使われる．関心部位が小さいので小照射野で高分解能の CT ということになる．国内メーカの製品では $4\,cm^2$ から $17\times12\,cm^2$ ほどの照射野である．ただし分解能は $0.1\,mm^3$ と全身用 CT の $0.5\,mm^3$ に比して高分解能である．歯科用などの場合，頭部の周りを管球と検出器が回転するようなオープンなイメージのシステムである（1章6節の図 1-6-2 参照）．

（7）今後の展望

　これまでの X 線 CT の進歩は，大まかにはスキャンスピードの高速化，マルチスライスなどボリュームデータの収集など人体の診断情報をいかに早く高精細に提供するかという方向であった．また画像再構成の工夫や先に述べたスキャン高速化により低被曝の実現も行われた．一方，現在ではデュアルエナジー CT 技術の実用化により組織の鑑別（血管の石灰化の程度や結石の組成の識別）など診断の質の向上に寄与している．また，まだ実現できていないもののスキャン時間に関しては電子ビーム法というものがある．これは X 線を CRT（陰極線管：ブラウン管）のようにビーム偏向するもので，高速スキャンが可能である．以前からアイデアは存在するが，管球が大きくなり真空度の管理が困難になるなど実現には課題がある．

　X 線 CT の良いところは端的にいうと短時間で全身を撮影できて，手技によらない画像が得られることである．そのため全身の検査における第一の選択肢になっているといってよい．

〔吉川憲明〕

文献

［ 1 ］栗林幸夫：Dual Energy Imagining は臨床に何をもたらすか，*Innervision*, **25**, pp.1-15, 2010.
［ 2 ］原　眞咲：デュアルソース CT デュアルエナジーモードの胸部における臨床応用，*Nagoya Med. J.*, **53**, pp.89-95, 2013.
［ 3 ］河合佑太：Dual Energy CT 基礎的検討，Chugoku-Shikoku Forum for Radiological Technology 2013 in Yamaguchi, p.47, 2013.
［ 4 ］野口　京：最新型 CT が拓く新しい臨床，新医療，**10**, pp.24-68, 2016.
［ 5 ］日本画像医療システム工業会：超音波診断装置年表［http://www.jira-net.or.jp/vm/aetas.html］（2019 年 12 月 1 日，閲覧）.
・佐々木博・小池貴久・勝俣健一郎：臨床放射線技師を目指す学生のための医用 X 線 CT 工学，コロナ社，2015.
・日本放射線技術学会　監修：〈放射線技術学シリーズ〉CT 撮影技術学（第 3 版），オーム社，2017.
・鈴木良次：生物情報システム論，朝倉書店，1995.

1-3　MRI

　MRI（magnetic resonance imaging）の装置外観は X 線 CT によく似ているが原理はまったく異なる．X 線 CT は，X 線の吸収率の違いをもとに，人体の断層像を描くものであるが，MRI は，核磁気共鳴という現象を利用し，体内の水素の分布を求め，それをもとに人体組織の断層像を描くものである．その仕組みは以下で説明するが，長所として，① X 線 CT に比べ，人体の軟部組織の画像化に優れている，②放射線被曝がなく，回数の制約なしに繰り返し検査ができる，③人体を大型の磁石の中に入れて画像化するので全体を見ることも，任意の斜断像を得ることもできる，④後で述べるパルスシーケンスというデータを収集するための手順により目的をしぼった画像化が可能になる，⑤検査の前にパルスシーケンスがあらかじめ決められるので手技の習熟度によらない画像取得ができる，⑥造影剤を必要としない検査が多いので X 線検査などに使用されるヨードに対するアレルギーとも無縁である，⑦解剖図との対応が良く，組織の性状診断が可能である，などが挙げられる．一方，短所として，①画像構築に時間がかかり，そのために動きがある臓器の検査が苦手である，②体内に金属があると検査が困難である，③検査時に大きな音が発生してうるさい，④検査費用が高額である，などが挙げられる．しかし，患者にとって検査に痛みを伴わない受診しやすい画像診断機器である．以下，MRI の原理の要点，システムの概要，解析技術，臨床応用，今後の展望などについて述べたい．

(1)　原　理

　核磁気共鳴現象（nuclear magnetic resonance：NMR）とは，強い磁場内におかれた原子（核）が，特定の周波数の電波を照射されたとき，そのエネルギーを吸収して，高いエネルギー状態に移るが，電波の照射が止むと，照射された電波と同じ周波数の電波を放出して元の状態に復する現象である．吸収・放出されるエネルギーの大きさは，対象領域に含まれる原子の数に比例する．このとき放出される電波を自由誘導減衰（free induction decay：FID）信号とよぶ．FID は急速に消失してしまうが，NMR や MRI では，新たに別の照射を行ったり，磁場をかけたりして，この電波を再現し，これを受信コイルで取り入れる．このようにして再現された電気信号をエコーとよんでいる．本節で扱う MRI は，受信コイルから取り入れたエコーから体内に含まれる水素原子（^{1}H）の分布を調べ，画像として表示するものである．この原理を使って解析が可能な原子核は水素原子の他にもたくさんあるが，それらは ^{1}H と比べると人体内では微量である．人体を構成する分子の 60〜70% は水，20〜30% は脂質であり，いずれも水素イオン（H^+）すなわち水素の原子核を多数含んでいる．このような理由から医療用 MRI では，ほとんど全ての場合，水素原子（^{1}H）だけに注目している．

　核磁気共鳴のプロセスを今少し詳しく眺める（図 1-1-17 参照）．水素の原子核は正の電荷をもつ 1 個のプロトン（陽子）からできている．プロトンは，説明は省くが，「量子論的に」自転し，それによって磁場を生じるので，回転する小型の棒磁石（以下，核スピンまたは単にスピンとよぶ）に例えられる．体内にある多数のスピンは，磁力の大きさは一定であるが，その向きがばらばらのため，互いに打ち消しあって全体としての磁力は現れない（図 1-1-17 (a)）．しかし，強い静磁場の中に置くと，個々のスピンは影響を受け，（室温で）スピン全体の 10 万分の 1 程度の割合でスピンの向きが変化して静磁場の方向を向く．このわずかな差により全体と

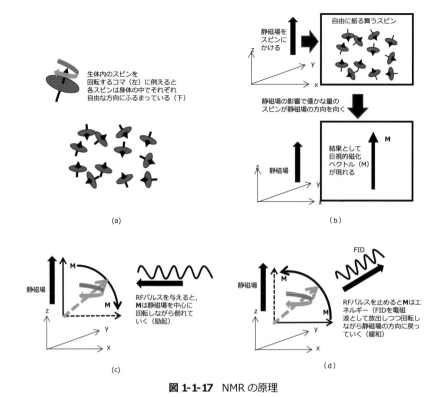

図 1-1-17 NMR の原理

　して静磁場と同じ向きの磁力が現れる（図 1-1-17（b））．以下，この章では，これを巨視的磁化
ベクトルよぶ．個々のスピンの振る舞いの，静磁場による差異はわずかなので割愛してい
る*1)．

　　回転する小型の磁石を磁場の中に置くと磁場の方向を軸とした歳差運動（コマの首振り運
動）を起こすが，核スピンも同様である．歳差運動の回転周波数は，原子（核）の種類と磁場
の強さで決まることが理論的に証明されている．歳差運動の回転周波数はラーモア周波数とよ
ばれているが，磁場強度に比例し，例えば水素原子の場合，磁場の強さが 1 T（テスラ）
＝10,000 G（ガウス）で 42.6 MHz，3 T ならば 128 MHz である．MRI で使用される電磁波の
周波数は，ラジオ放送で使用される周波数 10〜100 MHz と同じであるので，RF（radio fre-
quency）波，特に照射時間の短いものは RF パルスとよばれている．

　　外部からラーモア周波数の RF パルスを照射し，静磁場に対して垂直な面内に回転磁場を発
生させると，巨視的磁化ベクトルは静磁場方向の軸の周りを回転しながら水平面に向かってだ
んだんと傾いていく（励起という）（図 1-1-17（c））．その傾きは RF パルスの強さと照射時間
の積に比例するので，これを使えば巨視的磁化ベクトルを任意の角度に傾けることができる．
現在の向きから 90° 傾かせるための RF パルスを 90 度パルス，反対向きにさせるための RF パ
ルスを 180 度パルスという．

　　RF パルスによって，水平方向に傾いた巨視的磁化ベクトルは，パルスが切られた後，エネル

---

　*1)　スピンの集団のふるまいから巨視的磁化ベクトルが現れる過程についてのこれまでの関連図書の説明には議論が多
　　　い．内容には立ち入らないが，そのことを指摘している論文を一つ挙げておく．（Lars G. Hanson：*Concepts magn.
　　　reson : Part A*, **32A**, pp. 329–340, 2008）

ギーを電波（上述の FID）として放出して元の平衡状態に戻る．この過程を緩和とよぶ．緩和は縦緩和と横緩和に分けられる．縦緩和とは巨視的磁化ベクトルが，徐々に静磁場の方向（z 軸の方向）に戻る過程の z 軸成分の変化に着目したものであり，T_1 緩和あるいはスピン-格子緩和ともよばれる．一方，横緩和とは，磁化ベクトルの水平成分の変化に着目したもので，T_2 緩和あるいはスピン-スピン緩和ともよばれる．T_1 と T_2 は，緩和の時間経過の速さを示す時定数であり，生体組織の状態を反映した値になっている．緩和は，人体の各組織におけるプロトンの状態（水として存在しているか，脂肪として存在しているかなど）の影響を受けるので，MRI では，組織の緩和の相違を使って画像を特徴づけ診断に利用する．詳しくは（3）の c で述べる．

　プロトンに核磁気共鳴現象を起こし，受信コイルで受け取るエコーを解析すれば，体内の水分や脂肪に関する情報（密度，水分量，周囲の状況）が得られることがわかった．しかし，エコーが身体のどこから発信されているかを突き止めて，体内の臓器や組織，病変と結びつけられなければ，臨床で利用することができない．核磁気共鳴の臨床的な利用に道が開けたのは，1973 年に傾斜（勾配）磁場という方式を使った位置情報の特定法が実用化され，エコーが，身体のどの部分から発生しているのかを，決められるようになったからである．詳しくは，（2）で述べる．

（2）　システムの構成

　標準的な MRI の信号収集部は，人体がすっぽり入るようなトンネル（ガントリ）構造をしている．トンネル状でなく対向する永久磁石の間に身体の一部を配置するオープン型 MRI もある．ガントリ内は，静磁場を発生させる超電導磁石で大部分が占められている．図 1-1-18 にシステムの構成を示す．

　静磁場の磁力は主磁場コイルによって生み出される．主磁場コイルの内側に傾斜磁場コイル，RF パルスを与えるための送信コイル，エコーを読み取るための受信コイルが装備されている．現在は使われていないが，送信コイルと受信コイルを兼ねることもできる．

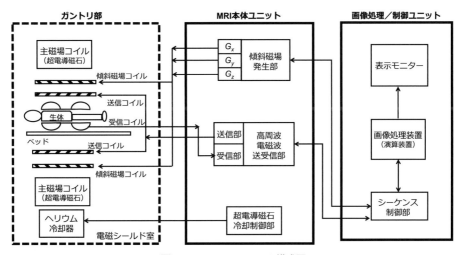

図 1-1-18　MRI システム構成図

これに加えて，順序よく傾斜磁場を与えたり，RF 波を与えたり，タイミングよくエコーを受信する制御装置，受信した信号を処理して，臨床で利用しやすい画像をつくって提示する画像処理装置がある．超電導磁石を使用する装置では，さらに超電導状態を維持するための液体ヘリウムを管理するユニットとその制御室などが備えられている．以下，主磁場コイル，傾斜磁場コイル，送受信コイルの3種類の磁場発生コイルについて説明する

a. 主磁場コイル

エコーの SN 比は磁場の強度に比例することから，磁場の強い磁石を作ることが性能向上につながる．このため極低温で電気抵抗が 0 になる超電導という現象を利用した超電導磁石を使った MRI が普及している．電気抵抗が 0 になると大きな電流をコイルに流せるので電磁石に強い磁場を発生させることができ，性能が向上する．静磁場の不均一性を補正するシムコイルを用いて主磁場コイルと傾斜磁場コイルの高い精度を保っている．現在使われている超電導磁石を用いる標準的な MRI の磁場強度は 1〜3 T であるが，永久磁石や常電導の磁石を使用した MRI の磁場強度の多くは 0.4 T 以下である．

b. 傾斜磁場コイル（勾配磁場コイル）

一定の方向に沿って，磁場の強さが変わるように設定された磁場を傾斜（勾配）磁場とよんでいる．MR 装置の中に入っている人の頭から足先まで，磁場の強さが一様であるとすると，ラーモア周波数の RF 波を照射した場合，全身のプロトンが一斉に共鳴し，ラーモア周波数の信号を放出する．したがって，エコーを受信しても，身体のどの部位から出てきたかを区別できない．その際，もし体軸方向（頭から足先へ向かう方向を z 軸とする）に沿って，頭のほうが足先よりも強くなるように磁場に勾配を与えておけば，照射した RF 波の周波数が，ラーモア周波数に相当する磁場の部位でしか共鳴が起こらない．また，あらかじめ決められた強さの磁場をある部位に与えておけば，対応するラーモア周波数の RF 波を送ってその部位を共鳴させることができる．そのためのコイルが傾斜磁場コイルである．体内で信号発生源の位置を特定するためには，体軸方向（z 軸）だけでなく，z 軸に垂直な横断面上に x 軸（例えば左右方向）と y 軸（例えば腹背方向）を考え，それぞれの方向に傾斜磁場を設定し，それを使って 3 次元的に信号発生源の座標を決める必要がある．その具体的な方法は（3）で述べる．

c. 送受信コイル（高周波磁場コイル）

送信コイルは RF 波を送信し，受信コイルは RF 波を受信する．送信コイルは静磁場に対して垂直で均一な磁場を生成する必要があるので一般に大きく被験者の全身を取り囲むサドル型，ソレノイド型などいろいろな形が工夫されており，頭部用，四肢用，体幹用など検査部位により最適化されている．

受信するエコーの強度は信号発生源からの距離の 2 乗に反比例するため，受信コイルはできるだけ人体に密着させて，検出する信号を最大化し，雑音を抑える必要がある．コイルを複数配置して，エコーをそれぞれのコイルが同時に受信することにより，SN 比の向上，撮像時間の短縮，撮像視野の拡大が可能になっている．診断目的に応じていろいろな形のコイルが使用されるが，表面コイルのように任意の場所に受信コイルを置く場合は，静磁場の向きと垂直になるように置かないと信号が得られない．空間分解能は傾斜磁場の傾き（したがって，周波数の範囲）に依存する．現在の MRI の性能は 1 mm^3 程度である．

（3）　測定および解析技術の解説

　標準的な MRI 検査では，人体を薄いスライスに切り分けてから，その断面を小さな区画に分けて，各区画が発するエコーを受信して画像化する．そのためにまず z 軸上で希望するスライスを選択し，続いて選択したスライス断面内の小区画について x, y 座標を決定する．このような目的で作成され，解析の単位となる小立方体をボクセルとよぶ．厚みを考えないで，スライス面上でボクセルを取り扱うときには，ピクセルとよぶ．ボクセルが小さいほど，空間分解能は良くなる．

　MRI で，傾斜磁場を使って信号源であるボクセルに座標を与えることをエンコードとよぶ．その際，周波数を使って座標を与える方法を周波数エンコード，位相を使って座標を与える方法を位相エンコードとよぶ．z 軸方向に傾斜磁場を設定し，ラーモア周波数の RF 波を使ってスライスの座標を決定する作業は周波数エンコードに相当する．臨床で使われる装置では，スライスに厚みをもたせ，その中にあるプロトン全部に共鳴を起こさせているので，RF パルスの周波数は単一ではなく，波形を工夫して周波数に幅をもたせている．

　MRI では，スライスを選んだ後，スライス面上の個々のピクセルに対して，周波数エンコードで x 座標を，位相エンコードで y 座標を与える．

　周波数エンコードは，ラーモア周波数が磁場の強度と比例することを利用して行われるのでわかりやすい．一方，位相エンコードは，周波数エンコードに比べると複雑な操作を行うのでわかりにくいが，y 座標に応じて，エコー信号の位相に差を与える方法と考えてよい．RF パルスを与えた後，y 軸方向に傾斜磁場を一定時間かけて，ピクセルに与える y 軸方向の周波数を変化させる．一定時間後に傾斜磁場を中止すると，y 軸方向の周波数は傾斜磁場をかける前の一定の状態に戻るが，各ピクセルにおける位相の変化はそのまま保たれる．

　スライス上の各ピクセルが発生するエコーは，位相エンコードと周波数エンコードによって位置情報を加えられた後，一括して受信コイルから取り入れられる．個々のピクセルの x 座標は，周波数エンコード済のエコーをスライス画像 1 枚分，一括して 1 回だけ受信すれば，それを使って特定できる．しかし，y 座標は，位相エンコード済のエコーを 1 回受信しただけでは特定できない．スライス画像 1 枚分を特定するためには，y 方向に設定したピクセルの数と同じ回数だけ，y 座標に割り当てる位相を変化させながらエンコードを繰り返す必要がある[*2]．

　スライス上の 2 つのピクセル P1 と P2 の y 座標 y_1, y_2 を，位相を使って特定する方法を考える．簡単のために，P1，P2 の x 座標は等しく，周波数エンコードで ω が割り当てられているとする．また，P1 と P2 から発信されているエコーの振幅は等しいとする．

　位相エンコードで y_1, y_2 に異なった位相 φ_1 と φ_2 を割り当てた結果，P1 と P2 から発信されているエコーの位相が変化し，P1 から $P1(t) = \sin(\omega t + \varphi_1)$，P2 から $P2(t) = \sin(\omega t + \varphi_2)$ のエコーが発信され，受信コイルで得られる．位相のずれの効果を見るために両者からのエコーの和，$P1(t) + P2(t) = \sin(\omega t + \varphi_1) + \sin(\omega t + \varphi_2)$ を三角関数の和の公式を使って変形すると

[*2]　ここでは特別な条件の下では，簡単な計算で身体の特定の座標（p_1 と p_2）の物質の量に対応する信号（水素の原子核のスピンの状態に対応する信号の振幅 A, B）が求まることを示す．このような計算は特別な条件を設定しない場合にも実行できるが，それについては成書（k 空間，フーリエ変換について書かれたもの）を参照してほしい．

$$\mathrm{P1}(t)+\mathrm{P2}(t)=2\sin\left\{\omega t+\frac{(\varphi_1+\varphi_2)}{2}\right\}\cos\left\{\frac{\varphi_1-\varphi_2}{2}\right\}$$

となり，和の信号の位相の変化は，φ_1 と φ_2 の平均になるので，この受信データだけでは，P1 と P2 の y 座標を特定できない．

　次に，P1 と P2 に割り当てる位相を変えて位相エンコードを 2 回実施してみる．P1，P2 の x 座標は 1 回目と 2 回目で等しいとし，エコーの振幅は，1 回目も 2 回目も P1 で A，P2 で B とする．傾斜磁場をかけないときの P1，P2 の位相を，1 回目の位相として割り当て両部位ともに 0 を割り当てる．2 回目の位相エンコードでは，P1 の位相は 0 のまま変化させず，P2 の位相は，1 回目から π だけ進めて π を割り当てる．受信される信号を，1 回目，2 回目それぞれ S1，S2 とすると，

$$\mathrm{S1}=A\sin\omega t+B\sin\omega t=(A+B)\sin\omega t,$$
$$\mathrm{S2}=A\sin\omega t+B\sin(\omega t+\pi)=(A-B)\sin\omega t$$

で示される．この結果を見ると，1 回の受信信号だけでは，A，B を個別に求めることができないが，両方の受信信号を使用すると，S1 の振幅が $|A+B|$，S2 の振幅が $|A-B|$ という関係を使って，振幅 A，B を個別に求めることができることがわかる．上記の説明は，複数回の位相コーディングが必要であることを比喩的に示すためのもので，厳密な位相コーディングとは異なる．

　これまで見てきたように，MRI は信号を放出させ，その特徴を調べる検査であるが，そのために，電磁波の送受信，磁場の印加を一定のタイミングで進める必要がある．この手順を時間経過で示したものをパルスシーケンスとよんでいる．パルスシーケンスを工夫することによって，臨床的に有用ないろいろな知見を得ることができるので，多くのパルスシーケンスが提案され，現在でも開発が行われている．ここでは代表的なスピンエコー法（spin echo：SE 法）とグラディエントエコー法（gradient echo：GRE 法）を紹介する．

a. スピンエコー法

　スピンエコー法（SE 法）のパルスシーケンスを図 1-1-19 に示す．まず z 軸方向の傾斜磁場 G_z を与え，解析の対象とするスライス面を特定する．(1) で説明した通り，人体を静磁場の中に入れると，一部のスピンの向きが静磁場の方向に整列し，巨視的磁化ベクトルが生じる．ここに 90 度パルスを照射すると，巨視的磁化ベクトルは，静磁場の方向（z 軸）から 90° 傾く．

　90 度パルスの照射が終わると，巨視的磁化ベクトルは，FID を放出しながらエネルギーの低い平衡状態に戻っていくが，放出された FID は，照射直後にスピンの向きがいったんそろうがすぐにバラバラになってしまい信号が検出できなくなる．しかし，90 度パルスの 2 倍の強さあるいは 2 倍の持続時間の 180 度パルスを照射して，バラバラになったそれぞれのスピンの向きを 180° 変えると，スピンの向きが再びそろいはじめ，90 度パルスを照射してから 180 度パルスを照射するまでの時間と同じ時間が経過したタイミングで，大きなエコーが認められる．

　これは (1) で解説したように，巨視的磁化ベクトルが 90 度パルスで励起されて 90° 傾き，個々のスピンも 90° に位相がそろっていたように，180 度パルスにより巨視的磁化ベクトルが反転すると同様に個々のスピンも反転した状態で位相がそろってくる．このとき緩和が生じると位相の合った大きなエコーを得ることができる．このようにして発生させたエコーをスピンエコーとよぶ．このエコーは，G_z で指定したスライス面からの信号であるが，断層像を描くにはエコーの発生源の部位をスライス面上に設定した x，y 座標で特定する必要がある．そのた

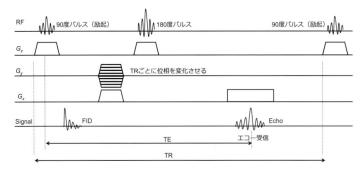

例として，x 方向，y 方向にそれぞれ 256 点のエコーを受ける場合，G_y を TR ごとに変え 256 種の異なる位相を y 座標として与える．それぞれの y 座標に対して x 方向には 256 種の周波数を x 座標として与え，エコーを受信する．これによりエコーの x, y 座標を決めることができる．

図 1-1-19 スピンエコー法　パルスシーケンス
RF：プロトンを励起するためのパルス．G_z：スライス面を指定する．G_y：スライス面内の y 方向の位置情報を位相情報として与える．G_x：スライス面の x 方向の位置情報を周波数として与える．

めにまず，y 軸方向の傾斜磁場 G_y を印加して，位相エンコードを行う．上記で示したように，y 軸方向のピクセルの y 座標を確定するためには，位相エンコードを繰り返さなければならない．例えば y 軸方向のピクセル数が 256 であれば，90 度パルスの照射を 256 回繰り返し，その都度位相エンコードが必要である．図 1-1-19 では，この操作を 1 つの図にまとめ複数の横線で示している．この後，180 度パルスを照射して，エコーを発生させる．最後に x 軸方向の傾斜磁場 G_x を印加し続けながら，エコーを受信し，その際にエコーに x 座標を与える．

　90 度パルスを与えてから大きなエコーが認められるまでの時間をエコー時間（echo time：TE），90 度パルスを繰り返す時間を繰り返し時間（repetition time：RT）とよぶ．y 軸方向のピクセル数を 256，RT を 5 秒とすると，スピンエコー法で 1 枚のスライス断面像を得るためには約 21 分が必要である．

b. グラディエントエコー法

　スピンエコー法とよく似たパルスシーケンスにグラディエントエコー法がある．スピンエコー法では，スピンの向きをそろえてエコーを発生させるために 180 度パルスを使用するが，グラディエントエコー法では，x 軸方向の傾斜磁場を反転させてスピンの向きを再収束させ，エコーを発生させる．このようにして発生させたエコーをグラディエントエコーとよぶ．磁場の不均一の影響を受けやすいという欠点があるが，TR を短縮できるので，撮像時間を短縮したい場合に使用される．また，この方法を使うと血流が高信号となるので，血流を観察したいときに使用される．

c. T₁ 強調画像，T₂ 強調画像

　（1）で述べたように，緩和の時間経過を表す時定数 T_1, T_2 は，組織の状態を反映した数値である．対象組織の T_1 の差，T_2 の差を強調して画像を作成すると組織の区別をつけやすいので，そのためのパルスシーケンスが考え出された．

　T_1 強調画像は，撮像シーケンスで説明した TE を T_2 よりも短く，TR を T_1 よりも短く設定して作成され，T_1 の差を強調して組織の信号強度の空間分布を画像化することができる．逆に，TR を T_1 よりも長く，TE を T_2 よりも長く設定すると，T_2 の差を強調した画像を作成することができる．これが T_2 強調画像である．説明は省略するが，さらさらな水，粘り気の多い液体，脂肪，金属イオンについて，T_1 強調画像での信号強度は，順に低，中，高，高となるが，T_2 強調画像では，逆に高，中，低，低となる．

d. 画像信号処理

　上述したようなエンコードのステップをふんで位置情報を加えられたエコーは，受信コイルから取り込まれた後に，数値データとしてコンピュータ内に格納される．これらのデータを1画面分収集したものを k 空間とよんでいる．MRI では，格納された情報にフーリエ変換などの処理を行って，データに含まれるプロトンの密度，置かれている状況，位置に関する情報を取り出し，臨床目的に沿った画像を作成する．

(4) 歴　史[1]

　1946 年にブロッホ（F. Bloch）とパーセル（E. Purcell）によって核磁気共鳴現象が発見された．NMR 技術の画像化への進展は 1970 年後半から急激に進んだが，生体への適用は 1971 年ダマディアン（R. V. Damadian）によって，ラットの移植腫瘍が正常組織に比べて NMR の緩和時間の長くなることが観察されたことに始まった．ローターバー（P. C. Lauterbur）は静磁場の中に，傾斜磁場を組み入れることによって，プロトンの共鳴周波数が位置を示す磁場の強さとして正確に決められことを発見した（1973 年）．一方，1972 年から MRI の研究を行っていたマンスフィールド（P. Mansfield）らは，1977 年にエコープラナー撮像（echo planar imaging：EPI）を発明した．EPI の発明当時，画像を得るためのラインスキャンに要する時間が 10〜20分と長くて，実用にならなかったが，EPI 技術によって，大幅に処理時間が短縮されて実用化への困難さが解決された．MRI として臨床応用されるようになったのは，この 2 つの技術の組み合わせの効果が大きい．日本の阿部善右衛門もほぼ同時期（1973 年）に傾斜磁場に関する研究発表を行っている．

　2003 年には MRI の医学におけるその重要性と応用性が認められ，「核磁気共鳴画像法に関する発見」に対して，ローターバーとマンスフィールドにノーベル生理学・医学賞が与えられた．それ以前にも核磁気共鳴研究に関連して，ラービ（I. I. Rabi）が 1944 年に，ブロッホとパーセルが 1952 年にいずれもノーベル物理学賞を受賞している．

　その後，1985 年頃から超電導磁石による高磁場化の製品化が進み，2000 年頃からはコイルの多チャンネル化により高速撮像や性能向上が可能になった．パルスシーケンスの工夫による臨床応用の拡大も続いている．現在，7 T 静磁場の装置が出ている．さらに高い磁場の装置も研究用としては存在する．しかし高磁場になると，エコーを得るために高いエネルギーが必要になり，生体内での信号減衰も大きく技術的困難度も大きくなる．

(5) 臨床応用の実際

　MRI は人体のほとんどの部分を撮像できる．肺の内部の空気，骨など，プロトンのないところは撮像できないが，肺の中にできた軟組織，骨に囲まれた部位および軟組織の観察には優れるため，この性質は異常の検出に活用できる．

a. 脳脊髄神経領域

　脳脊髄の断層像が得られるので，診断に広く利用されている．他に水，脳髄液を強調する手法が開発されている．一つは，髄液の T_2 緩和時間がかなり長いことを利用して脳溝に溜まった脳髄液を強調することによりに脳表面構造が描出され病変との位置関係が明確になり手術計

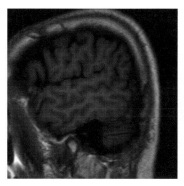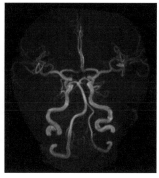

図 1-1-20 MRI 画像例（左：脳断層像，右：MRA）
脳内血管走行が映像化されている．

画に使用されている[2], [3]．また上述した緩和時間の特徴を利用して脳の白質と灰白質の区別を明瞭に撮像することができる．

（ i ）造影剤なしの血管造影

撮像範囲の外側から流入する血液が背景に比べて高信号になる効果を利用して，造影剤なしで血管を描出する MRA（MR Angiography）が実用化している．X 線や X 線 CT で行われるヨード剤を使用する血管造影撮影と異なり，造影剤注射の痛みを伴わないだけでなく，X 線の被曝もアレルギーの心配もない．

（ ii ）DWI

救急における脳梗塞診断の第一選択肢として使われている．梗塞が生じると細胞内に入ってくる水分が増加して細胞が膨張し，水分子が動きにくくなる（拡散抑制）．これが高信号域を形成するため診断情報になる．脳梗塞発生から3〜4時間が勝負の血栓溶解術に MRI は欠かせない検査である．がんなどで細胞密度が高くなっている場合も拡散抑制が生じることから DWI（diffusion weighted imaging：拡散強調画像）は高信号になる．

（iii）MR ミエログラフィー

T_2（横緩和時間）強調画像の応用で液体を白表示，神経を黒表示する．造影剤を使用する脊椎ミエログラフィーに代わる検査であり，椎間板ヘルニアでは，どの神経がヘルニアに触っているかを診断できる．

b. 消化器科領域

肝臓や胆嚢などの消化器臓器の疾患の性状診断が可能で確定診断につながるものもある（場合により造影剤が必要なこともある）．膵臓は一般的に困難といわれており，現在のところ他の画像診断装置との組み合わせによる診断する必要がある．内視鏡と X 線検査を組み合わせて膵管を造影する ERCP（endoscopic retrograde cholangiopancreatography：内視鏡的逆行性胆道膵管造影）[4] という検査が行われるが，MRCP（magnetic resonance cholangiopancreatography：磁気共鳴胆管膵管造影）とよばれる水を強調する手法が開発され，被曝や造影剤の使用なしに臓器内の胆道膵管の検査を行うことができる．

c. 婦人科領域

被曝がなく繰り返し検査が可能なことより適用しやすい．骨盤領域，胎児，乳児の撮像は容

易である．乳がんの検査では，石灰化の診断は水分子が少ないため不向きであるが，がんの可能性と関連が認められている高濃度乳腺（デンスブレスト）を描出できる．

d. 整形外科領域

骨自体は映像化できないが，その反面，骨に邪魔されずに関節の内部構造，筋や腱などの損傷を描出できる．

(6) MRI の安全性

強い磁場を使う検査であるが，これまでの研究と臨床経験から，現在使われている装置の人体組織に対する安全性は認められている．しかし，機能の高度化とともに，検査の安全性について神経刺激作用や，発熱作用などさまざまな角度から検討が続けられている．現在でも，生体への安全性の考慮から，共鳴を生じさせるために送信される RF 波のエネルギーは「4 W/Kg（体重）以下」に制限されている．

検査環境は高周波の電磁波を使用するため，患者とケーブルや附属機器との接触，患者の手足などの体同士の接触が高周波電流のループ（流れる道筋）をつくり火傷を起こすことがあるので注意が必要である．傾斜磁場を断続的に発生させる際に，コイルが振動して大きな音が出るが，機器の一部を真空中に置いて，騒音を打ち消す工夫をしているシステムもある．

(7) 今後の展望

検査時間の短縮，アーチファクトの減少など現在の技術の改良に加えて，検査対象の拡大が進められている．

現在は練達した医師が得られた白黒画像を目視して診断に当たっているが，撮像条件や提示される情報が複雑になってくると，人間の能力だけでは処理できなくなり，AI による介助が必要になるであろう．

今後の展開が期待されるいくつかの臨床応用技術を紹介すると，①脳の器質変化がとらえられ，鬱や認知症の研究に応用されようとしており，神経システム，脳の機能局在，神経ネットワークの解析の研究が進みつつある．② BOLD 効果（信号）（1 章 5 節 5-3 参照）の発見により脳代謝や血流量などの映像化が行われている．③神経細胞の樹状突起や軸索の拡散の 3 次元的な違いを映像化することでマクロな神経走行を可視化する技術 DTT（diffusion tensor tract-graphy）が発明され，手術支援に応用されている[5]〜[7]．④心臓の撮像は，X 線装置に比べて性能が十分なレベルでなく，なお改良が求められているが，弁の動き，心筋の動きなど心臓の挙動全般，心臓特異断面の撮像は優れた点がある．

高速撮像や動き補正技術（JET）により首や肩などの動きの撮像を少ないスキャンで実現する研究も行われている．組織の形態だけでなく，かたさを調べる研究（MRI elastography）も進められている． 〔吉川憲明〕

文献

［1］日本画像医療システム工業会超音波診断装置年表［http://www.jira-net.or.jp/vm/aetas.html］．
［2］慶応義塾大学病院 医療・健康情報サイト（2018）MRCP［http://kompas.hosp.keio.ac.jp/contents/000421.

html］（2019 年 12 月 3 日，閲覧）.

［3］畑中雅彦 ほか：ルーチン T$_2$ 強調 MR 画像からの脳表面構造描出法, *Med. Imag. Tech.*, **10**, pp.119-125, 1992.

［4］片田和廣：MR 脳表撮像法（SAS）の原理と応用, 臨床画像, **15**, pp.272-280, 1999.

［5］藤田晃史 ほか：MRI 検査の最近の知見, 日本耳鼻咽喉科学会報, **117**, pp.75-80, 2014.

［6］竹村浩昌 ほか：解説, *Vision*, **27**, pp.61-72, 2015.

［7］森　墾：大脳白質の脳機能画像—オーバービュー—, 拡散テンソル画像, 臨床神経, **48**, pp.945-946, 2008.

・アレン・D・エルスター：MRI「超」講義（荒木　力 訳）, 医学書院, 1996.

・稲田陽一：MRI の物理学的基礎, 新編 誰にでもわかる MRI（画像診断別冊）（多田新平・荒木力 編）秀潤社, 1995.

・小川邦康：入門講座 MRI（磁気共鳴画像法）ぶんせき, pp.2-20, 2019

・佐々木博・山形　仁：臨床放射線技師を目指す学生のための医用磁気共鳴イメージング論, コロナ社, 2015.

・鈴木良次：生物情報システム論, 朝倉書店, 1991.

・西村　博：MRI 装置,〈医用放射線科学講座 13〉放射線診断機器工学（瓜谷富三・岡部哲夫 編）, 医歯薬出版, 1997.

1-4　内視鏡

　かつて内視鏡と聞くと，飲み込むのが苦しく嘔吐反応が出る検査というイメージをもつ人が多かった．近頃では鼻から挿入する高画質で細径の内視鏡も製品化されている．また，大腸など下部消化管用の内視鏡検査の場合は挿入の負担もあるのでセデーション（鎮静，鎮痛）をかけて行われることも多くなり，少しでも不快感を軽減する試みがみられている．このように内視鏡はあまり快適ではない検査であるが，それでも最近，集団胃検診の際に，Ｘ線検査（バリウムによる造影撮影）より内視鏡を選ぶ人たちが増えている．これは内視鏡検査の場合，ポリープなどが発見されれば，その場で切除（ポリペクトミー）などのある程度の処置が可能であるからだと思われる[1]．このように，内視鏡は低侵襲の検査と治療が同時に可能な医療機器である．

　本項では，1950 年代に胃カメラという名前で産声を上げた内視鏡がその後どのような発展を遂げて，どのような臨床的価値をもつに至ったかを以下に述べる．

（1）原　理

　　まず，内視鏡システムの外観を図 1-1-21 に示す．内視鏡はやわらかい管状の挿入部をもち，体腔内を明るくするために先端に照明がつけられている．また同様に先端についたレンズとイメージセンサで体内を撮像できるようになっており，その画像で診断を行うものである．さらに病変を発見した場合は，処置や手術ができるように，先端から小型の電気メスや処置具を出すことができる．体腔内は曲がりくねっていることから，挿入部の先端は手元の操作で自在に湾曲でき，体腔の形状に沿って挿入できる．

　　体腔内の観察（撮像）は主に高輝度ランプと CCD や CMOS などの半導体イメージセンサが用いられている．また，気管支など極細の器官に挿入する場合には，レンズで得られた像を光

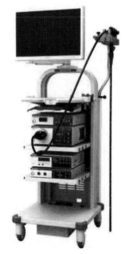
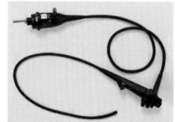

図 1-1-21　内視鏡システム（オリンパス(株)の例）
左：画像処理部やモニタを含んだシステム全体，右：生体に挿入する内視鏡．図の下に先端部が見られる．

ファイバの束で本体の画像処理部に伝送する方法も用いられる．イメージセンサや光ファイバで集められた画像情報は本体（光源部とかビデオプロセッサとよばれることもある）で画像処理され，ビデオ信号に変換されて診断情報としてモニタに表示される．

(2)　測定対象

人体の開口部から挿入して観察する．対象は耳鼻咽喉領域，呼吸器領域，消化器領域，泌尿器領域，産婦人科領域である．外科手術用の場合は，体表を穿孔して挿入する場合もある．消化管の中で小腸は経路が長く体外からの挿入は困難である．小腸を手繰り寄せるような工夫をした内視鏡や，口から飲み込んで体内を進みながら撮像して，画像を体外の受信機に送信するカプセル内視鏡も開発されている．臨床応用のところでさらに解説する．

(3)　内視鏡の構造

主に最近のイメージセンサを用いた電子内視鏡について解説する．ここでは示していないが，内視鏡は光源や画像処理機能を備えた本体に接続され，診断のための画像は液晶モニタなどに表示される．図 1-1-22 に内視鏡と先端部の構造を示す．

(4)　測定および解析技術の解説

内視鏡は消化管内部の観察や，処置具で病変部を治療することが中心になる．　このため観察においては，病変を発見しやすくするための工夫がなされている．組織を染色してから行う場合もあるが，照明についても，通常の白色光（自然光）で見るだけでなく，照明光の帯域（色

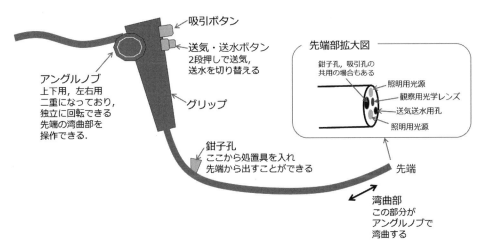

図 1-1-22　内視鏡の構造
内視鏡は体内に空気を送り込み消化管を膨らませて挿入し内部を観察する．送気・送水，吸引のボタンがある．またレンズの汚れや関心部位の粘液や血液を洗い流したり，吸い取るための送水，吸引の機能も備える．鉗子孔は検体を採取するための穿刺針や処置のための小型のメスなどを挿入する．先端部は光源装置からファイバなどで引かれた光を体内に照射する光源と，観察用のレンズが装備されている．送気・送水孔や，処置具を出す鉗子孔（チャンネル）が見える．

味）を変えることで病変部を浮かび上がらせる工夫もされている．一例として病巣部が吸収しやすい波長の光を当てて，その部分が暗く見えるといった現象を利用している．

　その他，観察部位を詳細に診るため，ズーム機能つきレンズや，顕微鏡に匹敵する高倍率の拡大機能を備えたものもある．

　内視鏡は，対象に光を当てて観察するものなので，さまざまな光学的技術と組み合わせた内視鏡が考案されている．組織構造の解明を目的に，拡大率が約 1,000 倍で細胞レベルの画像拡大を実現する共焦点顕微鏡とよばれるものを内視鏡先端に装備するものもある．

　このような細胞レベルの微細構造まで観察することで診断を行い，生検を必要としない手技を光バイオプシーとよんでいる．現状では生検は必要であり，これらの光学技術の進歩と内視鏡への実装が待たれる．他の光バイオプシー技術としては，蛍光分析や分光分析技術を使い組織内の血流や酸素飽和度を可視化するものなどがある[2]．

(5)　歴　史

　内視鏡の歴史は 1805 年にボッチーニ（F. Bozzini）が導光器（Lichtleiter）という管を通して尿道や直腸を観察したのに始まるといわれている．その後，挿入部が曲がらない硬性鏡を使った試みが，胃の観察を含めて 1800 年代末まで続く．器具が曲がらないので，刀を飲み込む芸人を使って試したという記録もある．1898 年にドイツのランゲ（F. Lange）とメルチング（D. Meltzing）が先端にフィルム，レンズとランプをつけて，胃の撮影を試みた．軟性鏡の始まりである．この後，1930 年頃までこの形式の胃カメラがいくつか実用化されたが，苦痛が大きい，壊れやすい，穿孔のリスクがあるということでなかなか普及しなかった．

　1950 年になると日本で挿入部の先にフィルムカメラと小型電球の照明をつけて胃内部が撮影できるものが開発され，実用に供されるものが現れた．1960 年代には光ファイバが発明され，体内の像をファイバで体外に導き撮影するファイバースコープが開発された．体内の様子がリアルタイムで観察できるようになり，内視鏡として普及が始まった．1980 年代には撮像のために当時実用化された CCD 素子が使われるようになりビデオスコープとよばれた．モニタで画像を共有できるようになり，検査スタッフの共同作業も容易になった．CCD などの画像センサは初期のものはカラーでなく白黒画像用のセンサであったため，三原色（赤，緑，青）それぞれの光を当てて 3 枚の画像を撮り，本体で合成してカラー画像にする工夫もされていた．現在でもこの方式のモデルは一部使われている．

　体内を照らす光源は，内視鏡に接続された本体に高輝度のランプを配置し，その光を光ファイバで挿入部の先端まで導く．最近では先端に高輝度の LED を配置するものも現れてきている．

　技術が進むにつれて，内視鏡を使用した処置手術の手技も開発されるようになり，目的に応じた器具の開発も発展している．また，撮像素子も先に述べたように CMOS などの半導体センサも使用されるようになり，光源も高輝度ランプの他，レーザー光も使われている．

（6）　臨床応用の実際

a. 消化器内科領域

　消化管用内視鏡は，食道，胃から十二指腸付近を観察するものを上部消化管用，直腸から大腸，小腸の一部を診るものを下部消化管用として分類している．それぞれ生体開口部から部位までの距離が異なるため，挿入長が異なる内視鏡が用意されている．

　上部消化管の対象部位は胃から始まった．1950年代，日本人の死因の上位は胃がんと脳内出血だった．現在の電子内視鏡で見れば，潰瘍や出血の有無はすぐわかる．見つけにくい扁平な悪性腫瘍については，異常を強調するような画像処理が行われる．消化管用の内視鏡は挿入部の前方に光源と撮像素子がついているため背後を観察できないので，臓器の内部で挿入先端部を180度程度湾曲させて振り返るようにして背後を観察する．

　ポリープなど消化管内に疣贅のように出たものは，内視鏡の鉗子孔（かんしこう）からスネア（図1-1-23）とよばれる細いワイヤを繰り出し，ポリープに引っ掛けてしぼり，電気メスのように焼き切ることができる（図1-1-24）．扁平上ながんなどの場合は，鉗子孔から，小型の電気メスを出して薄く患部を剥離したり切除したりすることもできる．他にもさまざまな手技があるが，いずれにせよ開腹を伴う手術を要せず，焼灼するため出血も抑えられ，侵襲が少ない医療行為といえる．

　胃を過ぎると十二指腸に入るとそこは，肝臓，胆嚢，膵臓といった重要な臓器がひしめきあっている部分である．この位置では膵臓を診断することが大きな役目である．肝臓，胆嚢は

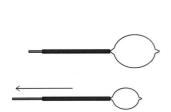

図 1-1-23　スネア先端
手技に応じて種々の形状サイズが用意されている．

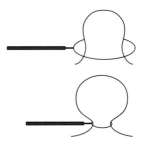

図 1-1-24　ポリペクトミー
スネアの手元にあるハンドルを動かしポリープなどをリングで囲むようにしてリングをしぼるとポリープを切除できる．

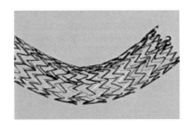

図 1-1-25　ステントの形状例[3]
部位に適した長さや太さが用意されている．金属網のものや金属にコーティングをほどこしたもの，端部が太く抜けにくいものなど，さまざまな工夫がされている．内視鏡を通すときは細く縮められていて，患部に到達したときに伸長できるようになっている．シンプルなプラスティックチューブのものもあるが．これは定期的に交換の必要がある．

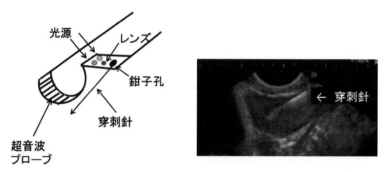

図 1-1-26 超音波内視鏡先端部

超音波内視鏡は，図 1-1-22 に示される先端部にさらに超音波プローブを装備したものである．この例
では小型のコンベックスプローブの断層像を見ながら穿刺できる機能をもっている．光源や画像センサ
などの光学系ももっているので通常の内視鏡としても使える．

　超音波でもよく診ることができるが，膵臓は腹膜外にあり体表からは精細に見えない．症状が
重くならないと自覚症状が出ず，異変の発見が遅れやすい．がんなどの治癒効果判定に使われ
る 5 年生存率の悪い例の代表格である．ここでは，ERCP（内視鏡的逆行性胆道膵管造影）とい
う，内視鏡と X 線を組み合わせた検査が行われる．十二指腸には乳頭部という肝臓，胆囊，膵
臓からの分泌物を出す出口があり，そこから X 線造影剤を注入して X 線撮影を行うものであ
る．場合により管腔内の組織を採取して生検や組織診を行う．管腔が炎症や腫瘍などで閉塞し
たりしているときは，ステント（図 1-1-25）とよばれる管腔を開いて保持するようなプラス
チックや金属網でできた管を内視鏡を使って留置したりする．これにより臓器内の胆汁や膵液
などを滞りなく排出させることができる．

　下部消化管は主に結腸（大腸）から直腸を観察する．大腸がんはもともと欧米人の罹患率が
高い疾病であったが，食事の欧米化が原因か，日本でも増えている疾病である．小腸も関心部
位であるが，現在の内視鏡の構造やサイズでは，小腸全域に挿入して観察するのは困難である．
解決策としてバルーン型とよばれる，内視鏡の先端部分に 1 個もしくは 2 個の風船をつけてそ
れを交互に膨張させたり縮退させたりして，小腸を手繰り寄せて先に進むものも実用化されて
いる．別の手段として，カプセル内視鏡という光源とカメラと画像送信機能を備えた大きな錠
剤様の内視鏡を飲み込み，体内から画像を伝送しながら進み，最後は体外に排出されるものも
普及しつつある．撮影方向は制御しにくいので，画像を撮影し続け，後で高速で再生する機能
や，得られたデータの中から病変部を示唆するような画像処理機能を備えている．現在は処置
ができず，観察主体になるが，将来は技術の進歩で解決されることもあると考えている．

　大腸内は上部消化管同様に腫瘍やポリープに対して内視鏡的に処置が行われる．内視鏡を直
腸から下行，横行，上行結腸と進めるのは，挿入が苦しい場合がある．それでも開腹手術に比
して低侵襲の診断，治療といえる．検査の場で簡便に処置ができることは，患者の大幅な負担
軽減に貢献する．

　以上でみてきた内視鏡の他に超音波内視鏡という特別な内視鏡がある（図 1-1-26）．EUS
（endoscopic ultra sonography）ともよばれる．これは内視鏡の先端に小型の超音波プローブを
取りつけたものである．内視鏡が主に臓器内部の表層部分を観察するのに対して，表層下の超
音波断層像を観察できるのが特長である．例えば腫瘍などの深達度診断ができる．これは治療
方針や術式の決定に重要な情報を与える．また，生検や組織診なども断層像を見ながら安全に

穿刺し，検体を採取することができる．病理の医師が同席すればその場で診断を下せる．

b. 呼吸器領域

　気管支を観察するために細径のものが使われる．肺がんの疑いの症例では，細径の EUS（EBUS とよばれる）を用い，気管に沿って並んでいるリンパ節への転移を生検することが行われる．

c. その他細径内視鏡の診断部位

　耳鼻咽喉，膀胱等泌尿器，子宮などの婦人科領域には，直径が 5 mm から数 mm のさらに細径のものが用いられる．細径を実現するため，光ファイバを使用したものが使われている．

　外科領域としては多くの場合硬性鏡が使われる．軟性内視鏡でなく，挿入部が曲がらないステンレスなどでできている．ロボット手術で知られる「ダビンチ」のような機器に取りつけたり，開腹を行わない腹腔鏡手術などに使われる．ここでは詳細は割愛する．

（7）　今後の展望

　内視鏡に求められるのは，医師，患者の双方にとってより安全で，負担の少ない，低侵襲の検査と治療である．挿入しやすく，高画質であることと，粘膜に接する医療機器であるので，洗浄，消毒，耐久性に優れていることが要求される．感染対策は重要で，ディスポーザブルなもの（使い捨て）が低コストで実現できれば健診などへの適用範囲が広がると考えられる．

　医師の手技によらない自動挿入，死角のない視野，処置具の拡大，異常を検出しやすい画像処理，AI 応用の診断アドバイス機能などの発展が求められる．

　現在の内視鏡は医師が手元で操作しているが，先端の動作には限界がある．ロボット手術機は医師のかなり微妙な手さばきを実現しているが，腹部に多数の孔を開ける必要がある．内視鏡自体に高機能のロボットアームを装備させる試みや高機能の処置具の研究も行われており，このようなものが実現できればさらに高度な低侵襲の内視鏡手術が可能になってくると思われる．

〔吉川憲明〕

文献

［1］日本消化器癌検診学会全国集計委員会 編：平成 26 年度消化器がん検診全国集計.
［2］小川誠二 監修：非侵襲・可視化技術ハンドブック，エヌ・ティー・エス，2007.
［3］橋本政幸：胆道ステントの基本，第 38 回日本 IRV 学会総会「技術教育セミナー」，2009.
・日本消化器内視鏡学会・消化器内視鏡技師制度委員会 監修：消化器内視鏡技師のためのハンドブック，医学図書出版，2016.

1-5　OCT

　光コヒーレンストモグラフィ（optical coherence tomography : OCT）の技術を使った眼底網膜の検査装置は，可視光や近赤外光を利用して網膜を撮影し，得られた情報をコンピュータ処理して画像化する．この装置を使うと，これまでの検査で表面だけしか観察できなかった網膜の内部を見ることができ，顕微鏡に匹敵する精密さで病変を詳しく観察できる．OCT検査はまた，患者に痛みや長時間の拘束などの負担をかけないので，繰り返し検査を行って病気の経過を観察できるという利点がある．臨床的応用は現在，眼科領域が中心であるが，内視鏡技術と結びつけて循環器領域や消化器，呼吸器領域などへの導入も試みられている．ここでは，OCT技術の原理，機器の構成，将来展望などを紹介する．

(1)　原　理

　OCTは，対象物の内部を非接触・非侵襲で撮影することができる画像技術である．その測定原理は，超音波診断機器（1章1節1-1参照）と似ている．エコーでは，人に聴こえない音を臓器に当て，跳ね返ってきた音情報から画像を抽出する．これと同様のことを，OCTでは光で行う．すなわち，可視光を含む広い波長域の光を対象物に照射し，反射してきた光情報から画像を構成する．したがってエコーとOCTは，反射波に含まれる情報から，リアルタイムで断層画像を描き，生体内部の様子を観察できることで共通しているといえる．一方，両者で異なる点は，利用する波の種類である．超音波は波長数mmの縦波，光は波長1μm前後の横波である．つまり，光を用いるOCTでは短波長の波を活用することで，エコーに比較して解像度の良い画像を得ることが可能となる．μmスケールの分解能は，市販の簡易光学顕微鏡が示す性能に匹敵するが，これを組織切片ではなく，生きた標本，あるいは生体に対して活かせることに大きな意義がある．

　OCTの原理を理解するため，最初に，エコーとOCTのそれぞれにおける画像構築までのプロセスを，図1-1-27に対比して示す．エコーは，出射した波が反射して戻るまでの時間と波長を解析する．一方でOCTでは超音波ではなく波を直接観察することのできない光を活用するため，「干渉部」が必要となる（図1-1-27B）．図1-1-28AにOCTに備わる受光過程（光源，干渉部，受光部）の構成を示す．その原理を以下に示す[1]．まず，光源としてOCTでは多波長

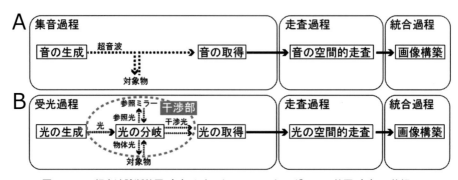

図1-1-27　超音波診断装置（A）と光コヒーレンストモグラフィ装置（B）の仕組み

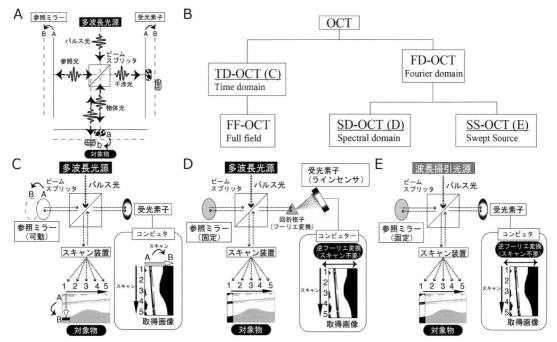

図 1-1-28 A：OCT の基本原理，B：OCT の種類，C：TD-OCT の装置構成，
D：SD-OCT の装置構成，E：SS-OCT の構成
注：信号をフーリエ変換した後で逆フーリエ変換すると元の情報が得られる．

光源が必須となる．多波長の光を干渉させて，長方形に近い形をした光の波，すなわちパルス光を生成する（2 章 1 節参照）．上方から入射したパルス光はビームスプリッタで真っすぐに進む光と 90°に折れ曲がる光の 2 つに分けられ，半分は参照ミラー（A の位置）に，残りは標本にあたる．標本は位置の異なる 2 つの小さい対象物（a と b）とする．ビームスプリッタの分岐点から参照ミラーの距離と対象物（a）との間の距離が等しい場合には，参照ミラーと対象物からそれぞれ戻ってきた反射光は強めあい，受光素子で対象物（a）の信号をとらえることができる．一方，対象物（b）からの反射光は位相がずれているため，ビームスプリッタで合成したときに強めあうことはない．そのため，対象物（b）はおおむね記録されない．ここで参照ミラーの位置を B に変更すると，今度は対象物（b）からの反射光と参照ミラーからの反射光が強めあうことになり，受光素子で対象物（b）の信号をとらえることができる．一方で対象物（a）の信号は受光素子にはおおむね届かない．すなわち，対象物（b）だけが観察される．このように，参照ミラーの位置を変化させることで，断面位置ごとの対象物の情報位置や映像を得ることができる．OCT の種類を図 1-1-28B に示す．

(2)　測定対象

エコーでは，超音波の周波数を変化させることで，生体内で最長数十 cm 深部にある腎臓や脾臓，肝臓などを可視化できる．一方，OCT では，対象物体の光の透過性や分散の影響により多少異なるものの，通常数 mm の深部までが限界となる．現在，OCT で最も臨床応用が進んでいるのが，眼科領域である．眼はレンズと水晶体が透明であるため，光はこれらに妨げられ

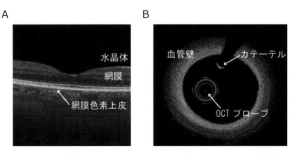

図 1-1-29　網膜（A）および冠動脈（B）の OCT 断層撮影像

ず透過する．そして，標的となる網膜に対し，深さ数 mm にわたって断層画像を描出することができる（図 1-1-29A）[2]．また循環器領域では，内径がわずか数 mm の血管内に挿入した OCT プローブの先端から光を照射して OCT 画像を得る技術の実用が，医療の現場において始まっている．ここでは，血管内の短軸に沿って光軸を回転させ，冠動脈の血管壁組織を可視化する．この技術を使って，狭心症や心筋梗塞の原因となる微細な変化がとらえられるようになってきた（図 1-1-29B）[3]．

（3）　機器の構成

　OCT 装置の主な目的は，断層または立体画像を得ることにある．そのような 2 次元または 3 次元画像を構築するための過程は，①干渉光を受光して画像情報を得る「受光過程」，②空間的にスキャンして画像を多次元化する「空間走査過程」，③受光した信号を解析し，画像を統合する「統合過程」に分けることができる（図 1-1-27C）．具体的には，受光過程（①）は光源部，干渉部，受光部からなり，それぞれ光の生成，分岐，取得の役割を担う．空間走査過程（②）では，物体光をミラーで反射させて対象物の異なる場所を照射したり，参照ミラーの距離を物理的に動かしたりする．これらの受光過程と空間走査過程は，取得画像における深さ方向と平面方向の分解能にそれぞれ寄与する（図 1-1-28C，D，E および（5）の解説参照）．実は OCT では，これら深さ方向と空間的にスキャンする方向とで，画像の細かさ（空間分解能）を決める仕組みがまったく異なる．すなわち，受光過程（深さ分解能）は多波長光源に含まれる色の幅（波長幅）に依存し，空間走査過程（空間分解能）は光をスキャンするミラーなどの空間的な制御の精度などに依存する．そのため，深さ方向と空間的にスキャンする方向の分解能に差が生まれることがある．最後の統合過程③では，コンピュータによる信号解析としてのフーリエ変換や，多次元画像構築とそのリアルタイム表示などの高速演算が行われる．

　各部位で利用される機器の種類も説明する．まず光源部としては，先述のとおり多波長光源が必須である．この光源の方式には，常時波長が変わらない周波数不変光源と，時間的に光の波長が変化する周波数可変光源が知られている．干渉部で光を分岐させる光学素子としては，光を空間的に 2 つに分割するビームスプリッタが広く利用される．干渉光を受ける受光部の受光素子としては，フォトダイオード，ラインセンサ，カメラが知られている．フォトダイオードは 1 点で，ラインセンサは 1 次元で，カメラは 2 次元で光情報を処理する．ラインセンサは後で紹介する SD-OCT で使用される．取得された情報はコンピュータで高速処理される．ここでは，近年のリアルタイム計測や高精細，立体画像のニーズの高まりにより，高速 CPU や大

容量メモリを用いた高速演算を行う高性能コンピュータが利用されることが多い．各装置の小型化に伴い，眼科領域ではオールインワンの OCT 装置もすでに市販が開始されている．

(4)　OCT の種類

OCT は 1991 年に最初の論文が登場した比較的新しい断層計測技術である[4]．その登場以来，受光素子や光源の進歩に合わせて，干渉・受光方式が改良され，到達深度の拡大，分解能の向上や計測時間の短縮が進められてきた．これら異なる方式により，現在までに次の 3 つの様式の OCT が存在している[5]．(1) time-domain OCT（TD-OCT）または full-field OCT（FF-OCT），(2) spectral-domain OCT（SD-OCT），(3) swept-source OCT（SS-OCT），である．これら OCT の違いは，測定および解析技術に関わることのため，次の (5) でその詳細を述べる．

(5)　測定および解析技術の解説

a. TD-OCT, FF-OCT

最初に発表された TD-OCT では，多波長光源で生成したパルス光を干渉させて，光の強度情報を 1 点（1 ピクセル）でとらえるフォトダイオードにより受光する．パルス光を対象物に照射すれば，参照光路と距離が一致する対象物のある深さからの反射光のみが参照光と干渉する（図 1-1-28C：対象物）．ここで前述のとおり，参照ミラーの距離を変化させて光路を調節し，対象物の深さごとの情報を得る（図 1-1-28C：A → B）．そのため，断層画像を得るには参照ミラーのスキャン（図 1-1-28C：A → B）と物体光の空間的なスキャン（図 1-1-28C：1〜5）の両方が必要となる．しかし，この複雑なプロセスが高速化の妨げとなること，また，干渉光の波長情報を得ずに解析するこの手法が SN 比を悪くするという理由[6]から，現在はあまり利用されていない．

そのような中，TD-OCT から派生して研究が進められたのが FF-OCT である（図 1-1-28B）．FF-OCT では，フォトダイオードの代わりに，2 次元カメラを光学素子とすることで平面情報を一括取得する．平面画像がスキャンなしで取得できるため，深さ方向をスキャンするのみで 3 次元立体画像が得られる．良好な平面の空間解像度から，表面形状の高速な検出や顕微鏡（optical coherence microscopy：OCM）に利用されている[7]．

b. SD-OCT

現在主流の OCT 装置である．図 1-1-28D に装置構成を示す．この方式では，多波長光源を使用する一方で，ラインセンサを用いて異なる波長の光情報を一挙に取得する．このセンサを活用するために備わる光学素子が，光を虹色に分ける回折格子である．回折格子により干渉光は空間的に分光され，波長別にプリズムに通したときのように光は虹色に分解される．ラインセンサはフォトダイオードを空間的に 1 列に並べたものに相当するため，空間的に分解された干渉光は異なる波長ごとに異なるフォトダイオードで同時に受光される．受光された情報は，いわば対象物内部の構造の周期性を表わす信号である．例えば，組織の厚み方向に規則正しく繰り返す構造があるならば，その繰り返しの周波数に対応する信号がライセンサで伝えられる．したがって，この信号と対象物内部の構造情報との間には数学的なフーリエ変換の関係がある．SD-OCT では，この信号から対象物内部の情報を復元するため，コンピュータを用いて

逆フーリエ変換を行う（図1-1-28D：逆フーリエ変換）．これにより，深さ方向をスキャンするためにTD-OCTで行っていた参照ミラーの移動が不要となり，平面方向のスキャンのみで断層画像が取得可能となる（図1-1-28D：1〜5）．現在のラインセンサのサンプリング周波数は，数百kHz程度と比較的速い．このスピードを活かして人の視覚の更新速度を超える画像収集を実現することで，網膜や血管壁を対象としたリアルタイム断層計測が実現されている（図1-1-29）．なお，受光素子が受ける信号から画像を得るための詳しい変換過程については文献を参照してほしい[5]．

c. SS-OCT

SS-OCTでも，多波長光源とフォトダイオードが利用される．しかし，他のOCTと異なり，高速で波長掃引を行う周波数可変の多波長光源を用いる（図1-1-28E）．したがって，光源からの光はパルス光ではなく，照射されるレーザーの色（波長）が時間的に変化する．そのため，受光素子で得られる光情報も時間的に異なる波長の干渉光となる．SD-OCT同様，異なる波長の干渉光を一挙に解析するため，参照ミラーの移動を行わずに対象物内部の1次元画像が得られる．光源の波長の変化が高速であり，かつ，光の強度が従来の多波長光源よりも強いことから，医学生物学の基礎研究などでの高速・高感度の計測が達成されている[8]．なお，SD-OCTとSS-OCTでは，異なる波長を含む干渉光を元に，これを数学的に（逆）フーリエ変換して画像情報を得ることから，Fourier-domain OCT（FD-OCT）ともよばれる（図1-1-28B）．

（6）　今後の展望

近年，OCTは，循環器領域や消化器，呼吸器領域においても，カテーテル，内視鏡などへの積極的な導入が試みられている．しかし，医療現場のニーズに応えた装置の十分な最適化が達成されておらず，利用者が扱いやすいパッケージとなっているとはいまだいいがたい．そのため，原理という点では成熟してきたOCT技術ではあるが，臨床医学におけるOCTの実用的な応用はいまだ眼科領域にのみ限られているのが現状である．その意味では，医療者・技術者の連携を通じた改善・改良を行う余地がおおいに残されている．加えて，蛍光顕微鏡観察などの従来機器への導入，補償光学などの適応による高分解な画像の実現など，総合的な画像診断装置としての発展も進みつつある．OCTがもつ価値がより深く理解され，広く医学・医療へ普及すれば，臨床診断を変革すると期待される．　　　〔任　書晃，太田　岳，崔　森悦，日比野浩〕

文献

［1］大津元一・田所利康：光学入門—光の性質を知ろう—，朝倉書店，pp.111-152，2008.
［2］寺尾信宏：眼科におけるOCTの有用性と課題，光学，48，pp.151-155，2019.
［3］藤井健一：血管内イメージングを実現するOCTの現状と課題，光学，48，pp.156-159，2019.
［4］Huang, D., *et al.*：Optical coherence tomography, *Science*, 254, pp.1178-1181, 1991.
［5］佐藤　学　ほか：生体用低コヒーレンス干渉断層画像測定法，光学，37，pp.570-575，2008.
［6］Leitgeb, R., *et al.*：Performance of Fourier domain vs. time domain optical coherence tomography, *Opt. Express* 11, pp.889-894, 2003.
［7］安野嘉晃：光コヒーレンストモグラフィーの発展と展開，光学，48，pp.133-139，2019.
［8］Lee, H. Y., *et al*：Noninvasive *in vivo* imaging reveals differences between tectorial and basilar membrane traveling wave in the mouse cochlea, *Proc. Natl. Acad. Sci. USA*, 112 （10）, pp.3128-3133, 2015.

1-6　核医学検査 ― SPECT，PET ―

　レントゲン写真は，X線を身体の外から照射し，骨や腫瘍などX線が通りにくい組織の影を映し出し，その映像から体内の異常を見つけ出すというものである．これに対し，ここで紹介する核医学検査は，放射性物質で標識された薬剤を体内に投与し，そこから放射される放射線を体外で受け，薬剤の集積状況などから診断をするというものである．放射性物質とは放射線を放出する物質のことであるが，放射線とはどのようなもので，その放出とはどのようなことか，診断にどのように利用されているのか．本節では，体内に取り込んだ放射性物質が放出する放射線を利用した医工計測技術の主なものとして，SPECT と PET およびその基礎となる放射線物理学の糸口について解説する．

（1）　放射線の正体

　放射線にはX線をはじめとして，α線，β線，γ線，中性子線など複数の種類がある．この中で，X線は原子核を取り巻く電子が，その軌道を変化させたときに余ったエネルギーが放出されたものであるが，他の放射線は，不安定な原子核が崩壊し，安定状態に移るときに放出されるものである．

　原子核は陽子，中性子，ニュートリノなどの素粒子からできている．周期律表は，元素がもつ陽子数の順に番号をつけて並べたものである．この番号が原子番号であり，陽子数と中性子数を加えたものが質量数である．

　周期律表の原子番号は物質の化学的性質を決めているが，化学的性質が同じでも重さの違う元素が次々と発見され，これらの元素が，周期律表の同じ場所を占めるということで同位元素（isotopic elements）あるいはアイソトープとよばれるようになった．例えば，炭素には中性子が5個や8個のアイソトープがあり，ここでは，質量数11の炭素は^{11}C，質量数14の炭素は^{14}C などと表記する．

　さて，陽子と中性子からできている原子核は，核力という強い力で結合しているが，アイソトープの中には，安定に存続できないものがあり，いろいろな形で崩壊し，安定な原子核に変わっていく．この崩壊に伴って放出されるのが放射線である．安定な原子核は，陽子数のほぼ2倍の質量数をもったもので，この関係から外れるものは安定に存続できないことが知られている．また，原子核の安定性の目安として，崩壊によって質量が半減する時間が使われる．これを半減期とよんでいる．

　崩壊には4つのタイプがある．それぞれ，不安定な原子核において，

1) α崩壊　ヘリウム原子核を放出し，安定な原子核に変わるタイプ．ヘリウムの原子核が飛んでいる状態をα線という．
2) β崩壊　核内の1個の中性子が電子を放出し陽子に変化し，安定化するタイプ．放出された電子線をβ線とよんでいる．
3) 陽電子（β^+）崩壊　核内の1個の陽子が陽電子を放出し，中性子に変化し，安定化するタイプ．放出された陽電子線をβ^+線とよんでいる．
4) γ崩壊　核内のエネルギーが過剰になると不安定化し，過剰なエネルギーを光・電磁波として放出する．このときの電磁波をγ線とよぶ．

（2）　核医学検査（RI 検査）

　放射線の正体がわかったところで，放射線の医療応用の話に入ろう.

　まず，放射線を放出しているアイソトープをラジオアイソトープ（radio isotope：RI）とよび，RI を用いて行う診断を核医学検査とよんでいる. これは，*in vivo*（体内）検査と *in vitro*（試験管）検査の2つに分けられる. *in vivo* 検査は，RI で標識した微量の薬を患者の静脈に注射するか，服用させて，この薬が放出する放射線を体外のカメラで計測し，それをもとに，薬剤が臓器に集まる量や速さなどから病気を診断する検査である. 一方の *in vitro* 検査は，患者から採取した血液や尿を試験管の中で放射性試薬と反応させ，そこから出る放射線を測定し，試料中の病気に関わる微量物質を検査する. 本項で扱うのは *in vivo* 検査である.

　ここで用いられる RI で標識された薬を放射性トレーサとよぶ. 体内に注入されたトレーサが放出する放射線を体外で検出することでトレーサがどこにあるか，どこに移動しているかを追跡することが可能となる. ここで肝心なことは，検査の目的が，トレーサの追跡自体ではなく，異常な臓器を見つけたり，状態を知ることであるので，その臓器にトレーサが集まるなどの仕掛けが必要である. 具体例を挙げるならば，後で紹介する SPECT では，脳血流量を調べる目的で，^{99m}Tc-HMPAO という薬剤を用いる. この薬剤は，血流にのって脳組織に吸収されるが，吸収量が血流量に比例することから，そこからの放射線量を測ることで，脳血流量を知ることができる. また，PET では，がん細胞の糖代謝能力が高いという性質を利用し，FDG（fluoro-D-deoxyglucose）に ^{18}F という RI を標識した ^{18}F-FDG という薬剤をトレーサとして用いている. これを用いることで，がん細胞に集まったトレーサからの放射線を体外で計測し，がん細胞の位置などを知ることができる. このように，検査の目的に応じて，種々の放射性トレーサが開発されている.

（3）　SPECT

　SPECT（single photon emission computer tomography：単一光子放射断層撮影）は，γ 線を放出する RI で標識した放射性薬剤を投与し，そこから出る γ 線をガンマカメラという特殊なカメラでとらえ，コンピュータトモグラフィ（CT）の技術を用いて画像化し，診断に用いる方法である.

　使用される RI の主なものは，テクネチウム ^{99m}Tc，ヨウ素 ^{123}I，タリウム ^{201}Tl，ガリウム ^{67}Ga である. いずれも弱い γ 線を出し，半減期も6時間から3日と比較的短く，医療診断用に適した RI である. これらの RI で標識された薬品，例えば，^{99m}Tc-HMPAO，^{123}I-IMP という薬品は，血管中に注入されると，脳血流量に応じて脳内に蓄積するので，放射線量を測定することで血流量を知ることができ，脳梗塞，認知症などの診断に用いられる. ^{123}I-FP-CIT は，ドーパミン作動性神経の前シナプスに存在するドーパミントランスポータに結合する. その集積度はドーパミンで神経伝達を行う前シナプスの密度を反映するので，この性質を利用してパーキンソン病の診断に用いられる.

　臓器に取り込まれた標識薬剤から放出される γ 線は，ガンマカメラによって検出される. 図1-1-30 にガンマカメラと SPECT の仕組みを示す.

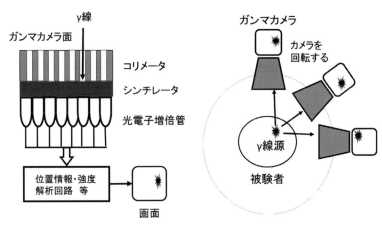

図 1-1-30　ガンマカメラと SPECT の仕組み

　標識薬剤から放出された γ 線の検出には，2 つの方法がある．一つはシンチレータという材料を使って γ 線のエネルギーをいったん蛍光に変え，それを光電子増倍管あるいはフォトダイオードによって電気的信号に変換するものである．これは従来から使われている方式であるが，最近では，CdTe あるいは CdZnTe という半導体を利用して，γ 線のエネルギーを直接電気的信号に変換する方式が開発された．シンチレータの材料としてはヨウ化ナトリウム（NaI）がよく用いられている．

　ガンマカメラにとって重要なものがコリメータとよばれる仕組みである．その一つが平行多孔型コリメータである．これは，鉛やタングステンなど γ 線の遮蔽能力が高い金属を用いて，図 1-1-30 左上部に示すように，平行に並ぶ沢山の通路を用意する．これによって，カメラの正面から飛来した γ 線だけが通過し，計測されるようになる．コリメータにはこの他，ファンビームコリメータ，ピンホールコリメータなどがあるが，いずれの方式でも，コリメータを通過した γ 線を複数の光検出器で受け，電気的信号に変換し，ガンマカメラ面上，γ 線が飛来した位置と決められた時間の中での光子（γ 線）数を求めることができる．

　おわかりと思うが，ここまででは γ 線の飛来したガンマカメラ面上の位置と個数はわかるが，奥行き方向の位置は求められない．そこで，X 線 CT で使われたコンピュータトモグラフィの活用が考えられた．それが SPECT である．複数のガンマカメラを用い，あるいは，1 個のガンマカメラを 360° 回転し，多方向からのデータをもとに，γ 線の発生位置を計算し，断層画像を描くというものである．ガンマカメラの個数が多いほど，必要な回転数は少なくなるので，迅速な計測が可能となるが，60° ごとに 3 個のカメラを置き，120° ずつ 2 回回転した例を図 1-1-30 右に示した．

　X 線 CT で投影されるデータは，X 線吸収係数であるが，SPECT では，一定時間内の光子（ここでは γ 線）数であることに注意してほしい．光子一個一個を計測するという意味で単一光子放射断層撮影（single photon emission computer tomography）という名称が使われた．

(4)　PET

　先に述べた原子核崩壊の（3）のタイプ，陽電子崩壊で原子核から放出された陽電子が，周囲の電子と反応し，消滅する過程で反対方向に放出される一対の γ 線を利用して，標識薬剤の位

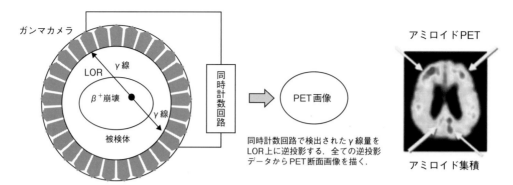

図 1-1-31　PET の原理
右：実際のアミロイド PET 画像（国立長寿医療研究センター放射線診療部・加藤隆司提供，口絵 2 参照）

置を求め，断層画像を描くものが PET（positron emission tomography：陽電子放出断層撮影）
である．図 1-1-31 にその仕組みを示す．一対の γ 線は，お互いに反対方向に進むので，円環状
に置かれたガンマカメラのどれか 2 つのカメラにほぼ同時に入ることになる．同時計数回路を
用いて，その 2 つを知ることができれば，その 2 つのカメラを結ぶ線（line of response：LOR）
上のどこかで γ 線が発生したことがわかる．このようなカメラの対を複数見つけ，それぞれの
カメラで取得したデータをそれぞれの LOR に沿って逆投影し，コンピュータトモグラフィの
手順に従って合成することで，対象とする断面上での標識薬剤の分布を求めることができる．
SPECT に比べコリメータが不要ということで減衰が少なく，高い感度が得られる．なお，こ
こでは 2 次元断層画像の説明にとどめるが，カメラのリングを多層にすることで，3 次元的画
像を描くこともできる．
　先にも述べたが，PET 薬剤としてよく用いられるものの一つに，がん細胞の検出を目的とし
た ^{18}F-FDG（fluoro-D-deoxyglucose）がある．X 線 CT や MRI が体内組織の構造を診るため
の装置であるのに対し，SPECT や PET は，体内組織のはたらきや状態を診る装置であること
に留意してほしい．ただ，PET は SPECT に比べ，代謝機能を調べることができるなど，診断
の性能は優れているが，SPECT 薬剤用の RI の半減期が数時間から数日と長いのに対し，PET
薬剤用の RI である ^{11}C，^{13}N，^{15}O，^{18}F は半減期が数分から 100 分程度と短いので，隣接した施
設でのサイクロトロンを用いて製造する必要があるのが難点である．この中で半減期が約 110
分と長い ^{18}F 標識薬剤の FDG は，製薬会社の工場から配達で供給を受けることができ，サイ
クロトロンをもたない医療機関でもがんの診療で使われている．
　同時計数回路を用いてのアイデアは 1950 年代初期に始まるが，それから 60 年の歳月を経
て，PET の改良は続けられている．現在，空間分解能はせいぜい 6 mm にとどまっているが，
体内の分子レベルの挙動を低侵襲で調べることができるという意味で有用なツールであり，
CT や MR と組み合わせての PET/CT，PET/MR という複合的な装置の開発も進み，医学研
究や臨床へのさらなる活用が期待されている．
　PET の原理，トレーサ，臨床画像についての詳しい解説は，成書を参考にしてほしい．

〔鈴木良次〕

文献

［1］岩崎民子：放射線とつきあう時代を生きる―あってはならない，なくてはならない放射線―，丸善出版，2013.

［2］喜多紘一：核医学診断装置，〈医用放射線科学講座 13〉放射線診断機器工学（瓜谷富三・岡部哲夫 編），pp.319-338. 医歯薬出版，1997.

［3］加藤隆司：脳機能のイメージング（PET と MR），バイオイメージング（曽我部・臼倉 編）共立出版，1998.

2　血液・細胞を診る技術

2-1　血球分析装置

　血液中には 1 μL 中に約 500 万個存在して容積の約 4 割を占める赤血球をはじめ，白血球，そして血小板の 3 種類の血球細胞が存在する．血液検査ではこれらの赤血球，白血球，血小板の数の測定が最も基本である．また，血球には大きさや形に特徴があり，疾患によっては特定の血球の数が変化し，また健康時には見られない血球の大きさや形にばらつきが生じる．さらに，白血球に関しては種類によって核の大きさや形にいくつかの特徴がある．それらを分析して各血球の種類ごとの数や比率，さらには細胞形状などを測定するのが血球分析装置である．

（1）　臨床的有用性

　赤血球は主として体内の酸素と二酸化炭素の交換を担う．白血球は血液 1 μL 中に約 6～9,000 個あって，主に細菌などの異物が侵入した際に免疫系などの罹患防御機能を有する．細胞の大きさ，中身の核の大きさや形などが異なる何種類かがあり，その種類によって保有する防御機能も異なる．そして，血小板は直径が赤血球の 4 分の 1 程度で，数は血液 1 μL 中に約 20 万個存在し，主に出血防止などの役割を担っている．

　人は何らかの要因で疾患状態になると，その疾患の種類によってこれらの血球細胞の数，そして白血球では種類ごとの比率のバランスが健康時とは大きく変化する．さらに，例えば造血機能が低下するとまだ産生途中の幼弱な血球が血管中に放出されるなど，通常は末梢血には存在しないような特徴をもった異型血球細胞も出現する．血球を分析する検査は，それら血球細胞の数や種類の比率，異型血球の有無を測定し，それらを健康時のものと比較することで多くの疾患に対するスクリーニング診断を可能とする最も基本的な臨床検査である．

（2）　血球の測定が顕微鏡から自動分析への進歩

　血液中を流れる血球の計数と分析は，20 世紀前半までは医療従事者が顕微鏡を用いて観察していた．血液検体をスライドグラス上に一定量希釈塗布し，顕微鏡下で一定の領域中の血球を目で数えるという，極めてシンプルで負担の大きなものだった．そこで，1940 年代に米国で図 1-2-1 のような電気抵抗方式とよばれる自動血球測定原理が発明された．これは，電解液で血液検体の一定量を希釈した試料液を入れた容器の中に「－」の電極を挿入し，その管壁に 1 か所の微細孔（アパーチャ）を開けてその外側に「＋」電極を設置した系で，試料液を容器から「＋」電極を設置した側に流出させ血球がアパーチャを通過するときに両電極間で発生する電位差が作用してできた電気信号でその数と大きさを測るものである．この原理を応用した自動血球計数装置は，それまで人が行っていた血球の数と大きさを測定する作業の大半を機械に代

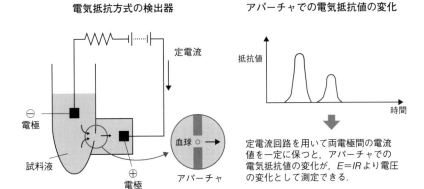

図 1-2-1 電気抵抗方式による血球計数の原理

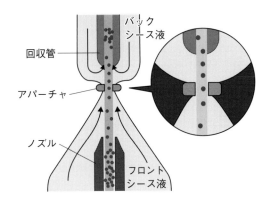

図 1-2-2 シースフローによる電気抵抗方式血球計数の模式図

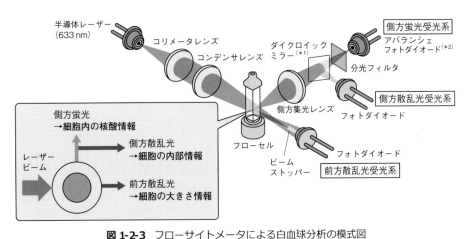

図 1-2-3 フローサイトメータによる白血球分析の模式図
（＊1）特定の波長の光を反射し，その他は透過する鏡，（＊2）受光感度の高いフォトダイオード

替させられる点で画期的であった．日本でも 1960 年代に東亜医用電子(株)（現シスメックス（株)）によってマイクロフォンを応用して，約 100 µm を隔てた 2 つの電極間に高周波電流を流し，そこを誘電体である血球が通過した際に高周波が流れやすくなる原理（これを静電容量方式という）によって血球計数装置が実用化された．

その後，この血球計数技術はシースフロー方式（図 1-2-2）によって正確度が向上するととも

に，それまでは困難だった小さい血小板までも正確に測定できるようになった．しかしながら，疾患状態になった場合に現れる異型の血球や白血球の種類の仕分けまでは自動血球計数装置では測定できなかった．そして，1990年代に半導体レーザーの普及に伴ってフローサイトメトリを応用した血球分析装置が広く臨床検査に用いられるようになり，現在では白血病の確定診断など特殊な検査を除いて人手による血球分析の必要性は激減した．このフローサイトメトリ法は細胞の分析研究に用いられるもので，測定対象細胞一つずつにレーザー光を照射し，そのときの前方散乱光，側方散乱光を測定する．また，同時に血球内の核を専用の染色液で処理しておき，核内のDNAがレーザー光で励起された微量の側方蛍光を測定する．そして，1個の血球から得られた前方散乱光，側方散乱光，および側方蛍光の強度信号から血球の大きさや形状，核の性状などを分析し，その特徴から血球の種類を分類する（図1-2-3）．

（3）　血球を分析する技術とは？（自動血球分析装置の主要技術）

　　血球を自動的に分析するといっても実際にはどのように行われるのか．もう少し解説する．

　　臨床的な観点から血球分析に必要な測定再現誤差はCV値（変動係数：標準偏差を平均値で除した数字）で数％程度が求められるので，試料となる血液検体，それを希釈する電解液や血球に対して測定に必要な化学反応を施す試薬などは全て誤差0.5％以下で定量されなければならない．これには，吸引開始および停止時の逆流を防止するなどコンピュータによって細かく正確に動作制御された精密な注射器のような薬品用定量ポンプなどの流体素子が用いられている．

　　次に，その反応試薬には大別して血球内部の核を蛍光染色するための試薬と，赤血球の表面の膜を破壊して赤血球を消滅させる，もしくは白血球の膜を部分的に溶かし血球内に染色試薬が入りやすくするものがある．血球膜を破壊もしくは部分溶解する試薬は主として界面活性剤からなり，その濃度や反応環境（温度，pHなど）を絶妙に調整することによって数十秒という極めて短時間のうちに血球を測定に最適な状態に反応させる．

　　そして，フローサイトメータによる検出部から得られたそれぞれの血球細胞からの電気信号をコンピュータで解析し，血球一つずつを分析する．

（4）　今後の展望

　　現状の自動血球分析装置では白血病などの血液疾患で出現する異常な血球に対する分析性能にはまだ課題があり，ここでは人が顕微鏡を使って観察する余地が残っている．そこで，カメラによって直接血球一個ずつを撮像する技術も開発されつつある．また，そのように自動的に大量に撮像したデータをAIによって分析する研究が進展しており，従来から人が顕微鏡を用いて行っている検査・診断が代替されつつある．

　　一方で，今後の技術革新によって期待されるのは非侵襲化である．手の静脈認証に始まり，血管の中の血球の様子を体外から光学的に測定する技術は世界中で研究が進んでいる．現在でも酸素運搬をはじめとする体内でのガス交換を担う赤血球中のヘモグロビンの濃度を無侵襲で測定する装置は実用化されているが，いずれは何らかの標識薬を事前に服用するなどの方法によって血球分析が無侵襲で可能となるものと思われる．

　　繰り返しになるが，血球分析は血液検査の中でも非常に重要で基本的な検査であるため，こ

れに対してさまざまな技術が開発されており，非常に高度な検査結果がいつでもどこでも瞬時に得られるという夢の世界が現実のものとなるのにそう長い期間は要しないであろう．

〔渡辺　充〕

文献

・近藤弘：血球検査，臨床検査提要 改定第34版（金井正光 監修），金原出版，pp.229-255，2015.
・シスメックス株式会社ウェブサイト〔https://www.sysmex.co.jp/rd/technologies/cell.html〕（2019年10月1日，閲覧）.

2-2　血液凝固測定装置

　けがなどで皮膚などの組織が損傷した際に，身体がいち早く対応すべきは損傷した血管を修復し血液の流れを確保することである．血流の回復でその後の組織修復などに必要な酸素や栄養分を届けることができるが，それがなければ付近の細胞は死滅してしまう．したがって，出血を起こした場合には，失われる血液量を最小限に抑えるだけでなく，血流を早急に確保するためにまず血管損傷部の出血部位をふさいで出血を止め，それに次いで損傷部の修復をしようとする．

　一方，この出血部をふさぐという血液凝固機能が正常な血流の中で起きてしまうと，血管が詰まるという重篤な異常となる．したがって毛細血管のような血流の量や速度が小さい場合でも血管内では過剰な血液凝固が発生しないように凝固機能を抑えるはたらきがある．また，上述のように出血後の血管修復の際には，一時的に止血のために固まった凝固塊を溶解させ，血管の断面積を元通りにするための機能が存在し，これを線溶機能とよぶ．

　このように，血液を正常に体内循環させるために血液凝固機能および線溶機能は不可欠であり，それに必要な物質が血液中に含まれている．そこで，20世紀初頭より生物学的な血液凝固機能の解明とともに，その測定を客観的に行うことが試みられてきた．そして，血液凝固反応を測定装置上で再現し，血液凝固および線溶の状況を正確に測定できるようになった．

（1）　血液凝固の仕組みと臨床的意義

　　血液が凝固するメカニズムは図 1-2-4 のように複雑な反応系であるが，最終的には血小板が血管の損傷部に集まり，フィブリンという繊維状のタンパク質が網状になってこれに絡まって，凝固塊となったものが傷口を覆い固める．そして，その最終段階までに I〜XIII までの血液凝固因子（一般的にはローマ数字で表され，第 VI 因子が欠番となっている：表 1-2-1）が関係するが，例えば日本人には少ないが先天的な血液凝固機能不全である血友病では患者が第 VIII 因子（または第 IX 因子）とよばれるタンパク質を先天的にもたないので，図 1-2-4 で示し

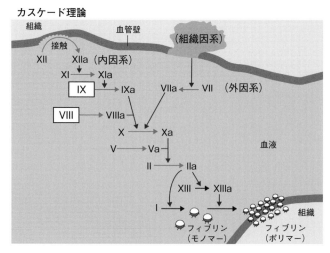

図 1-2-4　血液凝固反応系の模式図
注：a は活性化（activated）を意味する．

表 1-2-1　血液凝固因子の種類

	物質名・一般名称	分子量 （万）	血漿中含量 （mg/100 mL）
I	フィブリノゲン	34.0	200～400
II	プロトロンビン	7.2	15～20
III	組織因子	4.4	
IV	Ca^{2+}（カルシウムイオン）		
V	AC グロブリン	30	2.5
VI	（欠番）		
VII	プロコンバーチン	4.8	0.05
VIII	抗血友病因子	33	0.001
IX	クリスマス因子	5.5	0.34
X	スチュワート因子	5.5	0.75
XI	PTA	14.3	0.5
XII	ハーグマン因子	7.4	2.5
XIII	フィブリン安定化因子	31.0	1～2

た凝固反応系で，血管壁の損傷などによって第 XII 因子が活性化して反応系がスタートしても第 X 因子の活性化が進まないためにこれ以降の血液凝固反応には至らない．

　普段は正常な血流が保たれているが，けがをして出血するといった非常時には出血を最初に感知する物質がトリガーとなってこれら一連の血液凝固・線溶の反応系が順次進んでいく．そして，これら血液凝固・線溶に関わる物質が血液中でのバランスを欠いた場合には，凝固機能不全や凝固機能亢進（血栓症）などの疾患に陥る．例えば，血友病にまでは至らないが凝固因子の機能がやや低い場合や，高齢者や高脂肪血症者に比較的多く見られるような凝固機能亢進による梗塞などの疾患は少なくない．また，手術による出血量の予測やそれに伴う輸血の準備などを的確に行うことは重要である．そのため外科的手術を行う前に，血液凝固機能をあらかじめ検査しておくことは大切である．血液凝固・線溶機能は個人差がある上，出血傾向や血栓傾向など疾患に至るリスク要因ともなるので，これらの機能状況を正確に測定し的確な対応をとることがとても重要である．

（2）　測定装置の原理と今後の展望

　血液は採血などによって血管外に取り出されるとすぐにこの凝固反応が始まるので，検査時には第 IV 因子のカルシウムイオンを取り除く抗凝固剤を添加して，採血後に血液凝固反応が進まないようにしている．そして，血液凝固測定装置においては検体試料中で除去していたカルシウムイオンを再び添加し，その時点から試料液が固まるまでの時間を測定する．

　次にその測定プロセスを概説する．まず血液試料が固まったことを確認する方法としては，直接機械的に試料液が固まったことを見る方法と，最終凝固反応物質であるフィブリンが析出し凝集することによる試料液の濁度を見る方法（光学式）とがある．光学式は，凝固反応前のタンパクであるフィブリノゲンが試料液中では透明であるのに対してフィブリンとなって析出すると白く濁るので，その度合いを光学的に測定する．このほうが簡単で正確な測定結果が得

られるが，事前に赤血球を試料から除去して血漿だけにするための遠心処理が必要である．

　検体試料は一定量が吸引されて反応容器内で37℃に加温された後，カルシウムイオンや凝固反応を開始する因子などを主成分とする試薬が投入され，そこから凝固するまでの時間を0.1秒単位で測定する．正常な検体では試薬と混合された後標準的な凝固反応時間となるが，患者検体では反応時間が延長するのでこれによって凝固機能を見極める．

　さらに，血友病を確定診断するには実際に凝固因子が欠乏していることを調べるために，それをあらかじめ除去した因子欠乏試薬を調製して測定する．また，活性型第Ⅹ因子に特異的に発色する合成基質を用いて直接的に第Ⅷ因子や第Ⅸ因子の濃度を測定する方法もある．同じく合成基質を用いる測定方法は，線溶機能を調べる場合にも有効である．例えば第2因子であるプロトロンビンの活性化を防ぐ機能をもつアンチトロンビンの濃度は血栓症のリスクを診断する上で重要であるが，それにはアンチトロンビンと活性化第Ⅹ因子などの反応による複合体に対して専用の合成基質を用いて発色物質を遊離させ，その発色を測定する活性測定法が用いられる．

　このように，現在は血液凝固装置の多項目同時測定が進み，線溶系測定項目（FDP，PLG，Dダイマー，他）などを凝固学的測定法（活性測定）だけでなく，免疫学的測定法（抗原量測定），の測定系で高感度に測定できるようになった．そして，近年では血液凝固系の研究は分子生物学的な手法の研究が進んできたので，凝固系の最初の機序に必要な血小板凝集能だけでなく，今後は血管内皮系マーカー（分子マーカー）などの測定も重要である．これに伴って，今後は測定装置についても複数の原理をあわせもつ複合的なものが主流となって発展すると考えられる．　　　　　　　　　　　　　　　　　　　　　　　　　　　　　　　　　　　　〔渡辺　充〕

文献

・福武勝博 ほか：血栓・止血の精密検査（1）血液凝固編，臨床病理，**70**，pp.1-13，1987.
・北島勲：凝固・線溶と臨床検査，血栓と止血の臨床（日本血栓止血学会編集委員会 編），南江堂，pp.10-14，2011.

2-3　血液や尿の生化学測定装置

中世以降に生物学や医学が発展するにつれて，生命活動のために体内で営まれているさまざまな事象が明らかになってきた．それらは組織を維持・成長させるためのものや疾患に対する防御や攻撃をするものであるが，そのほとんどは化学反応である．そして，血液がそのような体内活動に必要な物質を各組織へと運び，またその結果の産物を腎臓に送り，そこで不要物を選り分けて尿として排出する．したがって，このような物質が血液中に適切な濃度で存在するのか，また，臓器や組織に異常をきたした際の産物が血液や尿中に流れ出ているのかを調べることで，疾患の有無やその状態，将来のリスクまでをある程度の正確性で診断することができる．

それを担うのが生化学測定装置であり，血液から血球成分を除いた血清・血漿中の酵素，脂質，窒素化合物，無機質，電解質，血漿タンパクなどの濃度を測定する．また，体内の代謝物が排出される尿中に含まれるタンパク質などの濃度は血液と同様に罹患や体質の変化を反映するので，尿を検体として検査する場合もある．これらの測定対象物質は上述のように体内の組織で営まれるさまざまな化学反応に必要な物質およびその代謝物であり，直接的に組織内での活動状態を測定しているわけではない．したがって，がんや肝炎などの確定診断には実際に組織検査が必要となる場合も多いが，生化学検査はそれに至る前に体内の組織機能不良や代謝異常をスクリーニングする．このように活用範囲が広い生化学検査は血球分析と並んで代表的な基本検査である．

（1）　臨床的有用性と測定原理

生化学検査は非常に臨床的有用性の高い疾患の指標を血液や尿から得られるものとして，医学の研究とともに 17 世紀頃から実用化への取り組みが進み，1833 年の麦芽からのジアスターゼ（でんぷん分解酵素）の抽出を皮切りにさまざまな酵素が発見され，発展した[1]．そして，タンパク質や糖，種々の酵素，塩類をはじめ，現在も測定されている多くの検査項目が 20 世紀前半までに測定できるようになった．現在では約 100 項目の測定が実際の臨床検査の場で取り扱われている．その主なものを疾患別に挙げると表 1-2-2 のとおりで，多くの疾患のスクリーニングマーカーとして利用されている．

そして，そのマーカーとしての測定対象物質（表中の「主な生化学測定項目」）は，血中での状態では簡単に測定できないので，化学反応処理される．何段階かの化学反応によってその対象物質に特異的に反応して特定の波長光を吸収する物質に変換され，それを分光光度計による吸光度測定から濃度に変換することが基本である．また，体内の多種のマーカーとしてタンパク質以外にも糖，脂質，窒素化合物，電解質など多様な物質を測定対象とするが，例えば電解質を測定する場合に電極法を用いるなど，それぞれの物質に対して異なる最適な測定方法を同一装置の中で組み合わせて幅広くこれらに対応している．

ただし，マーカーとなる物質を最終的に光や電流値などで測定することができる物質にするための反応系は数ステップの反応の組み合わせである．やや複雑であり，その一例として中性脂肪（triglyceride：TG）測定時の反応ステップを図 1-2-5 に示す[2]．このように，マーカー物質である中性脂肪を直接測定することはできないが，これら一連の反応系により最後のキノン系色素が波長 600 nm の光を呈するので，それを測定することにより中性脂肪濃度に換算する．

表 1-2-2　主な生化学検査項目

対　象	主な生化学測定項目	病態による変化
肝　臓	AST（GOT），ALT（GPT），γ-GPT	肝臓で産生される代謝酵素で，機能異常になると血中に漏れ出す
腎　臓	尿素窒素（BUN），クレアチニン（CRE），尿酸（UA）	ろ過機能異常で尿管に排出されずに血中に残存する
膵　臓	アミラーゼ（AMY），膵リパーゼ（LPL）	膵臓で産生される消化酵素で，機能異常になると血中に漏れ出す
心　臓	クレアチンキナーゼ（CK）	筋肉細胞の異常で血中に漏れ出す
糖尿病	ブドウ糖，HbA1c	血糖濃度の異常や産物の蓄積
動脈硬化	総コレステロール（T-CHC），中性脂肪（TG），HDLコレステロール，LDLコレステロール	細胞合成や消化の要素だが，正常範囲を超えて血管内に蓄積する
栄養不良	総タンパク質（TP），アルブミン（ALB）	生命現象の基礎量が不足する
貧　血	鉄（Fe）	ヘモグロビンの要素が不足する

$$\text{Triglyceride} + 3H_2O \xrightarrow{\text{LPL}} \text{Glycerol} + 3 \text{ Free Fatty Acid}$$
（中性脂肪をLPL（Lipoprotein lipase）でグリセロールと脂肪酸に分解）

$$\text{Glycerol} + \text{ATP} \xrightarrow{\text{GK}} \text{Glycerol-3-phosphate} + \text{ADP}$$
（グリセロールをGK（Glucokinase）でグリセロール3リン酸に）

$$\text{Glycerol-3-phosephate} + O_2 \xrightarrow{\text{GPO}} \text{Dihydroxyacetone Phosphate} + H_2O_2$$
（グリセロール3リン酸をGPO（Glycerophosphate oxidase）で H_2O_2 へ導く）

$$2H_2O_2 + \text{4-Aminontipyrine} + \text{HDAOS} \xrightarrow{\text{POD}} \text{Quinone Dye【600 nm を吸光】}$$
（H_2O_2 POD（peroxidase）で4-AminontipyrineとHDAOSとを酸化結合させ，キノン系色素に）

図 1-2-5　中性脂肪（TG）の測定反応系

（2）　測定に用いられる技術と今後の展望

　生化学検査は，多くの疾患の診断指標となるデータを，血液や尿といった比較的簡単に採取できる検体から得られる非常に臨床的有用性の高いものとして早期から臨床現場で実用化がなされてきた．そして，これらは患者の診察・診断に欠かせない重要な検査としてのニーズが高いにもかかわらず複雑な人手による実験的手法だったため，その自動化が強く望まれた．

　一方，装置内でこれだけの複雑な反応系を制御するために，試薬分注や吸光度測定に至るまでの仕組みにも非常に高いレベルの技術が必要となる．そして，それぞれの手法の違いによって機器の構造は異なり，主な方式としてはフロー方式，ファストアナライザー方式（遠心方式），ディスクリート方式，フィルム方式などがあった．

　現在は，ディスクリート方式という，円盤状のターンテーブルの縁に反応キュベットを並べて，これにサンプルピペットと試薬ピペットで検体，試薬を順次分注しながら反応プロセスの全ての工程を自動的に行う手法が主流となっている．とはいうものの反応を完結させるには温度と時間の管理が必要であり，それをターンテーブルと試料／試薬分注ピペットなどをコンピュータで細かく制御することで実現している．そして，最後に反応キュベットがそのまま吸光度測定のセルとなる完全自動化システムであり，1時間に最大2,000テストの処理能力が実

現されている.

　しかし，検体中には目的とするマーカー物質以外にさまざまな物質が含まれており，例えば病的あるいは採血時の物理的要因によって溶血した検体はヘモグロビンが溶出し赤色を帯びるので，これが最後の吸光度測定を妨害する場合がある．また，体脂肪の多い人に見られる乳びという濁った血液も同様である．最新の装置ではそれらの測定値を左右する誤差要因を除く手段として，測定時に生成物質の吸収ピークとは異なる第二ピークの波長の光も同時に測定（2波長測定）できるようになっている.

　また，検体中に含まれるアスコルビン酸などの還元物質やその他の反応妨害物質が反応系を阻害して，最終の吸光度測定物質が正しく産生されないことがある．これらを除去するために試薬側の技術として第一試薬（緩衝液が中心）の中に第二試薬（酵素試薬が中心）以降の反応妨害物質を除去する技術（成分）が組み込まれている.

　生化学装置はこの30年間で自動化による高速処理と検体や試薬の微量化が進み，現在はわずか1μLの検体で測定ができるなど，これ以上の効率化は現在のディスクリートの仕組みでは限界に達したように感じられる．そこで，測定前に検体の処理が必要な特殊項目（例えばHbA1c）の前処理を反応キュベットの中で自動化する機能[2]やより多くの特殊項目を自動化するような高機能化の動きがある．また，血管の詰まりに対するリスク指標などで重要な血液凝固に関する反応マーカーを装置内の光散乱測定ユニットで測定できるものも登場した．将来は血漿を使って行う主要検査のほとんどが複合装置1台で簡単に測定できるようになるものと思われる.

　このように複雑ともいえる反応系の下で精度良くマーカーの濃度を算出するには非常に高い技術を必要とするが，生化学検査はそのニーズが高いことから医療コストとしては低く抑えられていることが，この先の技術的発展の上での課題である．　　　　　　　　　〔渡辺　充〕

文献

［1］高阪彰：〈日常検査の基礎知識シリーズ12〉酵素的測定法，医学書院，1982.
［2］日本電子株式会社（JEOL）ウェブサイト〔https://www.jeol.co.jp/products/detail/JCA-BM6010.html〕（2019年10月1日，閲覧）.
・岩崎泰彦・大久保昭行：トランスアミラーゼ（GOT，GPT），〈臨床検査Mook11〉酵素とアイソザイム（鈴木宏 編集企画），1982.
・臼井敏明・佐々木禎一・高阪彰：〈新臨床検査技師講座9〉臨床化学，医学書院，1985.
・戸塚実：体液・電解質・酸塩基平衡検査，臨床検査提要 改定第34版（金井正光 監修），金原出版，pp.661-667，2015.

2-4　血糖値測定装置

　食事の後に消化器官から吸収された糖は主にブドウ糖（グルコース）として血液を通じて筋肉や脳などの組織に運ばれ，そこでのエネルギー源となる．そして，その機能をいつでも発揮するためにはエネルギー源のグルコース濃度を血液中で保つ必要があるが，食事は1日に数回，間隔をおいて行われるために，食事の直後では多くの糖が吸収され一時的に過剰なグルコースが血中を流れる．そこで，過剰分はホルモンの一種であるインスリンによって主に肝臓でグリコーゲンとなって将来のエネルギー源として蓄えられる．また，エネルギーが必要となり血中のグルコースが不足していると，今度はいったん肝臓に蓄えられたグリコーゲンが別のホルモンの一種であるグルカゴンのはたらきによって再びグルコースとなって血液中に放出される．

　このように，健康時はホルモンのはたらきによって常に適度な血中グルコース濃度が維持されるが，疾患によってそのバランスが崩れると高血糖や低血糖状態となりさまざまな障害を起こす．特に高血糖が原因となる糖尿病は，ある程度まで進行すると経口薬による治療が難しくなり，インスリンを皮下注射するなどで血中のグルコース濃度を自己管理しなければならない．

　そこで，血液中に含まれるグルコース量を測定する装置を用いて，広く糖尿病を予防するために健康診断で血糖値検査が行われ，健康指導に利用されている．また，自宅で血糖を自己管理する必要がある糖尿病患者にとって，この装置による検査は欠くことができない．

（1）　臨床的有用性

　糖尿病患者がインスリンなどの薬剤を用いる場合には，投与する量が不足すると高血糖状態が改善されず，また過剰に投与すると低血糖状態となって心神喪失など生命の危険を伴うことさえも考えられる．したがって，患者は随時自分自身の血糖濃度をモニタする必要があり，そのために指先から1滴の血液をしぼり出して簡易的に血糖値を測定できる装置が実用化された．

　また，糖尿病は重症化すると腎臓病や四肢の壊死，失明など重篤な合併症を発するリスクが高いことから，その初期症状となる高血糖を早期に診断することが非常に重要である．そこで，空腹時や食事後の血糖値の変化と糖尿病との関係が血糖値による糖尿病診断のガイドラインとして示されており（図1-2-6）[1]，広く健康診断などでこのようなガイドラインに沿った検査を行って，もし高血糖の兆候が見られた場合はそのような初期段階から治療を行うことが必

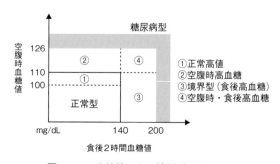

図1-2-6　血糖値による診断ガイドライン

要である．そのために，健康診断に対応して大量の検体を迅速かつ正確に測定する大型装置，
試薬製品も多く存在する．

(2)　グルコースセンサによる測定方法

　血液中のグルコース濃度を測定する方法は大別して2つあり，酵素反応による色調の変化を
見る方法と，もう一つは酵素によって還元反応させた物質に2つの電極から電圧をかけてその
電極間を流れる電流値の変化をとらえる方法である．これは酵素電極法とよばれるもので，指
先から1滴の血液をしぼり出して簡易的に血糖値を測定できる装置に用いられる．以下，それ
ぞれの方法について概要を説明する．

　まず試料の色調の変化を見る方法であるが，主に健康診断などで集められた大量の検体を測
定する生化学測定装置（1章1節2-3参照）と共通する吸光度測定法である．用いる酵素の種
類によって吸光度測定の波長がいくつかあるが，最も標準的な方法は吸光スペクトルの中で波
長340 nm（紫外色）を大きく吸収するNAD(P)Hの濃度を測定するものである（図1-2-7）．

　このように，NAD(P)の還元反応によってもともとのグルコース濃度に比例したNAD(P)H
を発生させ，このNAD(P)Hは波長340 nmの光を特異的に吸収する．そこで，波長340 nm
の光を試料に照射してその透過光の強度を受光素子で測定すると，透過光が弱い場合はグル
コース濃度が高いということから，透過光の強さを濃度に換算して測定値とする．（一般的な
吸光度測定）

　一方，電流値の変化をとらえる方法は，まず水溶液試料中のグルコースをグルコース酸化酵
素（GOD：glucose oxidase）によって反応させ，グルコノ-δ-ラクトンと過酸化水素が生じる．
このときに，同時にGODの補酵素FAD（flavin adenine dinucleotide）は還元されて$FADH_2$
となる．この還元された$FADH_2$の存在下でフェリシアン化物を混在させると，フェリシアン
化物は$FADH_2$がFADに戻ると同時にフェロシアン化物となる．さらに，そのフェロシアン
化物を含む試料にプラス側に電圧をかけた電極を入れると，フェロシアン化物は電子を電極に
放出してフェリシアン化物に戻る（図1-2-8）．そして，電極での電子の放出による電流の大き

$$\text{Glycerol} + \text{ATP} \xrightarrow{\text{HK}^{(*3)}} \text{G6P}^{(*1)} + \text{ADP}$$

$$\text{G6P} + \text{NAD(P)} \xrightarrow{\text{G-6-PDH}^{(*4)}} \text{6PG}^{(*2)} + \text{NAD(P)H}$$

図 1-2-7　酵素反応による吸光度測定

(*1) グルコース6リン酸　(*2) 6フォスフォグルコン酸　(*3) ヘキソキナーゼ　(*4) グルコース-6
リン酸脱水素酵素

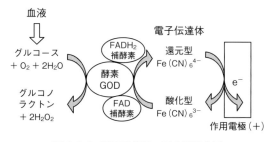

図 1-2-8　酵素電極法の反応系概念図

さは試料中のグルコース濃度に比例する.

　ただし，この反応系では酸素を必要とするために，標高の高い場所やその他の疾患的要因によって血中酸素濃度が低い場合には，測定値が実際のグルコース濃度よりも低くなるという問題がある．そこで，酵素反応時に酸素を必要としないグルコース脱水素酵素（GDH：glucose dehydrogenase）と PQQ（pyrrolo-quinoline quinone）をその補酵素として同様の反応系を構築する方法もあり，技術革新により近年はこの方式がコスト面でも有利になりつつある．

（3）　血糖測定の歴史から手のひらサイズの自己血糖測定装置に至るまで

　血糖測定の歴史はまず尿中の糖分を測定することから始まり，19 世紀前半に尿糖を定量的に測定する方法が開発された．日本で最初に臨床検査に応用されたのは 1952 年に開発された尿糖定量測定試薬である．これは実験室レベルの大変な作業を必要としていたが，1956 年にアメリカでグルコース酸化酵素法（GOD 酵素法）を用いた尿糖試験紙が開発された．これは尿検体をこの試験紙に滴下して色調の変化を観察するだけの簡単な作業手順であったが，この尿糖試験紙に使われた技術が現代の形で血糖が測定できる道を開き，1960 年代後半から多数の検体を正確に効率良く測定できる生化学自動分析装置において血糖値を測定する反応試薬として応用された．各試薬メーカーは，それぞれ独自の技術で酵素を安定化するために液状の試薬を凍結乾燥させた生化学自動分析装置用の試薬の開発にしのぎを削った．

　一方，自己血糖測定装置に関しては前述の尿糖試験紙の技術を発展させた簡易血糖測定試験紙が開発され，この試験紙の読み取りを自動化した製品が 1974 年に発売された[2]．これは A4用紙の大きさで厚さ 10 cm にもなるものであったが，当時としては画期的に小型化された装置として認知され，これが実質的な自己血糖装置の始まりとなった．そして 1980 年代後半になると酵素電極の技術が発展して自己血糖測定装置に応用されるようになり[2]，装置の小型化も進展した．その結果，現在のような手のひらサイズの酵素電極法自己血糖測定装置の出現となる．

　その一例を示すと，長さ数 cm の短冊状で図 1-2-9 のような構造の試験紙と，その試験紙を挿入して結果を表示したり，試験紙の電極に電圧をかけるための電源を備えた本体部からなる（図 1-2-10）．

　測定は試験紙を本体に挿入し，その端（図 1-2-9 では左端）に検体である指頭からの血液を

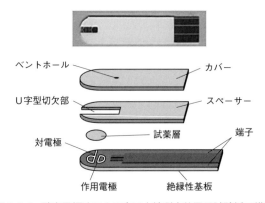

図 1-2-9　酵素電極法による自己血糖測定装置用試験紙の構造

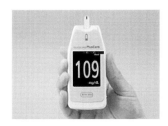

図 1-2-10 酵素電極法による自己血糖測定装置の外観（アークレイ(株)ウェブサイト$^{*1)}$より）

毛細管現象で吸引させると，測定の主役である酵素電極反応まで全てこの試験紙の中で進められる．この状態で，本体から試験紙の電極に電圧がかけられているので，（2）で説明した原理により電極間に電流が発生する．その電流値を本体で測定し，あらかじめ設定されたグルコース濃度換算式によって濃度を算出し，それをコンピュータ処理によって本体でデジタル表示するというものである．

（4）　将来の発展予想

　生化学自動分析装置における血糖測定系および血糖用の酵素試薬は，すでにデータも十分な正確性を確保できており，かつ効率良く高速大量に処理できる性能を有している．したがって，将来的には同一患者に対する時系列の測定結果から AI を使って将来を予測するなどデータ処理面での発展が主軸になるであろう．

　一方，自己血糖測定の領域は無侵襲または微侵襲で一定時間連続（多いものは終日）に血糖値を管理測定するシステムが今後順次実用化されると考えられる．特に，現状の自己血糖測定装置による血糖値管理は，30 分間隔で指先を穿刺して出血させる必要があり，患者にとってはかなりの負担となる．そこで，最近ではグルコースセンサを体内に埋め込むことにより連続して血糖値測定ができるものが開発された．これによって，いわゆる隠れ糖尿病（従来の空腹時や食後 2 時間経過値だけではわからない病状を示すもの）の早期発見や糖尿病進行を防ぐためにより厳密なリアルタイムの血糖コントロールが可能になった．

　また，皮膚表面に無数の小孔を開け，そこから内部の組織液を抽出してそこに含まれるグルコースから血糖値を測定するようなシステムも実用化されつつある．これは侵襲性がほとんどなく光学的に血管内のグルコース相当量を正しく測定するという理想の血糖測定を目指している．

　今後はこのような技術の研究の進展によって簡易性とコストダウンが達成され，いつでもどこでも血糖値が測定できるようになるであろう．そして，糖尿病患者やその予備軍にあたる人たちのリスクとなる血糖値が急激に上昇するスパイク現象や，逆にインスリンの過剰投与によって低血糖状態に陥るリスクが簡単にモニタできるようになれば，その場での救急措置が患者自身によって可能となり，患者にとっての生活の質（QOL）の向上が大きく期待できる．

　また，無侵襲血糖値測定は，健常人の健康管理面において普段の食生活の中で糖尿病初期リスクの要因である食後高血糖に対して，その可能性が高い食品やリスクの低い食事の方法など

---

　*1)　https://www.arkray.co.jp/smbg/pluscare/how.html

も個々人に合わせて自分で確認することを可能とする．そして，将来的には AI による総合健康管理システムをスマートフォンで毎日チェックしながら生活するようになる日も近いと想像される．〔渡辺　充〕

文献

［1］日本糖尿病学会 編：糖尿病診断の指針，科学的根拠に基づく糖尿病診療ガイドライン 2013，［http://www.jds.or.jp/editor/filemanager/connetcors/php/transfer］文光堂．

［2］外山　滋：血液測定器の開発と歴史，国立障害者リハビリテーションセンター研究紀要，31，pp.1-8，2010．

・玄番昭夫・荒木仁子 監訳：炭水化物，〈臨床検査学 第 1 巻〉臨床化学（グラッドウォール 著），医学出版株式会社，pp.243-249，1984．

・村上順子 ほか：ドライケミストリー簡易検査の新たな展開，臨床病理，106，pp.45-51，1997．

・日髙宏哉：臨床化学検査，臨床検査提要 改定第 34 版（金井正光 監修），金原出版，pp.486-495，2015．

2-5　免疫血清検査装置

　人の体内にウイルスや細菌が侵入してきたとき，まずは白血球を中心とする免疫機能がはたらきそれらを撃退しようとする．しかし，その個人がもつ免疫能を超える多量のウイルスや細菌が侵入して感染状態に陥った場合には感染症として重篤化し，最悪死に至る場合もある．それがウイルス性肝炎やエイズ，梅毒などの感染症である．免疫系はこれら感染源にある特徴的なタンパク質（あるいはその部分構造）を抗原として認識する一方で，それぞれの抗原に対して感染防御のために特徴的なタンパク質である抗体を産生する．これらの抗原や抗体は血液中に放出され，その多くが血清（血液から血球成分と血液凝固関連物質を除去したもの）中に存在するので，その有無や種類を末梢血測定で調べるのが免疫血清検査装置である．

　感染症以外にも，例えば甲状腺の炎症や腫瘍の発症などによっても，これらに対する免疫機能によって特殊なタンパク質が末梢血に現れる．免疫血清検査装置はこれらのタンパク質もマーカーとして採血後の血清・血漿成分から測定する．これらの疾患は早期に診断し的確な治療をすれば重篤化を防止できる可能性があるので，体調不良で最初に受診した際にその場の採血でマーカーの有無をスクリーニングできる免疫血清検査は重要である．

（1）　臨床的有用性

　　かつては，注射器具の取り扱い上の不備によるウイルス性肝炎の発生など，ウイルスや細菌による感染の知識が一般化していなかったために，さまざまな形で感染症が広がり一種の社会問題化していた．これらの課題に対して，この免疫血清検査法は採血したその場で感染を示すタンパク質マーカーの有無を知ることができる点で大きくその解決を促した．そして，各医療機器メーカーの開発競争の結果，複雑な手順ではあるものの血液中に微量に存在するマーカーを高感度に測定できる自動分析装置が登場した．

　　血液中に現れる抗原や抗体は，感染やそれに対する免疫機能がはたらいた後の産物であり，これが血液中にわずかに存在する状態を検出したとしても疾患自体はある程度進行してしまっている．それでも，かかりつけ医で正確な診断ができるというのはその後の治療には重要なことであり，この臨床有用性をさらに大きくしたいという医療全般の強いニーズから可能な限りの早期発見・早期治療を実現するために，免疫血清検査装置の感度向上へさまざまな技術改良が取り組まれた．そして，健康診断において腫瘍マーカーの一部に関してはその兆候がわかるようになったほか，感染症に対する抗体がすでに体内にできているかどうかも診断できるようになった．このように免疫血清測定による主な臨床検査の項目は表1-2-3のとおりで，非常に広範囲に利活用されている．

表 1-2-3　主な免疫血清検査項目

感染症マーカー	B型肝炎ウイルス，C型肝炎ウイルス，HIVウイルス，梅毒など
内分泌マーカー	甲状腺ホルモン（FT3，F4T，TSHなど），インスリンなど
腫瘍マーカー	AFP（肝臓がん），CEA（大腸がん），CA19-9（膵臓がん），PSA（前立腺がん），CA-125（卵巣がん），CYFRA（肺がん）など
凝固異常分子マーカー	TAT（凝固機能亢進），PIC（線溶機能亢進），TM（抗凝固・線溶機能促進）

　また，免疫血清検査以外に血液の血漿や血清に含まれるタンパク質の検出を行う方法としては生化学検査があるが，その検出感度や臨床検査としての応用に違いがあり，免疫血清検査は生化学検査とは臨床利用の仕方に棲み分けが行われている．感染症や内分泌マーカー，腫瘍マーカーは血液中には非常に微量なので，生化学検査法より3〜8桁も高感度化したこの免疫血清測定法でなければならない．また現在でもこの免疫血清測定法による新たな臨床研究とその成果が発表され，C型肝炎に代表されるように，新薬の開発とともに治療が可能となった疾患が多くなりつつある[1]．このように臨床有用性は格段に高まり，その需要，そして市場は血液を用いる検査・診断の中で最も大きなものとなっている．

（2）　測定方法と装置の概要

　免疫血清測定法の基本的な方法は，古くは凝集反応法が用いられており，ABO式血液型判定における抗体検査がその代表例として挙げられる．凝集反応法は試料中の特定の抗原を測定する方法としても用いられ，あらかじめ目的とする抗原に反応する抗体を血球程度の大きさのラテックス（乳濁液）粒子などの表面に結合させ，これを試料液中に入れて抗原が存在すればその抗原とラテックス粒子表面の抗体が反応し，ラテックス粒子同士を凝集させるというものである．

　これに対して，現在では標識法が最も広く用いられるようになった．標識法は感度が高いという優れた特徴から生化学検査と確実に一線を画していることが現在この免疫血清測定において最も広く行われている理由である．標識法という名前のとおりこれは測定対象となる微量な物質に対して種々の抗原抗体反応の組み合わせを利用し，最終的には酵素標識または化学発光標識した抗体を反応させて目的の抗原または抗体を検出する方法で，いくつかの種類がある．

　その基本は酵素免疫抗体法（enzyme immunoassay：EIA）であり，これは目的物質と結合する抗体あるいは抗原にあらかじめ標識体として酵素を結合させておき，最終的にこれを認識する方法である．試料中に目的物質が存在すればそれと抗原抗体反応した標識酵素付きの抗体（または抗原）は，反応しなかったものを洗浄した後も試料中に残存するために，さらにこの標識酵素と反応して特定波長の光を吸収する基質を試料液に入れることで，最終的に吸光度測定を行って目的物質が認識されるという方法である．なお，目的物質との抗原抗体反応の組み合わせ方によって，直接法，間接法，サンドイッチ法，競合法などがある．

　そして，同様の抗原抗体反応系を用いるが，吸光度で測定するのではなく基質として蛍光基質を用いた方法（fluorescence enzyme immunoassay：FEIA）や発光基質を標識体として対象物質の濃度をその光強度から測定する化学発光免疫測定法（chemiluminescence immunoassay：CLIA）がある．さらには，より一層高感度化するために光測定の直前に酵素反応を追加して発光基質の量と質を上げる化学発光酵素免疫測定法（chemiluminescence enzyme immunoassay：CLEIA）が開発され，測定装置側の技術進歩とともに現状ではこれが最も高感度でかつ広く実用化された測定法である．それではここで，一例としてCLEIAによる測定プロセスを，測定のベースに磁性粒子を用いたサンドイッチ法で，ある特定の抗原（抗原A）を測定対象とした場合を図1-2-11で説明する．まず抗原Aと特異的に反応する抗体を主成分とする試薬（R1）と磁性粒子を含む試薬（R2）を測定対象試料（検体）に添加し，そのまま一定時間適当な温度に保つ．この間に，検体に抗原Aが存在すれば，R1と抗原抗体反応により結合する．

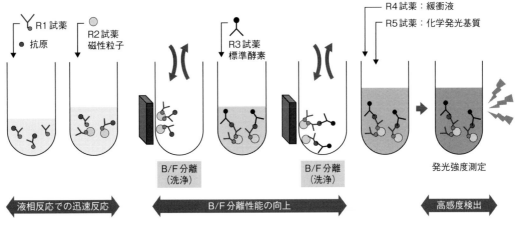

図 1-2-11　免疫血清測定の反応系概念図

B/F 分離洗浄：抗原抗体反応によって抗原と抗体が結合して複合体を形成したもの（bound form）と，
そのときの抗原抗体反応にはかかわらずにそのまま残存したもの（free）とを同一容器内で分ける方法
で，例えば bound form のものだけを磁性粒子に結合させておき，それを磁石など（図中の黒い長方形
部分）で容器内に拘束した状態で，その他の物質を洗い流して除去するなどがある．bound form の物
質とそれ以外の free のものを分離することから，一般的に B/F 分離とよばれている．

また，R1 の抗体には R2 の磁性粒子上に固相化した（結合させた）物質と結合するような処理
を施しておくので，この抗原 A は R1 の抗体を介して磁性粒子とも結合することになる．

　次に，検体には測定対象外の抗原などノイズとなるタンパク質が多く含まれるので，この磁
性粒子を利用した「B/F 分離洗浄」でこれらの余分な物質や抗原抗体反応に及ばなかった試薬
成分など磁性粒子と結合しなかった成分を取り除く．そして，抗原 A に対して特異的に抗原
抗体反応するもう一つの抗体に，最終的に添加する化学発光基質に反応する標識酵素を結合さ
せたもの（R3）を加えて，ここで抗原 A を介して磁性粒子，反応抗体，標識酵素を結合させる．
さらにその後に再度 B/F 分離洗浄を行い，測定対象物質に結合しなかった余分な標識酵素
（R3）を取り除く．最後に，R3 の標識酵素によって発光反応する化学発光基質（R5）を加える．
このときにその発光反応条件に最適な緩衝液（R4）とともに添加して，可能な限りに強い光が
得られるようにする．そして，この光を高感度受光素子や光電子倍増管など微弱な光を電気信
号に変換するシステムで計測し，そこから抗原 A の濃度を既知の検量線より算出する．

（3）　今後の展望

　この分野は 20～30 年間隔で，RI（ラジオアイソトープ）検査から酵素免疫測定，そして化学
発光免疫測定と大きく変化してきた．この免疫血清測定によって検査できるのは，（1）で説明
したように，感染症や腫瘍マーカー，ホルモン異常などの血液中にごく微量存在するところを
高感度に測定できるマーカータンパク質である．したがって，この先はさらなる高感度化が求
められるが，その方向性で実用化が既に進んでいるのが生物発光法である．

　生物発光酵素免疫測定法は，蛍が光を発する仕組みを応用して標識物質に用いることで，発
光量を 2 桁から 3 桁と大きく向上させたものである．これによって，従来は PCR などによる
遺伝子増幅で大きなコストをかけて測定していたノロウイルスなどの検出が免疫血清測定で可

能となり[2]，安価となっただけでなく処理能力も格段に向上した.

　さらなる将来的には高感度化のみならず，多機能化を目指した進歩が考えられる．高感度化の目的はより微量な目的物質をとらえることにあるので，一度に多くの種類の微量な目的物質を検出することに応用が可能である．特に感染症の原因ウイルスや造血器腫瘍の原因遺伝子などを確定する場合には，免疫血清測定と遺伝子測定を組み合わせたようなハイブリッド化した測定法が考えられる．今後は，病態の解明や新たな治療法の開発が分子レベルで進んでいくので，これらに最適な形で1分子レベルの計測が可能な測定法が開発されていくと考えられる.

〔渡辺　充〕

文献

［1］日本消化器病学会関連研究会肝機能研究班 編：肝炎ウィルスマーカー・肝機能検査法の選択基準，文光堂，2007.

［2］高田　瞬 ほか：食品従事者糞便を対象にしたノロウイルス検査における多検体処理可能な BLEIA 法の有用性評価，日本食品微生物学会雑誌，34，pp.40-44，2017.

・網野信行：期待される検査，化学発光イムノアッセイ（辻章夫・菅野剛史 編著），ライフサイエンス，pp.37-47，1992.

・小島健一・倉茂達徳・長瀬文彦：臨床検査技術学 臨床免疫学，医学書院，1994.

・芦原義弘：検査と技術，免疫反応と臨床検査，医学書院，pp.746-748，2010.

2-6　遺伝子検査装置

　2003年にヒトの全ゲノムが解読されて以降，細胞分化・増殖や生命維持に欠かせないタンパク質の設計情報である遺伝子の発現や異常から疾患の状態を検査しようとする研究が本格化した．DNAが細胞分裂の際に複製され新しい細胞に伝えられていく中で，何らかの異変によって異常な遺伝情報（DNA変異）が伝わってしまう場合がある．これが原因で異常なタンパク質の産生や，正常なタンパク質であっても過剰や過少になった結果，その細胞を含む組織が正常な機能を発揮しなくなって疾患に陥る．近年，このような遺伝子変異と細胞異変，さらに疾患との因果関係が徐々に明らかになってきており，実際の臨床検査の場で遺伝子の異常の有無を確認し，そこから疾患の診断や将来的な発症リスク予測が大きなニーズとなっている．

　例えばがん患者のがん細胞は，それぞれ数十個から数万個の遺伝子異常（変異）を蓄積していることが，DNAシーケンシング法などの近年の遺伝子解析技術によって明らかになっている[1]．それらの発がんに関する遺伝子変異には発がんを誘導することが明らかな特定の遺伝子変異と発がんを抑制する遺伝子の変異があり，がんの発症には両方の変異が要因となる．また，多くのがんに関する遺伝子異常は放射線や化学物質，喫煙や飲酒などの後天性の環境因子により突然変異として発生するが，一部のがん患者の遺伝子異常は生まれつき親からの遺伝情報をもらい受けて発がんのリスクを負っている場合がある．そして，このように疾患に関わる遺伝子変異の有無と種類を検出し分類することにより，正確な個人ごとの診断を可能とするのが遺伝子検査である．

（1）　臨床的有用性

　「血液のがん」といわれる白血病は，以前は不治の病とされていたが，1970年代になって増殖細胞を選択的に死滅させるような化学療法が開発された．しかし，これは正常な増殖細胞も死滅させることから副作用が強く，抗がん剤の投与量を制限せざるを得ないために十分な治療成績を上げることができなかった．これに対して，近年では発がん遺伝子に由来する変異タンパク質分子に直接作用し，その機能を失わせてがん細胞の増殖を止める治療薬（分子標的薬）が出現し，治療効果が向上した．ただ，この薬を奏効させるには，個々の患者においてその発症の原因となっている遺伝子変異を突き止める必要があり，その役割を遺伝子検査が担っている．

　この発がんの原因遺伝子変異を突き止めることは他の種類のがんでも同様に重要である．すなわち，遺伝子検査ががんの診断だけでなく，治療方法の選択においても重要かつ必須な検査になっているのである．さらに，がんの「臓器分類」（胃がん，肺がん，大腸がんなど）よりも，現在は冒頭で述べたように「遺伝子変異分類」（K-Ras，EGFR，BCR-ABLなど）のほうが治療（分子標的薬など）に直結した診断と考えられるようになっている．このように，がんにおける遺伝子異常の解明や遺伝子異常に対応する分子標的薬の出現により，遺伝子検査はますます重要な役割を果たすようになっている．

（2）　測定原理と装置の概要

　遺伝子検査装置は，対象とする遺伝子領域（塩基配列）のみを増幅し検出する遺伝子増幅法

（PCR：polymerase chain reaction），多くの種類の遺伝子の塩基配列に対応するプローブをあらかじめ基板上に植えつけそれぞれと同じ塩基配列を検出する DNA チップ（マイクロアレイ）法，そして DNA の塩基配列を直接解読する DNA シーケンシング法の 3 つが実用化されている．

　その中で最初に開発されたのは PCR 法であり，その後さまざまに応用され遺伝子検査の基本的技術となっているので，まずこれについて説明する．

　PCR 法は，耐熱性細菌の DNA 複製酵素（DNA ポリメラーゼ）を利用して，以下のステップを繰り返して人工的にターゲットの遺伝子領域のみを爆発的に増幅させる技術である．

　　　　ステップ 1：DNA 溶液を加熱し，2 重鎖の対向塩基水素結合を切って 1 本鎖に分ける．

　　　　ステップ 2：これにプライマーとよばれる数十塩基程度のあらかじめ合成された DNA 1 本鎖を加えて適温まで下げると，プライマーが相補的な塩基配列の部分に結合する．

　　　　ステップ 3：フリーのヌクレオチドが多量に存在する下で，72℃ に加温して耐熱性 DNA ポリメラーゼを作用させることにより，結合したプライマーから開始して相補的な配列の DNA 分子が合成される．

　これらのステップ 1〜3 を繰り返すと，元の試料中の DNA の配列にプライマーが適合する塩基配列が含まれる場合は合成された DNA が次のサイクルの基本になり，2 つのプライマーで挟まれた領域の配列が指数関数的に増幅される（30 回繰り返すと 2 の 30 乗で約 10 億倍に増幅される）．一方，試料中に適合する塩基配列がない場合はステップ 2 が進まないために増幅はされない．そして，1 時間余りの時間をかけて DNA を十分に増幅した後に，ターゲットの 2 本鎖 DNA とのみ結合する蛍光色素を加えて蛍光強度を測定する．

　次に，DNA チップ（マイクロアレイ）法を説明する．ここで使う DNA チップは 0.5 インチ（約 1 cm）四方のシリコン基板上を数万から最大数十万の区画に分け，それぞれの区画ごとにターゲットとする数十塩基長程度の DNA 1 本鎖プローブを 10^6〜10^7 個程度結合させたものである（図 1-2-12）．検査対象となる試料を添加して半日余りインキュベーションすると，試料中の DNA はチップ上のいずれかの区画の相補的配列をもつプローブに結合する．それぞれの相補的プローブの区画のみに結合した DNA の量を蛍光強度などにより測定することで，試料中に存在していた遺伝子の種類や量がわかる．

　これらの一連のプロセス（試料の DNA チップ上への添加，インキュベーション，区画ごとの蛍光レベルの読み取り，結果の表示まで）を完全自動で行うのがこの DNA チップ（マイク

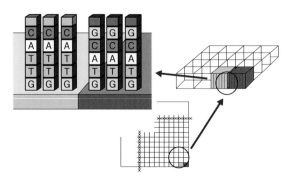

図 1-2-12　DNA チップ（マイクロアレイ）の構造模式図

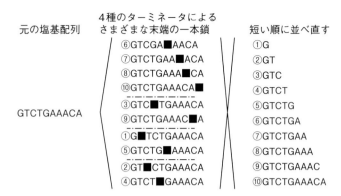

図 1-2-13 シーケンサによる塩基配列読み取り原理の模式図

ロアレイ）装置である．この測定法の特長は，DNA チップ上に合成されたプローブの種類の数（区画の数）だけ多種類の遺伝子を一度に分析できることであり，用途に応じてプローブの種類を選択できるので，一度に多種の遺伝子を解析するものや，検出したい遺伝子（プローブ）の種類をあらかじめしぼって複数の試料を対象とするものなど，さまざまな種類の DNA チップがある．

　最後に，現在，遺伝子検査の主流となりつつある DNA シーケンシング法について説明する．この方法は，前の 2 つの方法が基本的にあらかじめターゲットとした遺伝子の定量法であるのに対して，DNA 塩基配列を直接読み取ってその配列解析と定量を同時に可能とする画期的な方法である．この DNA シーケンシング技術の基本は，PCR 法や DNA チップによる遺伝子測定法より早期に発明されたもので，測定用 DNA 1 本鎖を連鎖的に大量に合成する反応系においてそれを 4 種類の塩基のどれかで中断させる物質を添加し，合成の途中で反応が停止された DNA1 本鎖末端の塩基種類を順番に調べていくものである．4 種類の塩基のそれぞれに対して DNA 合成を途中で中断させるターミネータとなる 4 種類のジデオキシヌクレオチド（ddATP，ddGTP，ddCTP，ddTTP）という物質を 1 種類ずつ別の試料に添加することにより，共通の基準末端から始まってさまざまな長さで合成が中断された大量の DNA 1 本鎖が生じることになる．これらを異なる蛍光色素でそれぞれのターミネータを標識することで中断された末端を特定して，かつ電気泳動法[*1]でその DNA 1 本鎖の長さを分別することにより試料中の対象とする遺伝子塩基配列を 1 個から最大長（まずは 25 個程度）まで有した末端塩基が特定された DNA 1 本鎖群データが得られる．これらを 1 塩基長ずつ長さの異なる順に整理し，末端のジデオキシヌクレオチドの種類を蛍光色素の種類から同定する．これにより共通の基準末端から伸張した DNA の塩基配列を順に同定することができる（図 1-2-13）．

　この方法では測定対象の DNA の塩基配列数が多くなると蛍光色素を用いて末端の塩基の種類を解読する過程の煩雑さから，高効率のシーケンサはなかなか実用化されなかった．そこで，上記のシーケンシング技術と PCR 技術を応用して，DNA シーケンシング法の処理速度と配列解読精度を大きく改善した．これが高速シーケンサ（next generation sequencer：NGS）である．この高速シーケンサの基本的な測定原理は，まず試料中の DNA を適当な塩基長に断片化し，それらの DNA 断片の配列を網羅的に解読していくことである．基板上や液滴（ドロ

[*1]　分子を荷電させてゲル状の中に入れ，それ全体に電圧を加えると小さい分子はゲルの抵抗が少ないので速くゲル中を移動でき，大きい分子は遅くなることを利用して複数種の分子を大きさ（分子量）によって分別する方法．

プレット）内において蛍光色素標識ヌクレオチドによる PCR 反応を繰り返し，それらを高感度のセンサにより検出することにより，高速シーケンシングが可能になった．

（3）　今後の展望（高感度化とリキッドバイオプシの普及）

　遺伝子測定法には，これまで説明した遺伝子増幅法（PCR），DNA チップ（マイクロアレイ）法，DNA シーケンシング法以外にもさまざまな方法があり，それぞれの技術が発展する中で将来への期待も大きい．例えば，質量分析技術を用いた方法は 100 塩基程度しか読み取ることはできないが，微量の試料でも高感度に解析できる点が優れている[2]．また，DNA 合成時にヌクレオチドから放出されるピロリン酸を ATP に変化させて発光反応により検出する方法（パイロシーケンシング法）も応用されてくるなどして[3]，DNA 合成の反応プロセスから塩基配列を読み取る方法の関心は高い．今後これらの方法の発展により，わずか数秒で 1,000 塩基の配列を読み取ることができるなどシーケンシングの効率を向上させる可能性が開かれている．

　また，これまでのところはがんの遺伝子検査をするためには体内のがん組織を採取する必要があり，そのために内視鏡や小手術による病変組織採取（バイオプシ）など侵襲性を伴う処置が必要である．これに対して，近年の研究からがん細胞の一部が血液中に漏れ出すことが発見され，遺伝子検査技術の進歩による高感度化でこれをがん細胞の片鱗として検出できるようになった．この方法は血液のような体液（リキッド）を測定対象とするので，「リキッド（液性）・バイオプシ」とよばれている．通常の採血でがんによる遺伝子変異検査ができるので患者の侵襲性は格段に軽減され，頻繁に繰り返して検査することも可能であるため，治療薬投与後の薬効モニタにも活用できるなどさまざまな利点がある．このリキッド・バイオプシは今後さらなる高感度化が実現することで応用範囲が拡大するものと期待される．　　　　　　〔渡辺　充〕

文献

[1] Alexandrov, L. B., *et al*: Signatures of mutational processes in human cancer, Nature, **500**, pp.415-421, 2013.
[2] 中山智祥：遺伝子診療よくわかるガイドマップ 初診から検査そして結果報告まで，メディカルサイエンスインターナショナル，2018.
[3] 田村隆明：基礎から学ぶ遺伝子工学（第 2 版），羊土社，2017.
・日本臨床衛生検査技師会 監修：〈JAMT 技術教本シリーズ〉遺伝子・染色体検査技術教本，丸善出版，2019.
・国立がん研究センター研究所 編：「がん」はなぜできるのか—そのメカニズムからゲノム医療まで—，講談社，2018.

3　循環動態を診る技術

　循環動態は心臓の収縮弛緩によって生じる血液の流れ方に依存するので，「循環動態を診る」ことは，血液ポンプとしての心臓の機能，血液の流速または流量，動脈圧などを把握することになる．これらのパラメータは生命活動を維持するためのバイタルサイン（生命兆候）であり，いうまでもなく，これらのパラメータの計測は医療現場で最も重要な課題である．具体的には，心臓の機能を直接反映する心電計，血圧計，パルスオキシメータ（呼吸状態を含む），超音波ドプラ血流計によって計測する．心電計に関しては医療者を対象にした優れた参考書が多く出版されているのでここでは割愛し，血圧計，パルスオキシメータと超音波ドプラ血流計にしぼって解説する．

3-1　観血（侵襲）的血圧計

　血圧（動脈圧）は心臓血管系の状況を示す重要なバイタルサインで，歴史的にも古くから医学者が関心を寄せていた．血圧（動脈圧）は，心臓が血液を拍出する量と末梢血管網の抵抗によって決まり，心臓の拍出量が増え，血管の収縮により抵抗が増えると，血圧が上がる．動脈硬化により血管の伸展性（伸びやすさ）が低下すると収縮期圧は増え，拡張期圧は低下する．したがって，心臓や血管系の状態を反映するので，血圧を把握することは極めて重要である．さらに，血圧は，腎臓，神経系，内分泌系，血管の内皮細胞からの物質など，多くの因子によって調節されている．体内における血流の圧力を計測することは簡単ではないが，直接血管にセンサを挿入する観血（侵襲）的な血圧計と，体外から計測するという非観血（非侵襲）的な血圧計が開発され計測が可能となった．流体を伴う多くの工業機器では，直接流れの管に，マノメータ（古くから広く使われている圧力計で，細い中空の管に水銀を入れて，流体の圧力と釣り合ったときの水銀の高さを計測して流体の圧力を求める）を入れて測るか，直接圧力センサを流体に接触させて圧力を計測する方法がとられている．圧力プローブの開発には，めざましいものがあり，高精度で安定に圧力を計測することが可能になっている．血圧の計測も同様に，直接血管内に細い管（カテーテル）を入れて，圧力変換器によって計測するという観血（侵襲）的な血圧計が，医療現場で使われている．ここではまずこの観血的血圧計について解説する．

（1）　原　理

　　血管内に生理的食塩水を満たしたカテーテルを挿入して，カテーテル内の圧力を体外に導いて，圧力変換器で計測する．カテーテルで体内とつながっているので，圧力を電気信号に変換するためには，電気的絶縁性を保つ必要がある．観血的血圧計には，ドーム型とカテーテル先端型がある[1]．

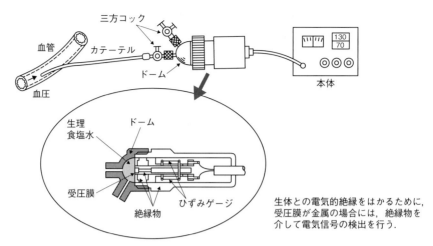

図 1-3-1 ドーム式観血的血圧計の構造

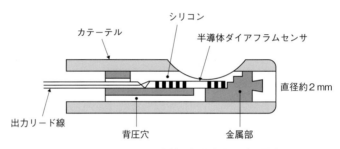

図 1-3-2 カテーテル先端型観血的血圧計の構造

(2) 測定対象・必要性

　心臓手術中や ICU などで必要な患者に対して使われる場合が大半である．観血的血圧計は心臓や動脈の血圧を直接計測できるために，瞬時的連続的な計測が可能である．また，収縮期圧や拡張期圧のみならず，連続的な血圧変動がモニタリングできるため，バイタルサインのモニタリングとしての意味がある．直接計測しているという点で，高い精度で計測が可能である．一方，直接計測の際には，侵襲的であるために，安全性を十分に確保しなくてはならず，そのため，測定対象が限定される．

(3) 機器の構造

a. ドーム式観血的血圧計

　ドーム式観血的血圧計の構造を図 1-3-1 に示す．血圧を計測しようとする血管内に生理的食塩水を満たしたカテーテル（管）を挿入して，カテーテル内の水を介して，圧力をドーム内の受圧膜に伝える．圧力により受圧膜が微小にゆがむので，その微小なゆがみをひずみ（ストレイン）ゲージで計測する．ひずみゲージとは，受圧膜のゆがみを電気的抵抗の変化としてとらえるもので，抵抗線がブリッジ回路を構成し，ブリッジ回路の出力が受圧膜のゆがみ，すなわ

ち圧力に対応する電気信号となる. 血管内に挿入されたカテーテルの端部（開口部）が, 血流に向かっている場合には, 計測された圧力は, 静圧と動圧（流れの運動エネルギーに相当する）の和であると全圧となる. 通常, 血圧と称しているのは静圧であることに留意すべきである.

b. カテーテル先端型観血的血圧計

　先端に圧力センサを装着されたカテーテルによって直接血管内部の圧力を計測する方法で, 構造を図 1-3-2 に示す. カテーテル先端型の場合には, 受圧面である半導体ダイアフラムセンサがカテーテルの側部に装着されている. この場合に計測されるのは静圧である. 半導体ダイアフラムセンサが直接圧力を受けるので, ドーム式観血的血圧計に比較して周波数特性が良好である.

（4）　歴　史

　歴史的には, イギリス人の牧師ヘールズ（S. Hales）が 1727 年に初めて動脈圧を観血的な方法で計測した. ウマの頸動脈に直接細い管を挿入して, 垂直に立てた管内に流入した血液の高さによって計測した.

（5）　測定および解析技術の解説

a. ドーム式観血的血圧計

　カテーテルによって伝達された圧力は, ひずみゲージを組み込んだダイアフラム（膜）に負荷されて, 受圧ダイアフラムのたわみをひずみゲージで検出する. ひずみゲージでは, 金属ワイヤーの伸縮に伴う電気的抵抗変化をブリッジ回路（抵抗を計測する方法の一つ）で検出する.

b. カテーテル先端型観血的血圧計

　カテーテル先端に装着された圧力センサ部は, 半導体ダイアフラムから構成され, シリコンで絶縁されており, 直径が約 2 mm と細く, 血管内に留置して直接血圧を計測する. 直接血管内に留置しているので, 圧力の時間的変化も正確に把握することが可能で, 0〜10 kHz での変化も正確に計測できる.

（6）　今後の展望

　侵襲性を伴う観血的な血圧計は, 心臓手術中や ICU などに限定されるが, 連続的に正確に血圧をモニタできるという利点がある. しかしながら, 日常的な診断目的で観血的血圧計を使うことは安全性の確保の観点から困難である. そこで, より侵襲性を低減させ, 極力低侵襲な血圧計の開発が望まれる.

文献

[1] 伊藤安海・鍵山善之：イラスト医工学—バイオメカニクスから医療機器・科学捜査まで—, アドスリー, 2017.

3-2　非観血（非侵襲）的血圧計

体外から非観血的（非侵襲的）に計測する方法は古くから行われ，現在でも血圧計測の主流となっている．

(1)　原　理[1]

上腕にマンシェットとよばれるカフを巻き，カフ内の空気圧を最高（収縮期）血圧よりも高くなるように加圧して，動脈を外部から圧迫してから，徐々に減圧する．このとき，カフの空気圧が収縮期圧よりも低くなると，血圧がカフの圧よりも高いときに血液は，圧迫されていた動脈を押し広げて流れる．ここで血液は，血管を押し広げて血液を噴出するため拍動に対応した雑音が生じる．カフの圧をさらに減少させて，最小（拡張期）血圧よりも低くなると，動脈は閉塞せずに血液を流すため，雑音は消滅する．1905年にこの雑音を発見したロシアの軍医コロトコフ（N. Korotokov）の名にちなんでコロトコフ音とよばれている．このようにコロトコフ音の発生と消滅を聴診器で聞いて，そのときのカフ内圧を水銀血圧計（リバロッチ形血圧計）で読み取り，収縮期圧と拡張期圧を決める．

コロトコフ音聴取には熟練を要するため，自動的に計測することは困難であった．そこで，1970年代になってオシロメトリック法とよばれる測定技術が開発され，長時間の患者モニタ，手術中のモニタなどに加えて，家庭でも日常的に利用されるようになった．原理は，カフによる動脈の圧迫と開放を行い，そのときのカフ内圧の振動の変化を半導体圧力センサで検出して，収縮期圧と拡張期圧を決めるというもので，カフ内圧の拍動に同期する微小変動を分離して，変動信号の出現開始時のカフ圧が収縮期圧，変動信号が消滅したときのカフ圧が拡張期圧となる．このオシロメトリック法では簡便に血圧を計測できるので，医療機関の多くの診療科や家庭で広く使われている．さらにオシロメトリック法には，コロトコフ音では聞こえにくい低血圧の計測も可能，聴診器を使う必要がないなどの利点もある．しかし，体動や頻発する不整脈の場合には信頼性が低下する．

(2)　測定対象・必要性

医療機関での入院・外来患者の日常的な血圧の診断，さらに在宅での健康管理のためのモニタの場合には，簡便に計測可能な非観血的血圧計が使われることはいうまでもない．

(3)　機器の構造

コロトコフ音を聞いて，収縮期圧と拡張期圧を決める水銀血圧計は，図1-3-3に示す通りである．

（4）　歴　史

コロトコフ音による血圧計測の方法は，リバロッチ（S. Riva-Rocci）（1896 年に考案）とコロトコフ（1905 年に考案）によって原理が考案された．

（5）　測定および解析技術の解説

コロトコフ音によって血圧を決める方法を図 1-3-3 に示す．カフを加圧してから減圧させて，コロトコフ音が聞こえ始めるときの圧が収縮期圧，聞こえなくなるときの圧が拡張期圧で

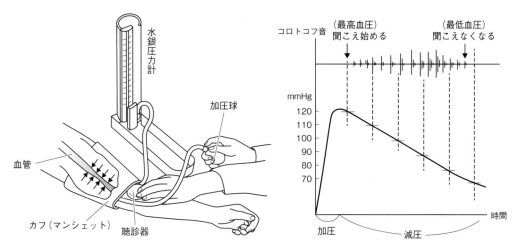

図 1-3-3　コロトコフ音と水銀圧力計による血圧計測
上腕にカフを巻き，カフ内の空気圧を加圧球により最高（収縮期）血圧よりも高くなるように加圧して，動脈を外部から圧迫してから徐々に減圧する．このとき，カフの空気圧が収縮期血圧よりも低くなると，血流が圧迫されていた動脈を押し広げて噴出するために，拍動に応じた雑音が生じ，この雑音を聴診器で聞き取り，最高血圧とする．さらに空気圧が拡張期血圧よりも低くなると，動脈は閉塞していないので，雑音が消滅し，そのときの圧力を最低血圧とする．

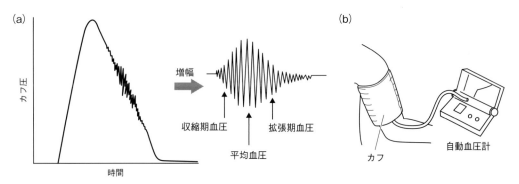

図 1-3-4　オシロメトリック法の原理
（a）カフ圧中の微小心拍同期振動を抽出する．最大振幅時を平均血圧とする．急激に振幅が増大する点および減衰する点をそれぞれ収縮期血圧・拡張期血圧とする．（b）家庭用の自動血圧計．ボタンを押すだけで自動的に血圧測定し，結果を表示する．

ある．現在でも血圧は国際単位系の例外として，水銀柱の高さを使った mmHg で表される．オシロメトリック法によって血圧を決める方法は，図 1-3-4 に示す通りである．カフ圧の変動する部分を分離して，変動の振幅が急激に増大するときの圧が収縮期圧で，減衰するときの圧が拡張期圧である．

（6）　今後の展望

　医療現場のみならず，バイタルサインとしての血圧のモニタは日常の生活における健康管理にも必要だという意識が高まっており，カフを内蔵した腕時計型の血圧計の開発も試みられており，さらにカフなしで，連続的に血圧をモニタできる血圧計も考案されている．しかしながら，そもそも体内の血管内の圧力を体外から血液に触れずに正確に計測することは，極めて困難（不可能）である．1 世紀以上前に考案されたコロトコフ音によって計測する方法が依然として血圧計測の主流という事実が，非観血的血圧計測の困難さを物語っている．非侵襲で連続的に，かつ正確に血圧を計測できるという血圧計の理想像にわずかでも近づくことができれば，大きな前進といえるであろう．

文献

［1］伊藤安海・鍵山善之：イラスト医工学—バイオメカニクスから医療機器・科学捜査まで—，アドスリー，2017．

3-3　パルスオキシメータ

　パルスオキシメータは動脈血の酸素飽和度を非侵襲的に計測する装置で，今や世界の医療現場で使われている．耳たぶや指をプローブで挟んで2つの波長の光を照射するだけで，血管内の酸素飽和度を体表面から簡単に計測できる．呼吸器におけるガス交換の状態を総括的に評価するためには，動脈血の酸素飽和度が重要で，麻酔管理や手術中，術後，ICU でのモニタとして使われると同時に，在宅での患者のモニタとしても使われ，パルスオキシメータの使用範囲は極めて広い．さらに，長時間のデータ記録が可能になるため，睡眠時に呼吸が停止して，動脈血の酸素飽和度が低下する睡眠時無呼吸症候群のスクリーニング診断にも利用することができる．

（1）　原　理 [1]

　動脈血中のヘモグロビンは肺胞におけるガス交換によって酸素と結合してオキシヘモグロビン（酸素化ヘモグロビン：oxyHb）となり，全身の組織に酸素を輸送する．酸素を多く含んでいる動脈血はオキシヘモグロビンの割合が多く，赤色の吸収が少ないために鮮紅色となる．一方，静脈血では，全身での酸素供給を終えデオキシヘモグロビン（脱酸素化ヘモグロビン：deoxyHb）を多く含んでいるため，暗い赤紫色となる．この酸素の量の違いは，照射する光の波長による吸光度に影響を与える．言い換えると，吸光特性は，酸素飽和度によって変化するのである．パルスオキシメータではこの吸光特性の違いを利用して，動脈血の酸素飽和度の変化を計測する．計測では，赤色の 660 nm と赤外の 940 nm の2つの波長の光が用いられる（図1-3-5）．図 1-3-5 中の（b）と（c）図の右側に，酸素飽和度（SpO_2）が 100％ と 0％ の場合の脈波の変化が示されている．波長 660 nm と 940 nm では，脈波のピーク値が顕著に異なってお

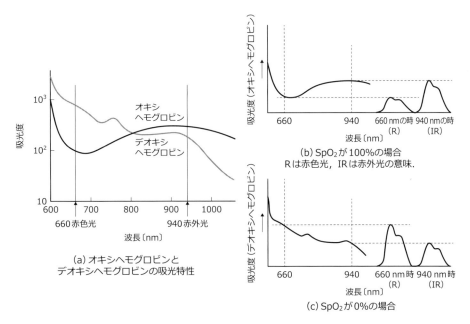

図 1-3-5　血液の吸光特性と脈波の振幅

り，これら2つの波長における吸光度を計測して，血中の酸素飽和度を求めることができる．

（2）　測定対象・必要性

　非侵襲的に血液中の酸素飽和度がわかるので，呼吸器系の状態を把握できるが，同時に脈拍数も計測可能であるために，循環器系の状態も把握できる．そのため，心電図のみに頼っていた患者モニタリングが大きく変革した．パルスオキシメータは比較的簡単な原理に基づくので小型化が可能であり，小型化することによってパルスオキシメータの役割は，はかり知れないものがあると高く評価されている．患者のみならず，健康管理のために家庭などでの適用も考えられ，小型，安価，簡便さという利点から，将来の需要は加速度的に多くなると予測されている．

（3）　機器の構造

　パルスオキシメータの構造を図1-3-6に示す．指先や耳たぶなどの表皮の薄い箇所に，2つの波長の光（赤色光，赤外光）を照射し，その透過光を計測して血中の酸素飽和度を求めることができる．透過光が動脈を通過したかは，計測された光の信号の脈動によって判別できる．2つの波長の光は，タイミング回路によって決められた時刻に交互に発光し，組織を透過した光の信号はこれに同期して，復調・増幅され，後で述べる指標ϕを求め，最終的に動脈血酸素飽和度の値が表示される．脈動を同時に識別しているため，パルスオキシメータでは，酸素飽和度の値が，心拍数と同時に表示される製品が一般的である．プローブに関しては，指での透過型，足底部貼りつけ反射型など装着部位によって形態が異なる．

（4）　歴　史

　パルスオキシメータは，日本光電工業(株)の青柳卓雄らによって発明された機器である．1974年3月29日，青柳卓雄らによりパルスオキシメータの原理に関する特許「光学式血液測定装置」が出願され，その1か月後の1974年4月24日，パルスオキシメータの開発を独自に進めていたミノルタカメラ(株)（現コニカミノルタ(株)）より「オキシメータ」が特許出願さ

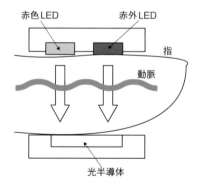

図1-3-6　パルスオキシメータ機器の構造

れ，1977 年にミノルタカメラ(株)（現：コニカミノルタセンシング(株)）によって，世界初の指先タイプのパルスオキシメータが製品化された．アメリカのバイオクス社，ネルコア社がその技術を改良し，麻酔中のモニタとしてパルスオキシメータを製品化し，1980 年代にアメリカで広く使われるようになった．初期のパルスオキシメータは患者のベッドサイドで計測するものが主流であったが，1990 年代になってヨーロッパで小型化された．さらに本体とプローブを一体化して，指につけられるタイプが主流になっている．パルスオキシメータの発明は，全世界の患者の安全にはかり知れないほど大きな進歩をもたらした．

(5)　測定および解析技術の解説[1]

　図 1-3-7 に，脈動に伴う血液量と吸光度の変動の関係を示す．図中央に示すように，動脈血の厚みが増すと，光透過距離（厚み）が増し，その分，透過光量が減少する．物体に光を照射したときの入射光量 I_0 と透過光量 I の関係については，ランベルト-ベール（Lambert-Beer）の法則（1 章 5 節 5-4 参照）が知られている．この法則に従うと，吸光度 A（入射光量と透過光量の比の対数として定義されているが，物体を通るときの光の弱まり方を示す）は，以下のようになる．

$$A = \log\left(\frac{I_0}{I}\right) = ECD$$

ここで，I_0 は入射光量，I は透過光量，E は吸光係数，C は濃度，D は厚みである．
　この式を用いると，脈動による動脈血の厚みの変化 ΔD に対する吸光度変化 ΔA は

$$\Delta A = EC\Delta D = \log\left(\frac{I}{I-\Delta I}\right) \sim \frac{\Delta I}{I}$$

と表され，ΔA は，E, C, ΔD を使わずに，透過光の変動の割合 $\Delta I/I$ で表すことができる．そこで波長 660 nm と 940 nm に対する吸光度変化 ΔA_1 と ΔA_2 との比 ϕ は

$$\phi = \left(\frac{\Delta A_1}{\Delta A_2}\right) = \frac{\Delta I_1/I_1}{\Delta I_2/I_2}$$

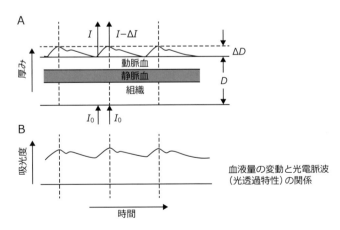

図 1-3-7　パルスオキシメータの原理
　図中 A では，指を光が透過する厚み（距離）D は動脈の拍動によって変動するので，変動分をΔDとする．動脈がΔDだけ拡張するために，光の透過する距離が増え，その分透過光量がΔIだけ減少する．その結果，B で示されるように，吸光度 A は厚み D が最大になるときに最大となるような変化を示す．

となり，脈動に伴う吸光度の変化の割合の比として求めることができる．図 1-3-5 に戻って，脈動に伴う吸光度の変化から ϕ を求めると，酸素飽和度に依存して ϕ が変化することが予想される．ちなみに，酸素飽和度が 100％（図 1-3-5b）では，$\phi \sim 0.6$，酸素飽和度が 0％（図 1-3-5c）では，$\phi \sim 1.7$ となる．したがって，ϕ の値から，動脈血酸素飽和度を求めることができる．実際には，パルスオキシメータと同時に採血して得られた酸素飽和度の値により校正曲線を求めておく必要がある．

(6)　今後の展望

　パルスオキシメータの原理から考えると，酸素だけに適用されるわけではないため，パルスフォトメトリともよばれている．例えば一酸化炭素の血液含有量も計測が可能で，そのような製品も開発されている．一方で，非侵襲的に計測できるという利点は，計測精度の信頼性に問題を残しており，校正法も確立されていない．呼吸（酸素飽和度）と循環（脈拍数）を，小型で簡便な機器で非侵襲的にモニタリングできるという大きなメリットの反面，計測精度には不確かさがあるという点の認識が必要である．

文献

［1］伊藤安海・鍵山善之：イラスト医工学—バイオメカニクスから医療機器・科学捜査まで—，アドスリー，2017.

3-4　超音波ドプラ血流計

　超音波を利用した流量計にはドプラ法の他にも伝播時間の差を利用した方法があり，医療でも手術の際などに利用されているが，ここではドプラ流量計を取り上げる．体表から非侵襲的に超音波を用いて，動脈や静脈内の血流の流速，あるいは流量を計測する装置である．ドプラ血流計には，連続した超音波を使用する連続波ドプラ血流計と断続的に発射される超音波を使用するパルスドプラ血流計の 2 つのタイプがある．前者は循環器領域における弁の狭窄流や逆流などの比較的高速な血流異常を識別するために使用され，後者は部位と関連させて血流状況を知るために使用される．さらに臓器の動きによるドプラ信号を除去して，血流信号のみを検出するためのフィルタ技術が開発され，末梢血流のような遅い流れの検出も可能になっている．

(1)　原　理

　連続波ドプラ血流計では，体表から周波数 2～10 MHz の連続した超音波を，血流を測ろうとする血管に向けて送波し，その後血球で反射した波を受波して，ドプラ効果によって生じた送信波と受信波の周波数のずれ（ドプラシフト）を計測し，以下の式を使って流速を求める．図 1-3-8 に示すように，送信周波数を f，ドプラシフトを Δf，血流速度を v，音速を c，超音波ビームと血流の方向とのなす角を θ とすると，$v \ll c$ の場合では

$$\Delta f = 2\left(\frac{v}{c}\right) f \cos \theta$$

となり，Δf によって，v が求められる．

　パルスドプラ血流計でも同様に反射波に生じたドプラシフトを計測して血流測度を求めるが，同時に測定部位も特定できる．血流量は，血流速度（平均の場合）と血管の断面積との積によって求めることができる．

(2)　測定対象・必要性

　血流情報を的確にとらえることは，循環器分野の医療における主たる課題であり，これまで多くのアプローチがなされてきた．血流情報には，大別して 2 種類のとらえ方がある．一つは，血液供給として血流量をとらえる見方で，心拍出量など臓器血流計測に相当する．もう一つは，心室や心房内の血流速度の分布など血流の空間的情報をとらえる見方である．超音波ドプラ血流計は，これら両方のニーズに応えられる．一つは，連続波ドプラ法で血管内の血流量を含む広い領域での血流情報がパルスドプラ法で心血管内血流速度の空間的情報が得られる．冠状動脈の動脈硬化による狭窄や閉塞の血流障害診断，心臓弁の

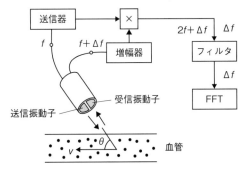

図 1-3-8　連続波超音波ドプラ血流計の原理

狭窄流や逆流などの心臓の機能検査に加えて，末梢循環領域（脳血管，頸動脈，腸骨動脈，股動脈），下肢静脈瘤，産科領域（胎児血流，胎盤血流）における血流異常の検知のために使われている．

（3）　歴　史[1]

　1955 年に大阪大学の里村茂夫が，振動している物体から反射した超音波にみられるドプラシフトを利用して，物体の振動速度を計測することを考案した．国立循環器病センターの仁村泰治が医療応用を目的に里村と共同で流速計を開発し，1956 年に心臓弁開閉のドプラ信号の計測に成功した．その後の研究開発によって，非侵襲的な心臓血管内の血流速を計測する日常的な医療機器として，医療現場で活用されている．

（4）　測定および解析技術

（ⅰ）連続波ドプラ法

　連続波ドプラの場合，図 1-3-8 に示したように，送信振動子が別々に必要である．受信波はドプラシフトの周波数 Δf だけ送信波の周波数とずれているので，送信波と受信波をかけ算して，低周波数領域通過フィルタに通すと，Δf だけが抽出できる．また，連続して送受信しているので，受信波の中には，ビーム上のいろいろな情報が重なっている．反射信号がどの位置から帰ってきたのかを同定できないが，ビーム上の全ての流速を検出できるため，最高流速を求めるためには有用な方法である．ドプラシフトの周波数分析には，高速フーリエ変換（FFT）が用いられる．図 1-3-8 で示しているように，Δf の信号がフィルタによって抽出されて，最終的に Δf の数値を，FFT によって求めている．連続波ドプラでは実時間で解析できるので，血

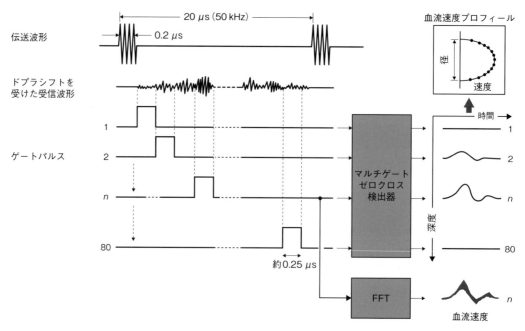

図 1-3-9　超音波パルスドップラー血流計の構成図

流波形も得ることができる.

（ii）パルスドプラ法

　パルスドプラ法では，超音波の送信波をある長さのパルス波（数波長程度）として送り，その反射波が帰ってきた後に，次のパルスを送波する．したがって，1個の振動子で，送信と受信の両方を行うことができる．パルスを送信してから一定時間後に受信した信号を選択して血流速度を測ることによって，目的部位の血流情報（血管内の血液の流れの方向，速度，速度分布，速度の時間変化）を得ることができる．その際，対象として選ぶ特定の場所の小さな体積をサンプリングボリュームと呼んでいる．欠点は，パルスを使って計測を行うために，正確な計測が可能な最高流速に限界があることである（サンプリング定理）.

　図1-3-9に示した構成では，発信周波数20 MHzのピエゾ圧電素子を20 μs（50 kHz）ごとに0.2 μs間駆動して血管に信号を送り，同じ素子で血流からの散乱波を受信して，ドプラ信号を得ることができる．このとき，駆動パルスを送信してから反射波を受信するまでの時間を設定し，その時間から短い時間後までに受信した信号だけについてドプラシフトを計測すれば，特定の部位の血流速度を知ることができる．特定の部位を決め，その部位からのドプラ信号だけを受信するために，ゲートパルスが使用される．ゲートパルスは，このパルスが加わっている間だけ，信号が受信できるように信号検出器に送られるパルスである.

　80か所のサンプリングボリュームから取り出したドプラ信号は，ゼロクロス法（振幅が0となる時刻を求める1種の周波数分析法）やフーリエ変換法で解析され各部位ごとに流速が求められる．図1-3-9の右側に，血管縦断面上の血流速度（上），ゼロクロス法（中）とFFT（下）で求めた観測部位の流速の時間経過を示した.

　駆動パルスを発信してから，反射波を受信するまでの時間を，少しずつずらしながらゲートパルスを送り，超音波のビーム上の深さ方向に並んだ80か所のサンプリングボリュームから順にドプラ信号を得る工夫を図1-3-9に示した．図では，最大計測深度は15 mm，深さ方向の距離分解能は約0.19 mmである.

　パルスドプラ法による心室内や血管内の血流速度分布を，色を使って示し，超音波断層画像（形態）に重ねて可視化表示するカラードプラ法とよばれる方法がある（1章1節1-1参照）.順流や逆流などが色で識別できるので，循環系の診断装置として普及している.

（5）　今後の展望

　近年，半導体などのマイクロ化技術が進歩して，超音波プローブを小型化した汎用超音波画像診断装置が安価で販売されている．携帯用のプローブ1本で，心臓や腹部をはじめ表在血管などを見ることができ，さらに得られたデータをスマートフォンで中核病院に送信して，在宅のまま診断も可能になっている．超音波ドプラプローブも同様に，小型化してスマートフォンを使って検査の現場で画像を見たり，画像情報を病院に送信するようになると思われる.

〔谷下一夫〕

文献

［1］仁村泰治：心エコー, 1, pp.200-204, 2000.

4 運動機能を診る技術

(1) はじめに─加速度・角速度センサによる運動機能計測─

　加速度センサ（accelerometer）と角速度センサ（angular velocity sensor：ジャイロセンサともいう）の両者をまとめて慣性センサとよぶこともあるが，ここでは加速度・角速度センサとよぶことにする．加速度センサは物体の重心の移動を，角速度センサは物体の「回転の動き」を検出する道具である．大きさを考えなければならない身体の動きは，重心の動きだけでなく姿勢の変化も考えて取り扱わなければならないので，加速度センサだけでは全ての動きをとらえることができず，角速度センサによる情報が必要である．

　1990年代の初頭から，半導体微細加工技術を使って電子機器を小型化するMEMS（micro electro mechanical systems）技術が急速に進歩し，動きの検出部と電気信号に変換された情報の記憶・演算装置を一体化した小型・軽量の機器が「加速度・角速度センサ」として商品化され，低価格で入手できるようになった．その結果，現在ではスマートフォンや自動車など身の回りの多くの機器に組み込まれて使われている．例えば，スマートフォンやタブレット型コンピュータを手に取ったときに，重力の加速度の変化を検知して，見やすい向きに画面を自動的に変換する機能や，歩行に伴うスマートフォンに加わる重力の変化を検知して歩数を表示する機能，人の手の細かい動きを検知してカメラの手振れを補正する機能などがこれにあたる．衝突時に自動車に加わる大きな加速度を検知してエアバッグを作動させるためにも使われている．

　医学的な利用も盛んである．歩行動作などの運動機能は，健常者にとっても障害者にとっても日常生活の遂行への影響が大きく，特に高齢者では，生活の質（QOL）を左右する．これまでも，理学療法やリハビリテーションの分野では，骨，筋，腱，関節の動きや加わる力を定量的に測定するために研究が行われてきた．しかし，その多くは，研究室の床に埋め込んだ床反力計（フォースプレート）や，複数のカメラと反射マーカーを使うVICONに代表される3次元解析装置（モーションキャプチャ）などの機器を使用し，設備が整った施設内で大がかりに行う必要があって，対象者が生活している場での測定は難しかった．

　MEMS技術による加速度・角速度センサ（MEMS加速度・角速度センサ）は小型・軽量で，身体運動を検出するために，被検者に装着しても動作の邪魔になることが少ない．さらに，それから信号を受け取りデータ処理する装置も市販のパソコンを使って構成できるので，対象者が日常生活を送っている環境で測定を実施できる．測定条件の厳密化などの観点から，運動計測の基準値は，まだ大がかりな装置による測定結果にゆだねているが，日常の動作や活動量の評価，病的運動の診断，転倒の管理，日常生活活動度の評価，歩行訓練の介助などさまざまな臨床の場で使用が試みられている[1]～[3]．また，計測機器が動作の邪魔にならず，屋外での測定が可能であるという特性は，スキー，水泳，ゴルフなど，さまざまなスポーツ選手の運動能力の測定にも適しており，利用されている．

　ここでは，まず，加速度センサと角速度センサについて原理と構造を説明する．次に，加速度・角速度センサから得られる情報をどのように活用してきたか，歩行動作解析に対する適用を例に眺めてみる．続いて，リハビリテーションの臨床や，高齢者医療の中で，加速度・角速度センサが，どのように活用されているかを概観し，最後に，加速度・角速度センサが，今後どのような用途に使われ，発展していくかについて考えてみたい．

(2) 原　理

a. 加速度センサ

　センサの内部にバネにつけた錘を用意しておき，運動で生じる加速度を，錘が変位する量で測定する装置である．

　ニュートンの運動法則によると，質量 m の物体にはたらく力 F は

$$F = m \times a \tag{1}$$

で表すことができる．ここで，a は加速度である．一方，図 1-4-1 のように，バネと錘で構成

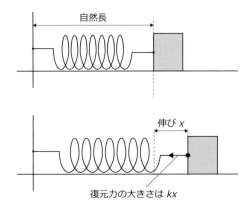

図 1-4-1　バネの伸びと復元力の関係

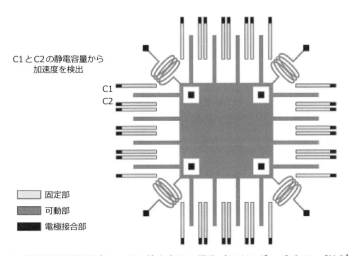

図 1-4-2　静電容量型加速度センサの検出素子の構造（アナログ・デバイセズ社[*1]より）

---

*1)　https://www.analog.com/media/jp/technical-documentation/application-notes/ANJ-0005_jp.pdf

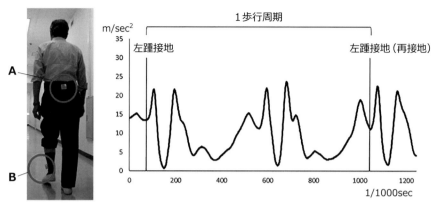

図 1-4-3　加速度センサで記録した1歩行周期の加速度
縦軸：上下方向の重心の加速度，横軸：時間経過

されるシステムを考えると，復元力の大きさ F はフックの法則によって

$$F = k \times x \tag{2}$$

で表すことができる．ここで，k はバネ係数，x は加えられた力によってバネが伸びた距離である．以上の式（1）と式（2）の連立方程式から，加速度 a が

$$a = k \times \frac{x}{m} \tag{3}$$

で表され，バネ係数 k が既知であれば，錘の変位 x を測ることで求められる．

　加速度センサには，変位量 x をひずみゲージ，圧電素子，静電容量を使って測る3種類のタイプがあるが，ここでは静電容量型について，構造と検出原理を解説する．

　静電容量型加速度センサは，錘の変位を計測し，式（3）を利用して，センサに加わっている加速度を出力するように設計されている．図1-4-2にMEMS技術で作成された静電容量型加速度センサの検出素子部の構造（アナログ・デバイセズ社）を示す．検出素子部には加速度によって上下・左右・前後，いずれの方向にも動く可動部（錘）とバネ，またその動き（変位）により静電容量変化を発生するための櫛歯状電極がある．加速度によって可動電極がどちらかの固定電極に近づくと，固定電極間の電気容量が変化し，加速度に比例した電圧出力が得られる．重力加速度も検出できるので，直交する3方向の加速度を測定できる3軸加速度センサであれば，水平状態も検出できる．

　加速度センサによる歩行時の加速度測定結果の例を図1-4-3に示す．仙骨部に装着した加速度センサ（図1-4-3A）で，通常歩行速度における身体の重心の上下方向の加速度を検出し，左足首につけた別の加速度センサ（図1-4-3B）で踵接地の時点を検出している．正確なデータを得るためには，フットスイッチを使って着地の時点を測定するが，図1-4-3では足首につけた加速度センサで踵接地時の衝撃を検出することで，これを代用している．対象が虚弱高齢者などの場合には，加速度のピークが不明瞭で時点の判定が難しいことがある．

　踵が接地し体重を支え身体を前に推進させて地面を蹴り，同側の踵が再び接地するまでの間を1歩行周期とよぶ．すなわち歩行動作における2歩分がこれにあたり，歩行は2周期の加速度変化を基本に成り立っている．

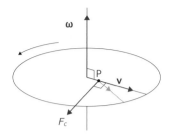

図 1-4-4　回転の向きと角速度センサ内で発生するコリオリ力

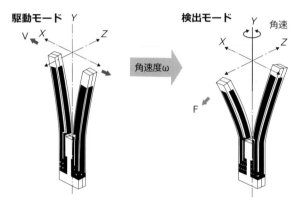

図 1-4-5　角速度センサ内部の振動体と発生するコリオリの力

b. 角速度センサ

　角速度センサは基準軸の周りを物体が1秒間に何度の回転をしているのか，その角速度を検出する装置である．光学的な原理を使って検出する方式もあるが，ここでは MEMS 技術で作成された振動式角速度センサについて検出原理と構造を解説する．

　振動式角速度センサの計測はコリオリ力の原理を利用している．詳細は成書に譲るが，コリオリ力とは回転運動している物体がある方向に移動運動を行うと，その移動する方向に対して垂直方向にはたらく慣性力（角速度センサの外からは，見かけ上の力としてとらえられるもの）である．例えばセンサが図 1-4-4 のように，上向きの回転軸をもって，右ねじ方向に角速度 ω で回転しているとする．センサの内部で物体 p が速度 v で矢印の方向に運動すると，運動方向と垂直の向きにコリオリ力 F_c が発生する．

　振動式の MEMS 角速度センサの内部には，互いに反対の向きに振動している振動体が設定されている（図1-4-5左）．図1-4-4で示したように，センサ全体が軸の周りを角速度 ω で回転すると，振動体にコリオリ力がはたらく．例えば振動体が速度 V で外向きに動いた瞬間には，右側の図で示したように矢印の方向にコリオリ力 F がはたらく．このコリオリ力は両側の振動体で反対向きにはたらくので，振動体全体にねじれが発生する．このねじれを静電容量の変化などを使って測り，角速度を求める．

（3）　機器の構造と性能

　医用計測に使用する加速度・角速度センサは，身体に装着するので小型で軽い素子が必要で

ある．MEMS 技術を使って，1 枚の基板上に機械的な要素と集積化した電子回路を一体化した素子が製作され，理学療法分野で使用されるものの内，小さいものの大きさは，幅 45×奥行き 45×高さ 12 mm で約 25 g である．

　ところで，身体の運動を調べるとき，加速度センサだけで全ての情報が得られるかというと，そうではない．例えば，被験者が椅子に座ったままぐるぐると回転した場合，回転の中心にあたる部位に装着した加速度センサからは，信号が送り出されない．同じ部位に角速度センサを装着しておくと，こちらからは回転運動についての情報が送り出される．したがって，冒頭で述べたように，回転も含めて身体の運動を測定するためには，加速度センサと角速度センサを併用する必要がある．現在では，加速度センサと角速度センサをセットとして搭載し，加速度を検出する 3 軸と角速度を検出する 3 軸の合計 6 軸の動きを検出できる 6 軸センサとよばれるセンサが主流となっている．磁場の大きさ・方向を計測する磁気センサを加えた 9 軸センサとよばれる素子もある．センサで検出され電気信号化された情報は，有線，あるいは無線によってデータ処理装置に送られ，詳しい解析が行われる．

　MEMS 加速度・角速度センサは小型であり，運動を測定したい部位の近くに装着できるが，それでも体表に装着するので，身体深部の関節などの検査では，センサと距離が生じ，測定値にばらつきが生じる原因となる．目的に適ったセンサを選択するとともに，測定データの妥当性，再現性が高くなるように装着することが必要である．

（4）　加速度センサの活用例

　加速度を用いて歩行の安定性をとらえようとする試みは，歩行の状態を直接表現できることが期待され 1960 年代から研究されている．一時期，より詳細な分析を目指して，3 次元動作解析装置や床反力計を用いた研究が中心に進められたが，研究の場が実験室環境であるという大きな制約があった．MEMS センサが進歩した今日では，このような制約がない自由な環境で，歩行解析だけでなく，多くの目的で加速度センサが利用されている．

　歩行動作解析では，加速度変化の波形をフーリエ解析（波形に含まれる周波数成分を解析）し，基本周波数の偶数倍の振幅の和を奇数倍の振幅の和で除した harmonic ratio とよばれる指標が作成され，歩行の円滑さを表す指標として提案されている．他にも，動作中の加速度変化の加速減速の回数を数える方法や，加速度センサで求めた歩行率（単位時間あたりの歩数），加速度を微分した躍度（運動の激しさを表す指標）の 2 乗の総和（jerk cost）を使う方法，jerk cost を動作時間と動作距離で補正した躍度の指数（jerk index），2 乗平均平方根（root mean square）を用いたもの，自己相関（波形の周期性を示す一つの指標）を用いたもの，リアプノフ指数（波形の複雑さを示す一つの指標）を用いたものなどが提案されている．

　運動動作中の加速度の時間変化の周期性に注目し，その特徴をエントロピー（値の大・小で，動作の複雑・単純を示す）で表した指標も開発されている．これは，下腿三頭筋の機能などが低下しペタペタとかたく歩く虚弱な高齢者の歩容を客観的に表す指標として使用できると考えられている[4]．この指標を使って高齢者の過去 1 年間の転倒歴との関連を調べ，転倒群のエントロピーが有意に小さいことが示されている．さらに，高齢者の歩行時の体幹加速度から得られる指標として，harmonic ratio に加えて自己相関係数によるものが，加齢および転倒と関連することも示されている[5]．

　その他にも，加速度データから歩行軌跡を求めることで，人工股関節形成術後の歩容の変化を調べ，歩行介助ロボットを使用した後療法の効果を定量的に示した研究結果[6]や，パーキンソン病患者の異常歩行の検査に使用し，従来の臨床評価よりも高い信頼性が得られたという研究報告がある[7].

　加えて，高齢者の身体機能やバランス機能の評価に広く用いられている TUG テストでは，実施にあたって，加速度センサを装着すると，全所要時間だけでなく，転倒の予測などに利用できる新しいバランス機能に関する情報が得られる可能性が示されている[3].

　歩行動作以外を対象とした例としては，上述の躍度の指数を利用する方法の有用性が，膝十字靭帯再建術後患者の関節運動の評価について報告されている[8].

(5)　角速度センサの活用例

　スマートフォンに内蔵された角速度センサを用いて姿勢を評価するアプリケーションが開発され，同時に測定した3次元動作解析装置によって，その信頼性と妥当性が確かめられている[9],[10]. こうした技術を発展させ，歩行時の姿勢を経年的に計測し歩容との関連が検討されるなどされていることから[11]，脳卒中後患者，パーキンソン病患者，高齢者の歩行機能，運動機能を日常生活の場で測定することで，治療だけでなく，経過の観察や予後予測など多くの面で利用できる可能性がある.

(6)　加速度センサと角速度センサを合わせて活用する例

　加速度センサと角速度センサを合わせると，運動の強度に加えて姿勢の変化を捉えられるので，対象者のエネルギー消費量（活動量）をより正確に測定できる. このように2つのセンサを合わせて活動量計として，脳卒中発症後の患者の日常生活動作（横になる，椅子に座る，起立する，歩く，階段を登るなど）の計測も行われ，これまで定性的に行われていた評価の定量化が試みられている.

　実際に成人や高齢者の歩行運動障害の今一つの大きな原因である変形性関節症に対しても活動量計を活用した研究が役立っている. アメリカで行われた膝変形性関節症の大規模な疫学調査では，腰部に装着した加速度・角速度センサで患者の運動量を記録し，男性で12.9%，女性で7.7%しか，有酸素運動のガイドラインで勧めているレベルの運動を行っていないこと，男性で40.1%，女性で56.5%が運動不足であることが具体的な数値で示されている[3].

(7)　加速度・角速度センサの臨床利用の今後

　1軸型 MEMS 加速度センサの量産が始まったのは1990年代の前半であるが，その後，世界中で加速度・角速度センサの普及が進み，現在ではスマートフォンや自動車などの民生機器だけでなく，医学領域でも広く利用されている. 加速度・角速度センサを使用して，これまでの理学検査では検知できなかった日常生活動作のわずかの低下を検知できれば，それに続く慢性疾患の発症や高齢者の生活機能の低下を早期に予測できる. また，治療開始後に見られるわずかの効果をいち早く定量的に評価できれば，治療方針の決定に役立てることができる. そのた

めには，機器の精度の一層の向上，装着に適したセンサ形態の工夫，他の医療機器との効果的な併用が必要であり，関連技術の研究が必要になる．すでに利用されている技術もあるが，今後発展が期待される加速度・角速度センサの適用分野をいくつか紹介する．

1) 遠隔医療：　身体に装着可能な加速度・角速度センサが，データ収集の場を，医療施設から離れた日常生活の場，スポーツが行われている場へと広げている．日常生活を送っている人に加速度・角速度センサを装着しておき，それから無線で送られてくる情報を利用するリハビリテーション医療では，24 時間絶え間なく対象者の症状を知り，個別的に対処することができる．また，無線で信号が医師に届けられることにより，センサの装着者がいちいち医療機関に足を運ばなくても情報を担当者に伝えることができる．

　　この方式は，運動器疾患研究のためのビッグデータの収集に役立つ技術でもある．高齢社会が進むと，ヘルスケアサービスの向上とコストの削減を同時に考えなくてはならないが，その実現のための道具としても役立つことが期待できる．

2) 他の検査機器との併用：　表面筋電図検査と併用して診断の精度を高めようという研究が行われている．加速度・角速度センサをつけて二重課題歩行を行わせ，より多くの情報を得ようという研究も行われている[3]．

3) バイオフィードバック（biofeedback）：　加速度・角速度センサから得られる患者データは，すぐに加工して，患者に刺激として戻すこと（フィードバック）ができる．例えば，立位のときの体重が両足の足底にどのようにかかっているかを音や画像を使って患者自身に知らせることができる．このような機能は，バイオフィードバックとよばれて運動機能障害の治療に利用されているが，現在，介助者によって行われているバイオフィードバックを利用した治療を，より精密に，かつ治療の効果を定量的に評価しながら実施できる可能性がある．

4) ソフトセンサ（soft sensor）：　材料科学の進歩により，形を変えることができるセンサ（soft sensor）の研究とそのリハビリテーションへの応用が検討されている．現在のセンサでは装着できない足底などの部位に装着し計測を行うセンサ，身体運動を連続的に測定するための衣服と一体化したセンサ，手指の運動や握力を測定するための手袋型のセンサが研究されている．刺青のように体表に貼りついて信号を検知するセンサも実現する可能性がある．

5) ロボット技術：　ここ 10 年の間に，歩行できない人を介助して歩行できるようにする画期的な道具として，金属フレームなどのかたい材料を使った外骨格が出現したが，今後は，やわらかい材料を使ったロボットがつくられ，さまざまな形で利用されることが期待される．人型ロボットの運動の制御のために加速度・角速度センサは必須の部品である．加速度・角速度センサは，今後のロボットだけでなく，医療への適用として期待される AR（拡張現実），MR（複合現実），VR（仮想現実）の技術の中でも活用されるであろう．

〔小島基永〕

文献

[1] Kojima, M., *et al.*: Power spectrum entropy of acceleration time series during movement as an indicator of smoothness of movement, *J Physiol Anthropol*, **27**, pp. 193-200, 2008.

[2] Ihlen, E. A. F., *et al.*: Improved Prediction of Falls in Community-Dwelling Older Adults Through Phase-

Dependent Entropy of Daily-Life Walking, *Front Aging Neurosci*, **10**, pp.1-12, 2018.

[3] Porciuncula, F., *et al*.: Wearable movement sensors for rehabilitation: A focused review of technological and clinical advances, *PM & R*, **10**, pp.S220-S232, 2018.

[4] 小島基永 ほか：過去 1 年間に転倒経験のある地域在住高齢者の歩行動作の特徴―情報量のエントロピーを用いて―，平成 24 年度東京都福祉保健医療学会誌，pp.62-63, 2012.

[5] 土井剛彦 ほか：高齢者による体幹加速度から得られる歩行指標と転倒との関連性―大規模データによる検討―，理学療法学，**43**，pp.75-81，2016.

[6] 小林哲平 ほか：速度センサを用いた運動学的歩行分析システム―股関節疾患の術後リハビリにおける Walk-Mate 有効性評価への適用―，計測自動制御学会論文集，**42**，pp.567-576，2006.

[7] Henmi, O., *et al*.: Spectral Analysis of Gait Variability of Stride Interval Time Series: Comparison of young, elderly and Parkinson's disease patients, *J Phys Ther Sci.*, **21**, pp.105-111, 2009.

[8] 小島基永 ほか：膝蓋腱を用いた膝前十字靭帯再建術後患者における関節運動の円滑さの検討：躍度の指数を用いて，理学療法学，**25**，pp.96-99，1998.

[9] 池田憲昭：ジャイロくん 3. 2012.〔https://appadvice.com/app/3/520340614〕（2019 年 5 月 4 日閲覧）.

[10] Mizuno, K., *et al*.: Validity and reliability of the kinematic analysis of trunk and pelvis movements measured by smartphones during walking, *J Phys Ther Sci.*, **25**, pp.97-100, 2013.

[11] 水野公輔 ほか：地域在住中高齢者における歩行時の姿勢に関する加齢変化：姿勢計測アプリケーションを用いた 3 年間の追跡調査結果，〔https://www.jstage.jst.go.jp/article/cjpt/2015/0/2015_1340/_pdf/-char/ja〕（2019 年 12 月 8 日閲覧）

5 脳を診る技術

5-1 脳波計

　私たちは，脳を使って，感じたり，考えたり，手足を動かしたり，話したりしている．その脳のはたらきを理解し，脳の病気を治すために，古来人類は，脳を診断する技術を工夫し，進歩させてきた．その長い歴史は他に譲るとして，今日利用されている診断技術を並べてみると，脳波計（EEG），脳磁計（EMG），機能的磁気共鳴イメージング（fMRI），機能的近赤外スペクトロスコープ（fNIRS），陽電子放射断層撮影装置（PET）などがある．以下では，これらの技術のうち，まず脳波計の原理，簡単な歴史，脳波の起源，これらの技術を用いることによって脳のどのようなことがわかるのか，その性能と限界，今後の課題などを述べる．

（1）　原　理

　　脳波計は，脳神経細胞の活動に伴って生じる頭皮上の電位変動（脳波）を計測する装置である．脳の活動によって，頭皮上に電位変動が現れる過程については（6）で説明するが，脳波計は，頭皮上に貼られた2つの電極間の電位差（電圧）を計測する電圧計である．

（2）　測定対象

　　脳波は，振幅　数十μV（$1\,\mu$V$=10^{-6}$V），周波数$0.5\sim30\,$Hz（$1\,$Hz$=$毎秒1サイクル）で変動する電圧の波であるが，脳の状態によって特徴的な波形を示す．安静閉眼状態（眼を閉じ，静かにした状態）では，後頭部を中心に$8\sim13\,$Hzの波（α波）が現れる．この波は眼を開いたり，計算などで脳をはたらかせると抑制され，より小さな振幅で高い周波数（$13\,$Hz以上）の速い波（β波）になる．睡眠時には，$4\sim8\,$Hzの波（θ波）となり，眠りが深くなると$4\,$Hz以下の緩やかな波（δ波）になる．睡眠時の脳波を睡眠脳波とよび，波形から睡眠の深さや質を議論することができる．さらに，てんかんなど脳に異常があるときにも，それぞれ特徴的な波形と大きさの脳波が現れる．これらは，脳疾患の診断に用いられている．

（3）　構　成

　　脳波計は，頭皮上の電位を取り出すための電極，2つの電極間の電位差（電圧）を増幅するための電圧増幅器，計測結果を記録・解析・表示する装置から構成されている．
　　電圧増幅器としては，脳波だけでなく持続時間1ミリ秒程度の神経スパイクを対象に含むことから，$0.5\sim3\,$kHzの広い周波数を扱える特性をもち，数μVの電圧を数十$\,$mVの桁にまで高める$10{,}000$倍（$80\,$dB：倍率をMとすると$\mathrm{dB}=20\log\mathrm{M}$）の高感度増幅度が求められる．

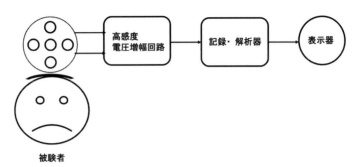

図 1-5-1　脳波計の構成

　2つの電極間の電位差を測る場合を双極誘導，1つの電極を耳たぶなどにつけて，そこを基準として対象とする電極（活性電極という）の電位を測る場合を単極誘導とよんでいる．この場合，耳たぶの電極を基準電極とよぶ．

　図1-5-1に脳波計の構成を示す．頭皮上の電極の数は用途によって異なる．通常の臨床用脳波計では電極数は20で，貼る位置は国際的に統一されている（10-20法）が，1990年代末には，研究用に256チャンネルという高密度電極脳波計[*1]が開発されている．一方では，BMI（ブレインマシンインターフェイス：(8) 参照）用に，電極数が1～2という簡易脳波計[*2]も発売されている．

　先にも述べたように，頭皮上の電位差は数十 μV という微小な電圧なので，電極から増幅器までの間での信号の減衰や途中に混入する雑音の影響を小さくしたい．信号の大きさと雑音の大きさの比を SN 比とよぶが，信号の質の良さの指標によく使われている．そのため，皮膚と電極間の接触抵抗をできるだけ小さくし，電圧増幅器の入力抵抗（増幅器の入力端子間の電気抵抗）をできるだけ大きくする必要がある．このことを，図1-5-2を用いて説明する．

　信号源の電圧を V_S，電極の接触抵抗を R_S，電圧増幅器の入力抵抗を R_i とすると，増幅器の入力電圧 V_i は次のようにして求められる．まず，この回路を流れる電流 I は次式となる．

$$I = \frac{V_\mathrm{S}}{(R_\mathrm{S} + R_\mathrm{i})}$$

したがって

$$入力電圧　　V_\mathrm{i} = R_\mathrm{i} \times I$$
$$= \frac{V_\mathrm{S} R_\mathrm{i}}{(R_\mathrm{S} + R_\mathrm{i})}$$

ここで導線の抵抗は無視している．

この式から，接触抵抗 R_S に比べて，入力抵抗 R_i が十分大きければ，$V_\mathrm{i} = V_\mathrm{S}$ となり，測定対象

[*1]　1992年オレゴン大学 D. Tucker 教授が設立した EGI 社（www.egi.com/），1997年に設立されたドイツ Brain Products 社製 Brain Amp（www.brainproducts.com/），同年オランダに設立された ANT Neuro 社製 Eggo sports（www.ant-nero.com/），1998年にアムステルダム大をスピンオフした研究者らによる Biosem 社の Active Two（www.biosem.com/）など．

[*2]　例えば，EMOTIVE，Neurosky 社製 Mindwave，脳力開発研究所のブレインビルダー，フューテックエレクトロ社製ブレインプロライドなど

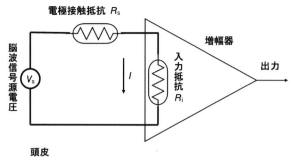

図 1-5-2 測定回路

となる電圧を減衰させることなく増幅器に取り込めることになる.

電圧増幅器については現在のエレクトロニクスの技術で入力抵抗の十分大きい性能の良い脳波計用高感度・高入力抵抗増幅器がある. 例えば, $20\,\mathrm{M\Omega}(1\,\mathrm{M\Omega}=10^6\,\Omega)$ をもつ回路も報告されている[1].

一方, 電極については, 接触抵抗を減らすため, 従来, 頭皮の角質層の汚れをふき取り, 導電性ゲルを塗るなどの工夫が行われていた. しかし, 多チャンネル化に向け, このような手間を不要とするような電極の開発が進んでいる. 具体的には, EGI 社が開発したセンサーネット電極は, スポンジで覆われた銀／塩化銀を用いていて, 測定時にスポンジに電解液を含ませて頭皮との導電性を高める工夫をしている. さらに, これまでの湿式電極に代わる乾式電極の研究も盛んに行われている. 例えば, 極細の針状の電極を剣山のように並べた型や電極と頭皮間の電気容量を利用する電気容量型などがある[2].

記録・表示装置については, デジタル化によって, データの処理, 解析, グラフ化が極めて容易になった.

(4) 歴 史

人の頭皮からの脳波の観測に初めて成功したのが, ドイツのイエナ大学神経・精神医学教授のベルガー（H. Berger）であることはよく知られている. 彼はそのことを 1929 年に専門誌に発表している. しかし, ドイツの雑誌で発表されたため, それが国際的に周知されるには, 1934 年にイギリスのケンブリッジ大学のエイドリアン教授らの追試を待たなければならなかった. 優れた増幅器のない時代のことについて, 文献には, 心電図用のガルバノメータを使って計測したと記されている. ガルバノメータは, 磁場中に置かれたコイルに電流が流れると, コイルが磁場を発生するので, 置かれた磁場との相互作用で, コイルが回転し, その回転から電流が計測できるという装置である. 中でも, コイルに取りつけた鏡の回転を光の反射を利用して検出する方式が鋭敏である. ベルガーは, 頭の前部と後部にそれぞれ電極を貼り, その間に電位差が生じることを, この鏡式ガルバノメータで確かめたのである[3],[4].

臨床用脳波計の国産第 1 号は, 1951 年, 東京大学生産技術研究所の糸川英夫, 同 脳研究施設の島薗安雄, 同 工学部の阪本捷房らの共同研究の成果をもとに, 阪本の指導を受け, 三星電機(株)（後に三栄測器(株)と改称）が商品化した「木星号」である. その後, 真空管からトランジスタ時代へと進む中で, 三栄測器に続いて, 日本光電工業(株), (株)東芝, (株)日立製作所,

シャープ(株),（株)島津製作所などが参入し，電子化，小型化など日本が得意とする技術を駆使し，海外を含め，脳波計の70％以上のシェアを誇るに至った．しかし，デジタル化の進歩とともに，国産機はおくれをとってしまった[5]．

(5) 自発脳波と誘発脳波

　脳波には，自発脳波と誘発脳波（事象関連電位ともいう）がある．自発脳波とは，脳の外から何も刺激が入らない状態で観測される脳波のことで，一方，誘発脳波は，眼や耳など感覚器官から刺激を与えたときに観測される脳波のことである．

　1960年代半ばのことではあるが，当時，脳波計の応用として画期的と思われたものの一つがこの誘発脳波の計測であった．代表的な例として，乳児の聴覚の検査が知られている．乳児では，口答での聴力が確認できないので，聴覚野に誘発される脳波を調べるというものである．通常，誘発脳波はSN比が十分でなく，繰り返しの刺激に対する応答を加算平均することではじめて信号をとらえることができる．

　加算平均とはどのようなことで，なぜSN比が高まるのか．1回の刺激で誘発される脳波には，信号成分と雑音成分が含まれている．多数回の刺激を与え，刺激の時点をそろえて足し合わせると，信号成分は刺激から一定の時刻に現れるので，足し合わせた数だけ大きくなる．一方，雑音成分は，刺激とは関係のないものなので，ばらばらの時刻に現れ，足し合わせて平均すると，お互いに打ち消しあうなどして小さくなる．その結果，SN比は大きくなるということである．この考えを取り入れた平均応答計算機が開発された[*3)]．

　その後，脳波計を用いての研究は，睡眠やてんかんなど自発脳波の研究も行われてはいるが，多くは，事象関連電位をいかにSN比がよく測定できるかに関わる計測解析技術の開発に向けられたものといってよい．繰り返しの刺激に対する誘発脳波を平均加算し，どのタイミングでどのような波形が現れるかという「現象論的記述」ともいえる研究であった．例えば，聴覚誘発脳波では，刺激から100ミリ秒経過したところで，マイナスの大きな波形が現れる．視覚刺激では300ミリ秒にプラス側に大きな波形が現れる．これらに，N100（Nはマイナスの意味）とかP300（Pはプラスの意味）という名をつけ，刺激によってこれらの波形がどのように現れるかを議論する研究が主流を占めてきた．

(6) 脳波の起源

　頭皮上で観測される脳波が，脳神経細胞などの活動に由来することは間違いないが，その詳細はなお議論の対象となっている．ここではその中で，妥当と思われる事柄を紹介しよう．

　理化学研究所のグループの推定では，人の大脳には数百億，小脳には千億の神経細胞があり，それを支える10倍以上のグリア細胞が複雑に絡みあったシステムとみなされている（数値はあくまで推定）．グリア細胞は神経細胞を物理的に支え，栄養を補給するはたらきをしていると考えられている．

　さて，感覚器官を通して入ってきた外界情報は，それぞれ担当の感覚野とよばれるところで

---

*3)　平均応答計算機の開発については，鈴木良次・南定雄（生体電気現象の測定，〈物理測定技術4〉電気的測定（飯田修一編），朝倉書店，1966）を参照されたい．

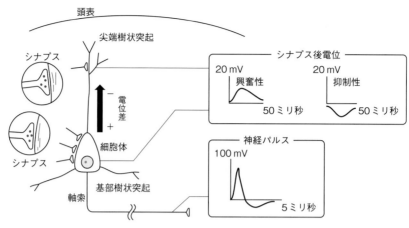

図 1-5-3　錐体神経細胞とシナプス電位

一次的な処理を受ける．例えば，眼からの情報は，後頭部にある視覚野に送られる．その後，いくつかの段階はあるが，最終的には情報を統合し，判断，意思決定を行う領野，連合野に送られる．次に，その意思決定に従って，これもいくつかの段階を経て，運動野とよばれる領野から，脊髄を経て，手・足・口などの運動器官を動かすための筋肉に運動指令が送られる．以上の感覚→中枢→運動という一連の経路は，一方向ではなく，そこには複雑なフィードバック（結果を原因側に戻すこと）経路もはたらいている．

　この一連の情報処理を担っているのが神経細胞（ニューロン：neuron）である．神経細胞の大きさや形態はさまざまであるが，その一例として，図 1-5-3 に，錐体神経細胞の概要を示す．大脳皮質に存在し，領野間や皮質から皮質下とよばれる領野に信号を送り出すはたらきをしているといわれている．一般に神経細胞は，3 つの構造（細胞体，樹状突起，軸索）から成り立っている．細胞体は神経細胞が生きていくために必要な器官とはたらきをもっている．樹状突起は，他の神経細胞からの信号を受けとる場所であり，軸索は他の神経細胞へ信号を送り出すところである．神経細胞間の信号伝達は，シナプスとよばれる構造で行われている．1 つの神経細胞の軸索の先端（終末ともよばれる）が枝分かれし，他の神経細胞の樹状突起や細胞体に接着する．その構造をシナプスとよんでいる．

　他の神経細胞からの活動が，軸索を通ってシナプスに達すると，神経伝達物資とよばれる化学物質が放出され，それを受けとった神経細胞にシナプス後電位とよばれる電位変化（PSP）が生じる．大きさは数 mV，持続時間数ミリ秒のなめらかな波形である．1 つの細胞には1,000 単位のシナプスがあり，それぞれで生じるシナプス後電位が細胞体で加算され，ある閾値を超えると，細胞体は興奮し，神経パルスを軸索に送り出す．パルスの大きさは数十 mV，持続時間は 2～3 ミリ秒である．神経パルスが軸索終末のシナプスに達すると次の神経細胞に神経伝達物質を放出する．このようにして，大脳皮質では，神経パルスによる信号伝達が行われている．細胞膜を通しての化学物質の移動がシナプス電位を起こすのであるが，詳しくは神経科学の教科書[6] を参照されたい．

　脳波は，脳内での神経細胞の活動で生じる電気的変化が頭皮上に反映されたものである．現在，電気的変化の起因として最も有力視されているのが，大脳皮質の錐体細胞のシナプス後電位である．シナプス後電位が生じると，細胞体と尖端樹状突起の間に電位差が生じる．もちろ

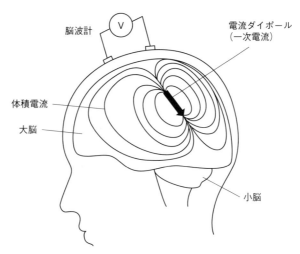

図 1-5-4　電流ダイポールが生成する体積電流と脳波

ん，1 個のシナプス後電位では，頭皮での観測は無理である．S. Kiebel による試算[7] では，100 万個のシナプスが同時に活動する必要があるとされている．幸い，大脳皮質には 1 mm² あたり約 1,000 万個の神経細胞があり，それぞれが 1,000 個を超えるシナプスをもっているから，頭表での電位変化の測定が可能なのである．逆にいえば，脳波では個々の神経細胞やどのシナプスが活動したかを知るのは到底無理ということである．代わりに，神経細胞の集団としての活動を，1 つの電流ダイポール（電流の吸い込み口と沸き出し口が近接した状態を指す）とみなし，ダイポールから流れ出る体積電流を頭表で観測しているのが脳波であると考えるのである．

　図 1-5-4 に電流ダイポールと体積電流，脳波の関係を示す．脳の数 mm ないし cm という限られた領域にある沢山の神経細胞が一斉に活動したとする．そのとき，そこで生じた個々の錐体細胞の細胞体から尖端樹状突起に向けての電位差が，互いに強めあったり，打ち消しあったりして，結果として一つの大きな電位差が生じたとする．そのとき，プラス電位からマイナス電位に向かって電流が流れる．このとき，プラス側の細胞体を電流の吸い込み口，マイナス側の尖端樹状突起側を沸き出し口とする電流ダイポールが形成されたと考える．ダイポール内の電流を 1 次電流，ダイポールから脳内に流れ出す電流を体積電流とよんでいる．体積電流は，脳内組織の電気伝導率（電流の流れやすさ）によって決まる流路を通る．この体積電流が頭皮上の電位変化として観測されるのが脳波であると考えられている．

（7）　信号源解析

　脳波を生み出す信号源が脳のどこにあるかを知ることは重要である．例えば，てんかんに特徴的なスパイクを観測した場合，その発生源を突き止め，病巣を処置しようとしたとしよう．

　観測された脳波から，脳内の信号源を突き止める作業が，信号源解析である．仮に，信号源がただ一つの電流ダイポールであるとしても，その場所を突き止めるのは簡単ではない．頭皮上の多数の電極で観測される脳波の時空間パターンから信号源の位置とそこでの電位変動の時空間パターンを求める作業は，いわゆる逆問題を解くことになり，多くは，答えは一意に決ま

らない．逆問題とは結果から原因を求めることである．これに対し，神経細胞の活動電位から頭皮上の脳波を求めることを順問題という．これは原因から結果を求めることで，答えは1通りに決まる．しかし，逆問題になると，答えは1通りには決まらない．違う原因でも同じ結果になることがあり得るからである．この種の問題を不良設定問題という．まして，信号源は1か所とは限らない．複数の信号源から発生した電位変化の複合されたものが脳波として観測される場合が多い．

　てんかんの例のように脳波を利用しての病気の診断や，脳機能の解明にとって，信号源解析は重要であり，過去，精力的に研究が進められてきた．その詳細は本書の範囲を超えるので割愛するが，文献［8］などで学んでほしい．

（8）　今後の課題

　信号源が脳のどこにあるか，その位置をどの程度の精度で決めることができるかは，脳波計のチャンネル数に依存する．（株）ミユキ技研WEBセミナーの解説[9]によると，2cmの空間分解能を得るには，電極間隔1cmを必要とし，チャンネル数は500チャンネルと計算している．解析方法に依存することではあるが，正確な解析のためには，250チャンネル程度の数が必要であるということで，多チャンネル化が脳波計の趨勢となっている．

　脳のはたらきを調べるツールとして，他のツールに比べての脳波計の利点は，装置としては比較的簡便で，脳の活動をミリ秒の時間分解能で追えるということである．欠点は，信号源の位置決めの精度（空間分解能）が劣り，これは脳磁計も同様である．その意味で，信号源解析の理論的ツールの開発と多チャンネル化に期待したい．

　一方，脳波がマシンを制御する信号源としての利用も高まっている．BMI（brain machine interface：ブレインマシンインターフェイス）とは，文字通りに読めば，脳と機械をつなぐ技術のことである．機械を操作するのに，手足を使わずに，脳からの信号を直接利用しようという発想である．1948年に，アメリカのマサチューセッツ工科大学のサイバネティクスの創始者で哲学者であったウィーナー（N. Wiener）が提案した筋電義手は，筋電流で義手を動かすというものであった．BMIは，筋電義手と発想は同じといえるが，脳波，脳磁図，fMRI信号など，脳からの信号を直接使ってマシンを動かすというものである．これらの信号を利用したBMIの中で，利用しやすいという意味で，簡易脳波計が注目されている．

　BMIという技術が車椅子の制御に代表される身体障害者の支援を目標としている限りは，その技術開発に期待するが，サイボーグという発想につながるような応用については慎重さを願うものである．
〔鈴木良次〕

文献

［1］例えば，渡邉大樹 ほか：高入力抵抗を有する誘発脳波計の開発と評価，日本機械学会生活生命支援医療福祉工学系連合大会，2010 講演論文集，2c2-1．

［2］Sun, Ye., *et al*: Capacitive Biopotential Measurement for Electrophysiological Signal Acquisition: A Review, *Ieee Sens. J.*, **16**, pp.2832-2853, 2016．

［3］山口成良：Hans Berger の人の脳波の発見とその後の脳波学の発展，精神経誌，**110**，pp.134-143, 2008．

［4］宮内　哲：Hans Berger の夢 — How did EEG become the EEG —，臨床神経生理学，**44**，pp.20-27, 2016，同誌（2），60-70，同誌（3）106-114．

〔5〕白澤　厚：ミユキ技研 WEB セミナー　Vol.1. 脳波計のあゆみ〔www.miyuki-net.co.jp〕（2019 年 12 月 1 日，閲覧）

〔6〕本間研一：標準生理学 第 9 版　（Standard Textbook），医学書院，2019.

〔7〕Kiebel, S.: What are we measuring with M/EEG?〔https://www.fil.ion.ucl.ac.uk/spm/course/slides15-meeg/01_MEEG_SPM_May2015_what_are_we_measuring.pdf〕（2020 年 1 月 22 日，閲覧）

〔8〕岩木直・外池光雄：脳波・脳磁界における脳内信号源推定法，日本味と匂学会誌，**9**，pp.67-76，2002.

〔9〕ミユキ技研 WEB セミナー　vol.9　研究のための高密度脳波電極計測の基礎知識〔www.miyuki-net.co.jp〕（2019 年 12 月 1 日閲覧）

5-2 脳磁計

脳を計測する装置としては，その形態を計測するものと，機能を計測するものに大別される．前者はCTやMRIに代表されるもので，現在では一般的な医療機器として多くの病院に導入されている．一方，脳がどのようにはたらいているかについては，形態情報のみでは知ることはできない．そこで必要になってくるのが後者の機能を計測する装置で，PET，SPECT，脳波計，脳磁計，fMRI，NIRSなどが代表的なものである．

脳磁計（magnetoencephalograph：MEG）は神経細胞の電気的な活動で発生した磁場（脳磁）を計測することにより，脳の機能を非侵襲的に測定する装置である．近年の脳に対する関心の高まりを背景に，最新の情報処理理論に基づいた解析手法が取り入れられるようになって，新たな展開を見せつつある．本節では，この脳磁計について紹介する．

（1） 脳磁の測定対象と原理

脳磁は，神経細胞の活動，特に大脳皮質錐体細胞の樹状突起に発生した興奮性シナプス後電位に伴って発生する電流によってつくられると考えられている[1], [2]．その発生機序を図1-5-5に示す．

神経細胞が興奮すると細胞膜のイオンチャンネルが開いて細胞の内外に電流の流れが生じる．このうち，細胞の外を流れる電流は頭皮上の電位として脳波計によって計測されるが，この電流は頭部全体を環流するため発生した磁場は互いに打ち消しあうことになり，外部から磁場として観測することはできない．一方，細胞の内部を流れる電流は局在しているため電流密度が高く，観測可能な磁場を発生する．実際には数千から数万の神経細胞が比較的長い時間にわたって同期して発火することで，外部から計測可能なレベルの磁場が発生するようになる．ただし，その強度は数pT（p（ピコ）は10^{-12}，T（テスラ）は磁場の単位）から数10fT（f（フェムト）は10^{-15}）程度であり，地磁気（10^{-5} T）と比較しても極めて小さな信号である．

このような微弱な磁場を検出できるセンサとしてはSQUID（superconducting quantum in-

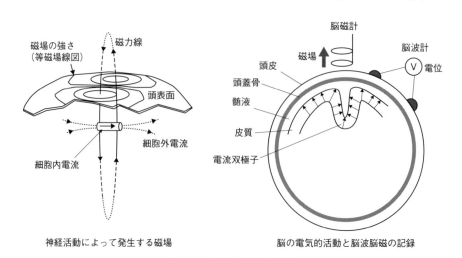

神経活動によって発生する磁場　　　脳の電気的活動と脳波脳磁の記録

図 1-5-5 脳磁の測定原理図

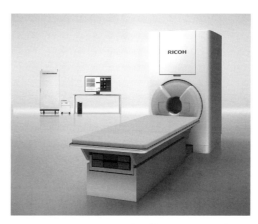

図 1-5-6　脳磁計の外観（(株)リコー提供）

terference device：超伝導量子干渉素子）が知られており，それをシステム化して脳活動を計測する装置としたものが脳磁計である．最近の脳磁計は多数のセンサを頭部全体を覆うように配置したものが主流となっている．図 1-5-6 に装置の例を示す．

　先に述べたように，脳の機能を計測する装置としては，脳波計，脳磁計，PET，SPECT，fMRI，NIRS などが使われている．脳磁計と他の装置を比較すると，まず脳波の場合は脳磁と同じ神経細胞の電気的な活動を異なる原理で観察するものであるが，脳の内部で発生した電位が頭表に到達するまでには，脳，脳脊髄液，頭蓋骨，頭皮などの導電率の異なる媒質を経由しなければならず，頭皮での測定結果から内部の活動を推定するためには実形状モデルに基づいた複雑な計算が必要になる．一方，脳磁の場合は生体が磁気的にほとんど透明なため，脳内で発生した磁場はゆがみを受けることなく検出することが可能であり，複雑な計算を経なくても脳の内部の活動状況を精度よく観察することができると考えられる．実際の臨床応用例では脳の活動部位をミリメートル単位で推定することが行われている．また脳波では，何らかの基準点（耳朶電位基準や平均電位基準など）が必要となるが，脳磁では基準点が必要ないこともメリットとなる．

　次に PET，SPECT，fMRI，NIRS と，脳波計や脳磁計を比較してみよう．まず，PET やSPECT などの 4 つは脳活動を直感的に描出することに優れているが，神経細胞の活動を直接とらえたものでなく，代謝や血流といった間接情報を観測するものであることに注意しなければならない．また，時間分解能としては脳波計や脳磁計がミリ秒以下の変化をとらえることができるのに対して，SPECT や PET は分単位，fMRI や NIRS は秒単位である．さらに，これらには放射性物質や強磁場による被曝の問題があり，繰り返しての計測や安全性には注意が必要となる．一方，脳波や脳磁は生体内で発生した現象を受動的に計測しているだけなので完全に非侵襲的である．

　ただし，脳磁にも問題点があり，電磁気学上の理由により，頭表に対して垂直な電流成分は外部に磁場を発生しないため検出できないこと，観測した磁場から活動部位を求める手法（生体磁場逆問題）が厳密には未解決であること，距離による減衰が大きいため深部の計測が難しいこと，計測中は安静を保つ必要があること，装置が大がかりで高価であること，などが挙げられる．

　脳磁計を用いる際には，これら長所と短所をよく理解した上で他の装置と相補的に利用し，

他分野の結果や関連した知識なども用いて総合的に判断していくことが重要である.

(2) 構　成

　脳磁計は,脳から発生する微弱な磁場を検出する SQUID 磁束計,センサ部を極低温に保つ
デュワ,センサの駆動と信号処理を行うエレクトロニクス部,測定された信号を収録・解析・
表示するコンピュータ部,環境磁気雑音を遮蔽する磁気シールドルームなどより構成され
る[1],[2].システム全体の構成は図 1-5-7 に示すとおりである.

a. SQUID 磁束計

　図 1-5-8（a）は脳磁計の中核部ともいえる SQUID 磁束計のブロック図である.ジョセフソ
ン接合とよばれる超伝導体素子（図の×印の箇所）を 2 つもつ超伝導ループ（図のリング部）
からなる SQUID と電子回路から構成されている.

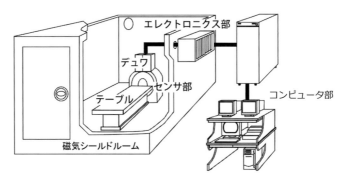

図 1-5-7　脳磁計のシステム構成

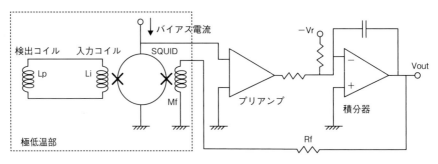

(a) ブロック構成図

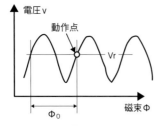

$\Phi_0 = 2.07 \times 10^{-15} \mathrm{Wb}$（Wb：ウェーバー）

(b) 磁束-電圧曲線

図 1-5-8　SQUID 磁束計
a：SQUID 磁束計のブロック構成図, b：磁束-電圧曲線

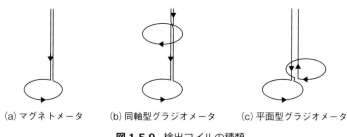

（a）マグネトメータ　　　（b）同軸型グラジオメータ　　　（c）平面型グラジオメータ

図 1-5-9　検出コイルの種類

　液体ヘリウムによって SQUID を超伝導状態に保ち，超伝導ループに臨界電流を越えるバイアス電流を流して SQUID の両端に発生する電圧をプリアンプで増幅して観測すると，外部磁束の変化に伴って図 1-5-8（b）に示すような磁束量子とよばれる ϕ_0 を周期とした磁束-電圧曲線が得られる．これは非線形な関係であるが，出力電圧をプリアンプと積分器で増幅し，コイル Mf を経由して SQUID にフィードバックをかけると，磁束-電圧曲線の出力電圧と基準電圧 V_r との差が 0（零）になる点に安定する．これは零位法（測定方法の分類の一つ．測定量の結果として生じる計器の指示値を読む「偏位法」に対し，測定量がある基準量と等しいかどうかを調べるのが「零位法」）の一種で FLL（flux locked loop）法とよばれており，この状態で積分器の出力を読むことにより，SQUID に入力する磁束に対して線形動作する超高感度の磁束計が実現できる．

　実際の脳磁計では SQUID に磁場を効率的に導くために検出コイルが用いられる．検出コイルとしてはさまざまな形状のものが提案されており，磁場をそのまま検出するマグネトメータと，磁場の差分を検出するグラジオメータに大別される．代表的なものを図 1-5-9 に示す．

　グラジオメータは 2 つのコイルを逆向きに巻いて結合したもので，脳からの信号は生体近くのコイルでのみ検出され，外来ノイズは遠方起源ゆえ両方のコイルに均等に入力されることで打ち消されるように設計されたものである．差分の取り方には図で示したものの他にもいくつか種類があり，2 つのコイルの間隔（ベースラインとよぶ）もさまざまであるが，これらは一概にどれか一つが優れているとはいえず，利用目的に合致しているかどうかが重要である．一般的には同軸型グラジオメータが主流であり，深部の計測など特別な用途ではマグネトメータを採用することが多い．

b. デュワ

　センサはデュワとよばれる断熱容器中に液体ヘリウムによって極低温に保持され，頭部全体を覆う形で配置されている．デュワは脳から発生した磁場をゆがみなく SQUID まで到達させるために，FRP（fiber reinforced plastics：繊維強化プラスチック）などの非磁性材料によって製作される．最近は装置の大型化が進み，100 か所以上の測定点をもつものが主流となってきた．

　センサの数は多ければそれだけ大量の情報が収集可能であるが，システムの適切な設計の意味では必要にして十分であることが重要で，利用目的をふまえた検討が望まれる．

c. コンピュータ部

　SQUID 磁束計で得られたアナログ信号はデジタル化してコンピュータに取り込まれる．取り込まれた多チャンネル時系列信号は，必要な信号処理を行うことで目的信号を抽出し，解析された上で理解しやすい表示形式で可視化される．

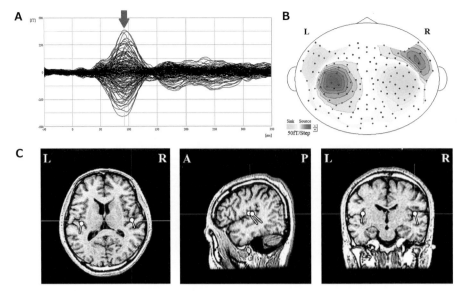

図 1-5-10　健常者による聴覚誘発反応の脳磁測定例（口絵4参照）

　実際の脳磁の例を図1-5-10に示す．これは健常者に1kHzの断続音を聞かせたときの反応を測定したもので，測定信号の時系列波形（A），Aの矢印の時点における磁場分布を等高線で表現した等磁場線図（B），磁場分布から計算して求められた活動箇所をMRI上に投影した図（C）を示したものである．

d. 磁気シールドルーム

　脳磁の計測は外界からの磁場を低減するため，高い透磁率をもつ金属材料であるパーマロイなどを用いて製作された磁気シールドルーム内で行われる．遮蔽率は磁場の周波数に依存し，1Hzにおいて1/1,000〜1/10,000程度のものが一般的である．また，磁気シールドルームの周囲に巻いたコイルに電流を流して外来磁気雑音を打ち消すアクティブシールド法も実用化されている．ここでも目的に合ったシステム設計が重要で，環境磁気雑音が大きい場合や微弱な信号を測定する場合やマグネトメータを利用する場合は高性能の磁気シールドルームを用いることが多い．

(3) 歴 史

　脳磁の歴史はイリノイ大学のコーエン（D. Cohen）が1968年に100万回の巻き数をもつコイルを用いてα波の測定に成功したのを嚆矢とする．そのときはまだノイズも多く脳波に及ぶものではなかったが，その後マサチューセッツ工科大学に移ったコーエンは1972年に高性能のシールドルーム内でSQUIDを用いることで脳波に比肩しうる良好な信号の検出に成功し，多くの研究者が注目するところとなって，ここに生体磁気計測が本格的にスタートすることになった．

　その後，1980年代には数チャンネルの小規模なSQUID磁束計を用いて脳磁の計測と研究が複数の施設で進められていたが，1990年代になると多チャンネル化が進み，頭部全体を覆うようにセンサを配置した全頭型も登場して，国内でも相次いで導入されるようになった．

　日本では 1990 年に高度生体磁気計測システムの研究開発を目的とした超伝導センサ研究所が設立され，6 年間の研究期間のうちに世界最大規模（当時）となる 256 チャンネルの全頭型脳磁計を完成させて，この分野をリードする成果を挙げた．

　2000 年代に入って装置の性能と使い勝手が向上し，解析技術の高度化が進んだことも加わって，限られた分野の研究者によって進められてきた状況から生理学や医学の研究者も新たに参入するようになり，臨床応用が進むようになった．2004 年には保険適用となり，神経磁気診断の名称で診療報酬点数 5,000 点となってからは一般診療として位置づけられ，患者の負担軽減と病院での導入が促進された．この時点では適用範囲が手術を前提とした術前検査 1 回のみに限定されていたが，その後の応用拡大と関係者による努力が続けられた結果，2012 年には保険適用の範囲が拡大され，手術を前提とすることなく，感覚障害および運動障害の鑑別診断も適用となり，名称も脳磁図に変更されて診療報酬点数も 5,100 点に改定された．さらに 2020 年 4月からは自発活動を測定するものについては診療報酬点数が 17,100 点に引き上げられ，現在に至っている．

（4）　測定と解析，応用[1]~[10]

　脳磁はその測定方法によって自発脳磁と誘発脳磁に分類することができる．自発脳磁は脳の定常的な活動を記録したもので，てんかん患者の診断には脳磁計の黎明期より大きな貢献を果たしてきた[1]~[5]．誘発脳磁は被験者に視覚，聴覚，体性感覚，味覚，嗅覚などの刺激や心理課題などを与えたときの反応を調べるもので，刺激呈示時刻を基準として加算平均することで信号対雑音比を向上させることが多く行われている．近年は，ある脳領域における特定の周波数帯域の脳活動（基礎律動）が，刺激や課題に関連して強度が減弱する現象である事象関連脱同期（event-related desynchronization：ERD），また逆に強度が増強する現象である事象関連同期（event-related synchronization：ERS）が脳内活動の重要な指標として注目を集めている．

　脳磁の解析手順としては，反応が現れた時刻において測定結果からその発生源を推定し，MRI などの解剖画像上に投影して，機能の局在や活動レベルを診断することが広く行われている．ここで，測定された脳磁から活動部位を同定する手法は電流源推定または信号源解析とよばれ，電流源が少数の電流双極子で近似できる場合は高い精度で活動部位を推定することができる．一方，活動部位が広範囲に及ぶ場合は電流双極子モデルには限界があり，その場合の解析手法としては空間フィルタ法が知られている．これは脳内の関心領域を多数の小領域に分割して電流源の分布を推定する方法で，アルゴリズムとしては minimum norm filter やsLORETA（standardized low-resolution brain electromagnetic tomography）などが用いられる．

　最近，脳に対する新しいアプローチとして，脳を機能が局在したものとしてとらえるだけでなく，複数の脳領域が相互に結合した情報ネットワークとして理解することが重要と考えられるようになってきた．脳領域間の結合には，解剖学的結合（anatomical connectivity）の他，脳部位間の活動の相関（coherence や correlation）によって評価される機能的結合（functional connectivity）や因果関係を含めた effective connectivity があり，これらを統合して解析することで脳内各部位のはたらきと脳全体における情報の流れが可視化できるようになった．さらに，特定の周波数帯域の活動のみに着目するのではなく，異なった帯域の脳活動が互いに連携

する現象（cross-frequency coupling）にも関心が集まっており，現在，活発に研究が行われている．

　このような脳内各領域の活動と領域相互間の機能的結合は，他の脳機能計測装置でも数多く報告されているが，脳磁は神経活動を直接記録したものであり，ミリメートル単位の高い空間分解能とミリ秒単位の高い時間分解能を兼ね備えているため，時々刻々と変化する脳活動をより詳細に知ることができると考えられる．他方，数理学的な計算に基づいて得られた結果については，結論づける前にその意味合いを十分に検討する必要があることを忘れてはならない．

（5）　今後の展望

　脳磁計はこれまで主としててんかんの診断や運動機能・感覚機能の検査に利用されてきた[5]．最近は，高齢化社会を迎えて増加が予想される認知症の診断やリハビリの評価，精神科の診断など幅広い分野への応用が試みられている[6], [8]〜[10]．また安全で電極の装着などの煩雑な準備が不要であり，客観的な診断も可能であることから，成人のみならず早期の介入が有効な乳幼児にも適した検査法であるとの認識が広がり，発達障害の診断への応用も進められている[7]．

　脳磁計は，神経細胞の活動を直接観察可能で高い時空間分解能を有することを特徴とする脳機能計測法である．今後，数理科学や情報科学を含めた学際的な枠組みの中で研究が進められ，脳磁計が社会にますます貢献していくことを願うものである．　　　　　　　〔春田康博〕

文献

［1］高倉公朋・大久保昭行 編：MEG ─脳磁図の基礎と臨床─，朝倉書店，1994.

［2］原　宏・栗城真也 編：脳磁気科学，オーム社，1997.

［3］橋本　勲 ほか：臨床脳磁図検査解析指針，臨床神経生理学，**33**：pp.69-86,2005.

［4］Hari, R. *et al*.: IFCN-endorsed practical guidelines for clinical magnetoencephalography（MEG），*Clinical Neurophysiology*, **129**, pp.1720-1747, 2018.

［5］平田雅之 ほか：脳磁図の臨床応用に関する文献レビュー（第1報）─てんかん─，臨床神経生理学，**40**：pp.140-146, 2012.

［6］露口尚弘 ほか：脳磁図の臨床応用に関する文献レビュー（第2報）─虚血性脳血管障害─，臨床神経生理学，**40**, pp.195-202, 2012.

［7］白石秀明 ほか：脳磁図の臨床応用に関する文献レビュー（第3報）─小児疾患─，臨床神経生理学，**40**：pp.203-208, 2012.

［8］石井良平 ほか：脳磁図の臨床応用に関する文献レビュー（第4報）─精神科疾患・認知症─，臨床神経生理学，**41**, pp.29-45, 2013.

［9］鎌田恭輔 ほか：脳磁図の臨床応用に関する文献レビュー（第5報）─脳腫瘍─，臨床神経生理学，**41**, pp.46-53, 2013.

［10］尾崎　勇 ほか：脳磁図の臨床応用に関する文献レビュー（第6報）─神経変性・脱髄疾患と神経リハビリテーション─，臨床神経生理学，**41**, pp.57-70, 2013.

5-3　fMRI

　非侵襲で脳の活動を計測できる fMRI（functional magnetic resonance imaging：機能的磁気共鳴イメージング）は，現在では，日常の医療現場においても，最先端の医療研究や脳認知科学研究においても必須の脳計測ツールとなっている[1]．その適用分野も医工学はもちろん，心理学，教育学，経済学でも広く使われている．その特徴は，MRI 装置を使い，sMRI（structural MRI：構造 MRI）で高精密に脳構造を把握するとともに，fMRI では，その脳画像と対応する脳位置での脳活動を全脳にわたり計測できることである．本節では，fMRI 計測について，その原理，装置，開発の歴史，fMRI 脳測定・解析法などを紹介し，最後に課題と将来展望を論ずる．

(1)　原　理

　fMRI は，MRI の強静磁界の中で水素原子スピンの核磁気共鳴（NMR）現象（1 章 1 節 1-3 参照）を利用し，神経活動に起因した BOLD（blood oxygenation level dependent）信号というものを計測する[1]．この BOLD 信号は，神経の発火応答（活動電位）そのものでなく，以下に説明するように，神経の活動に伴う「脳血流と血中ヘモグロビンの状態」変化を反映した信号である．すなわち，神経活動が起こると，その活動代謝を補うための酸素化ヘモグロビンを供給する局所脳血流が増大し，その結果，酸素化ヘモグロビンが増加し，脱酸素化ヘモグロビンが減少する．ところが，酸素化ヘモグロビンは反磁性体，脱酸素化ヘモグロビンは常磁性体であり，活動した神経組織の周辺のこのような局所磁場の変化が，核磁気共鳴信号に影響を与える．すなわち，反磁性体の増加は MR 信号を大きくし，逆に常磁性体の増加は MR 信号を減少させる．MR 信号に生じるこのような変化を BOLD 信号とよんでいる．

　図 1-5-11 に BOLD 信号の典型的な波形を示す．BOLD 信号は，血流の増加に伴って神経活動から 1〜2 秒遅れて始まり 5〜6 秒でピークに達し，10 数秒後に小さい負の活動を示し 20 秒

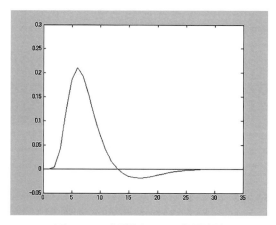

図 1-5-11　典型的な BOLD 信号波形
fMRI の代表的統計的処理ソフト SPM（statistical parametric mapping）[2] で用いる BOLD 信号．横軸が発火後の時間（秒）で，縦軸が規範的 BOLD 信号波形（信号波形の面積積分が 1 となるように規格化）．本図は，SPM の HRF（血液動態関数：hemodynamic responce funtion）を用いて筆者が生成した．

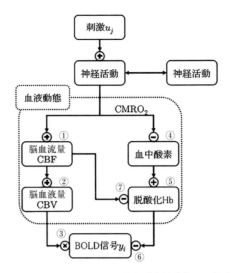

図 1-5-12　BOLD 信号の発生機序（文献 [3] を一部改変）

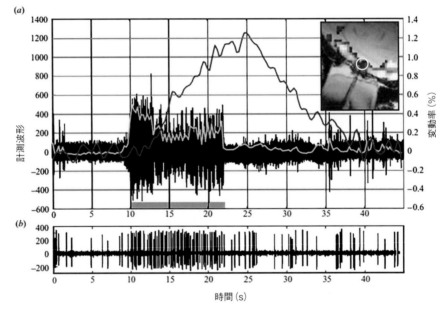

図 1-5-13　BOLD 信号の起源（文献 [4] を一部改変）
右上写真の円で示した領域で，電極で神経スパイクと局所電位を，fMRI で BOLD 信号を同時計測し，
BOLD 信号は，局所電位の作り出す小さな BOLD 信号の和であることを示す．

以上経過後に元に戻る．
　このような BOLD 信号のより詳しい発生過程は，図 1-5-12 の血液動態で説明される．神経
発火に伴う代謝過程に必要な酸素を神経組織に供給するため，同図①，②，③の順にまず脳血
流量（cerebral blood flow：CBF）が増え①，それに伴い脳組織の脳血液量（cerebral blood
volume：CBV）が増加し②，神経発火の局所脳部位での酸素化ヘモグロビンが一時的に過剰に
なることが BOLD 信号を増大させる③．同図④，⑤，⑥は，神経組織の代謝過程に伴う脳酸素
消費量（$CMRO_2$；cerebral metabolic rate of oxygen）が BOLD 信号に与える影響を示す．代謝
により血中酸素が減少し④，脱酸素化ヘモグロビンが増える⑤．この代謝過程は血流より変化

の遅い現象である．したがって，脱酸素化ヘモグロビンは，発火の初期には CBF の影響で減る⑦が，徐々に増えることにより BOLD 信号は減衰する⑥．

　ロゴテティス（N.K.Logothetis）は BOLD 信号の起源を調べ，BOLD 信号が対象とする組織内の数百以上の神経活動の代謝過程から発生する小さな BOLD 信号を加算することで説明できることを明らかにした．図 1-5-13（a）の太い緩やかな変化を示す線が実際の BOLD 信号，その下は，細胞外電極で観測できるたくさんの神経活動（黒スパイク）とそれらがつくり出す局所電位（local field potential，白線），同図（b）はノイズを取り除いたスパイク活動を示す．個々の局所電位のつくる小さな BOLD 信号の和として BOLD 信号が観測できることがわかる[4]．このように，BOLD 信号は，通常数十 mm^3 ほど（例えば 3×3×4 mm 立方）の体積内の数百以上の神経活動が引き起こす局所神経電位がつくり出す小さな BOLD 信号の集合を観察していることになる．

　脳領域ごとに，また年齢（ことに幼少時）により神経構造が異なることなどを反映し，脳部位や年齢により BOLD 信号の形は微妙に変わる．個人ごと，脳部位ごとにひな形となるテンプレート BOLD 信号を作成し測定や解析に利用するソフトも提供されているが，成人の一般的脳機能計測状況下では，図 1-5-11 のような規範的 BOLD 信号を仮定することにより，十分高精度な fMRI 測定・解析が可能である．なお，fMRI の空間分解能が上がることにより，神経コラム内の神経活動を観測し，神経コラム間の相互作用など，今とは異なった現象を観察できることが期待できる．

（2）　装置の概要

　fMRI で用いられる MRI 装置は，静磁界，傾斜磁場，（磁気共鳴）励起用電磁波送信，磁気共鳴電磁波受信の 4 つの機能部品で構成されている（1 章 1 節 1-3 参照）．現在の 1.5 T および 3 T の強磁界 MRI は，液体ヘリウムで冷却した超電導磁石を用い直径 70 cm 近い空洞内を平行強磁界とし，そこに被験者を入れて計測する．3 T の強磁界下で水素原子スピンは 128 kHz の電磁波で核磁気共鳴を起こし，電磁波の送信停止後も，3 T の磁界強度の場所にあった水素原子は減衰しながらも 128 kHz の電磁波（電波）を出す．MRI はこの原理を使い，XYZ 方向の傾斜磁場の操作で核磁気共鳴の起こる場所を精巧に制御することで，全脳部位からの水素原子スピンの信号を電磁波受信機で受信し，画像化する．

　傾斜磁場，電磁波送信の印加制御をパルスシーケンスとよぶが，脳構成部位の組成の違いを反映させて，画像コントラストを強調あるいは抑制させることによりさまざまな脳画像を得ることができる．fMRI で用いる EPI（echo planer imaging）パルスシーケンスは，傾斜磁界の急速反転を利用した脳画像の高速撮像法（3 T マシンなら，例えば 2 秒間で 64×64 ボクセルのスライスを 30 数枚撮像可能）であり，BOLD 信号の計測・解析を可能とする時間分解能と空間分解能を実現している．

　パルスシーケンスの開発の歴史は，脳の何を観たいかの要求を実現してきた歴史である．ここでは核磁気「共鳴」現象だけに焦点をあて説明してきたが，見たいものと背景とのコントラストをつけた「画像化」については（縦緩和や横緩和など）「緩和」過程についての議論が必要になる．パルスシーケンスの詳細は出版物や論文[5],[6] を参照してほしい．

(3)　NMR, MRI, fMRI の開発の歴史

　fMRI, MRI の基礎原理である核磁気共鳴（NMR）はブロッホ（F.Bloch）とパーセル（E.Purcell）らにより 1946 年に発見され，1952 年にノーベル物理学賞が授与された．NMR 計測技術を利用しながら，計測位置情報を同定して脳画像を得る MRI 技術がローターバー（P.Lauterbur）らにより 1973 年に提案され，1975 年にはエルンスト（R.Ernst）らによりフーリエ変換法を使う高速撮像技術が開発され，MRI の実用化が加速するとともに臨床応用が始まった．その後 1990 年にベル研究所の小川誠二らによる BOLD 現象[7] が報告され，fMRI の原理が知られることとなった．また，化学分析やタンパク質解析への NMR 計測の適用が劇的に進歩し，その功績により 1991 年にエルンスト（Ernst），2002 年にヴュートリッヒ（Würthrich）がノーベル化学賞を受賞した．医療応用も進歩し，2003 年にローターバー，マンスフィールド（P.Mansfield）が MRI の開発の功績によりノーベル医学生理学賞を授賞した．

　このように，fMRI, MRI, NMR の開発の歴史は，科学史においてまれなほどに輝かしいものである．それは，強磁界環境下という特殊な条件はあるが，核磁気共鳴（NMR）現象が物理現象として完全に解明された安定した物理現象であり，その現象を制御可能とする技術が早々と確立できたことが大きい．NMR は原子スピン挙動をスペクトル空間（時間的・空間的に変化する現象を周波数成分ごとに分けたときの分布）で計測・分析する方向に進化し，一方，MRI と fMRI は，NMR での計測対象を水素原子スピンに限定し，傾斜磁場をスキャンしながら NMR 現象を起こすことで高精度の位置情報をもった脳の 3 次元計測に進化した．

　MRI も fMRI も神経や脳自体の直接計測ではなく，高静磁界内での水素原子の核磁気共鳴現象の計測という間接計測である．しかし，脳の構造と機能に関する脳計測の新しい必要性が浮上すると，その計測目的に適合したパルスシーケンスとそのためのソフト開発（もちろん，パルスシーケンスを実装できる MRI ハードの開発が必要になる）が行われ，新しい脳機能計測を実現し，今も進化を続けている．

　また，高静磁界化することにより，原理的に高 SN，高コントラスト，高精度化が容易にできることが MRI 脳計測の限界を遠い将来の話とし，現在でも MRI および fMRI，脳計測開発の原動力となっている．なお，歴史的には NMRI とよばれた時期もあったが，「核（Nuclear）」の悪いイメージを嫌い MRI という用語が定着している．

(4)　計測法，解析法としての特徴

　fMRI では，コンピュータを利用して MR 信号を局所の脳活動と関連づけ，得られた結果を sMRI の画像に重ねてカラー表示する．fMRI 画像の一例を図 1-5-14 に示す．

　脳計測技術としての MRI が水素原子スピンを測定対象としたことには，生体に水素原子が圧倒的に多く含まれているという点で技術的に必然性があった[1]．そしてさらに，そのことが偶然にも（当初予想していなかった）BOLD 効果を測定する fMRI 計測を生み出し，水素原子すなわち水の移動を計測する拡散 MRI（dMRI：組織内の水分子の拡散現象を利用した MRI）計測を可能にした．偶然はそれだけでない．たまたま頭蓋骨や骨には水素原子が少なく，一方，脳，脊髄，関節など人体特有の軟部組織には水素原子が多く含まれているため，fMRI では頭蓋

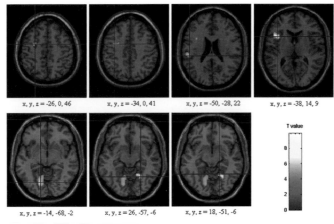

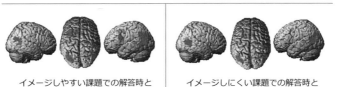

図 1-5-14 認知行動の違いは脳活動の違いとして検出される

骨に覆われた脳を骨の影響を受けずに外部から測定できる．このように，脳計測という観点での fMRI の特徴は，脳の深部を含めた全脳データを均質・高精度に収集できることである．

　fMRI を用いた計測の時間分解能，空間分解能を他の脳計測法と対比した図 1-5-15 を参考に示す．sMRI がもつ高分解能の脳部位・位置情報や拡散 MRI を利用した神経路走行情報を把握しながら，fMRI 計測ができるのが特徴で，中程度の空間分解能と低い時間分解の脳活動計測を提供している．

　fMRI 計測は時間的分解能に限界があるが，全脳に対応づけした脳機能計測ができる．計測の空間分解能は測定時のボクセル単位（例えば 3×3×4 mm）であるが，現在私たちが検出する脳機能局在は，数～数百個の計測ボクセルの集まりとして観測される（将来的に高分解能になり観測ボクセルが小さくなると，研究対象となる脳現象が変わってくる）．fMRI の時間分解能は，全脳計測で約 2 秒である．繰り返し計測と統計的処理により，数百ミリ秒の時間分解能は得られ，さらに計測範囲を絞るなどで時間分解能を上げることは可能であるが，BOLD 信号の発生機序の問題から時間分解能の向上には無理がある．

　fMRI 計測の場合，どのようにして，どのような事象に対応する BOLD 信号を生成させて，そのデータをどのように解析し，何を知ろうとするかが重要である．パルスシーケンスを選んで計測目的にふさわしい fMRI 計測を行い，そのデータから計測目的の現象を抽出・解析するという，計測と解析の 2 過程があるが，fMRI 脳機能計測の場合，この 2 つは密接に関連しており，その最適な組み合わがとられるべきである．

　以下では，現状で主流の EPI を用いた fMRI 計測・解析に焦点をあてるが，計測と解析が密接に関連していることに注意してほしい．採用した計測デザインにより，計測される fMRI の性質と内容が変わり，その後の解析法が変わる．当然，得られる解析結果の含意（意味するこ

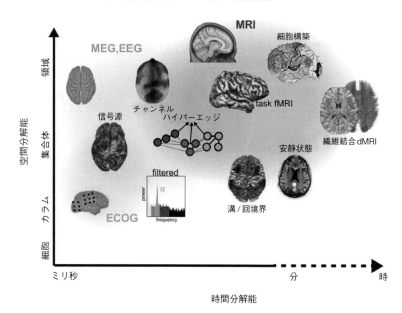

図 1-5-15　fMRI の時間分解能と空間分解能（文献 [9] を一部改変）

と）も異なる.

a. ブロック fMRI 計測デザイン

　　ブロックデザインは，まず被験者に一定時間繰り返し課題を与えて，それに伴って起きる BOLD 信号を計測する．次に得られた個々の脳部位（ボクセルあるいは ROI（region of interest：関心領域））での BOLD 信号を変数とし，タスクを行っている時期と対照の時期（タスクを行っていないとき，あるいはベースラインとなるタスクを行っている時期)で，統計的有意性判定を，全脳的に調べるものである．ブロック計測デザインでは，個々の BOLD 信号を計測・解析するのでなくブロック間の平均 fMRI 信号を比較するので，ブロック間での加算平均過程で多くのノイズはキャンセルされるため解析感度は良好である.

　　一例として，読みにくい文字を見せて，判読のために脳のどこが活動するかを見る実験を考える．血流変化に比べて十分に長い間隔を置いて交互に，読みにくい文字と対照となる文字とを複数回提示し，課題による血流の変化を起こさせる．この変化を，脳全体について繰り返し（例えば 4 秒ごとに 128 回）撮像して，得られた BOLD 信号をボクセルごとに計測・解析する.

　　しかし，ブロックデザインの計測・解析では，課題タスクの特定の認知機能（注意，記憶など）に焦点を当てることができない．個々の認知機能現象の解析には，次のイベント fMRI 計測を行う必要がある.

b. イベント fMRI 計測デザイン

　　特定の認知機能現象に対応した BOLD 信号を抽出し解析するイベント型 fMRI（efMRI）解析が開発され，SPM などの fMRI 解析ツールでサポートされている．イベント計測デザインは，課題を 1 回ずつ分離して短時間与え，その後の BOLD 信号の変化を経時的に計測する方法である．典型的な刺激は視覚刺激であるが，聴覚刺激やそれ以外の刺激が使われることもある．その原理は次の通りである．fMRI 信号の中に，イベントに対応したタイミングで発生する BOLD 信号が入っていることを仮定し，BOLD 信号の大きさを図 1-5-11 の規範的 Bold 信

号の β 倍であるとし BOLD 信号の大きさを推定・検出するが，そのとき，残差誤差（fMRI 信号−推定 BOLD 信号）を最小にする誤差最小法を用いる．イベント種類ごとの推定 BOLD 信号の大きさ（β）を比較することにより，その統計的差異を検定する[1], [2]．efMRI の Bold 信号推定では，残差誤差が比較的大きくなり，検定感度はブロック解析よりも低くなる．イベント計測デザインは，課題を与える際に順序に制限がないことや，実験後に被験者側の反応に基づいて，各イベントの結果を考慮して別々に解析できること，ERP（event related potential）などの神経科学指標と直接比較しやすいなどの特徴のため近年多用されている．

c. レスティング fMRI 計測デザイン

レスティング fMRI 計測デザインは，刺激を与えないで信号を集める方法である．被験者は MRI 装置の中で横になり，眠らないようにしながら安静を保つように指示される．約 10 年前から，課題を与えない状態（安静状態）における fMRI 信号の変化が，脳の信号処理基盤と深く関連しているとして注目されている．特定の課題刺激を使わない静止脳活動を対象とし，0.1 Hz 以下の fMRI 信号だけを解析対象とした rfMRI（resting）解析に使われ，脳全体の機能的結合関係を明らかにする connectome（神経接続マップ）研究の土台となっている[8]．臨床的な応用として，アルツハイマー病（AD）や，自閉症（autism spectrum disorder：ASD）など多くの疾患について，特定の部位で健常者と患者の間で安静時の信号強度の違いが見られないかどうか調べられている．

これまで見てきた様に fMRI では，結果を得るために，微弱な BOLD 信号に含まれるノイズ，アーチファクトを除いたり，与えた刺激と起こる反応が観察されるまでの時間差を調整したりする多様な統計解析を行う必要がある．そのために SPM をはじめとする多くの解析ツールが改訂され，脳組織（白質，灰白質など）の分離法（parcellation），脳の正規化法（normalization）に進歩が見られている．

なお，ノイズ除去技術を従来の単変量解析に適用することで，原理的に解析感度を上げることができる．丁寧な解析が必要なときには，是非考慮してほしい．

単変量（univariate）解析技術の延長と位置づけられる 2 変量（bivariable）解析として，個々の BOLD 信号推定値をそのまま時系列データとして扱う β 系列解析がある．3 次元以上の多変量（multi-variate）解析，新 AI 技術の適用なども可能になりつつあり，今後，fMRI 計測・解析がどのような発展をするか楽しみである．

(5) fMRI 計測の安全性について

fMRI 計測が PET や X 線などの計測に対し優位に立つ特徴は，放射線等を用いず安全な非侵襲的測定法であることである．ただし，現在主流の 3 T の静磁界より強磁界をもつ将来の MRI では，MRI 計測に伴いイオン化現象が発生しタンパク質変質などを起こすため，侵襲性への対策が必要となる．

今まで，MRI 計測による，人体への悪影響は報告されていない．しかし，強静磁界を使う fMRI 計測において，磁性体の持ち込みによる吸引事故，電磁ループ形成による火傷，騒音による耳の障害など「防ぎうる」事故が散見されている．fMRI 計測の実施者は，適切なインフォームドコンセントを行い，安全チェックを怠らずに，常に被験者や患者の安全確保を最重点にして fMRI 計測に取り組むことが不可欠である．

（6）　今後の展望

　脳機能計測および装置開発の論文数の量と伸びで fMRI が飛び抜けた位置を占めている．fMRI 計測と解析は，新しい脳機能計測設計の余地が原理的に残されており，現状でもすさまじい発展を示しており，今後の発展も期待できる．

　論文数だけでなく，MRI 装置と計測の技術進歩もすさまじく，励起発振器と受信器の多チャンネル化，画像の高精度化，計測時間の短縮，そのためのパルスシーケンスの開発が継続的に行われている．医療用の MRI 装置では，被験者や患者に対する負担軽減も進んでおり，静音化，撮像時間の短縮化，画像の高精度化が進み，MRI 空洞も大きくなり閉所恐怖感を軽減し，装置内のマットレスも居心地が良いものが提供され，結果として良い脳計測ができるようになっている．

　また，MRI 装置内で EEG あるいは NIRS の脳計測，さらには心電，血圧，脈拍などの生体計測との同時 fMRI 脳計測が可能であり，fMRI 計測の時間分解能不足を補い，あるいは多種のセンサ情報と脳情報とを組み合わせた回帰分析を始めとする各種の新しい解析が可能である．遺伝子情報研究では，その成果を遺伝子情報データベースに蓄え，研究者がオープンにデータを利用することにより発達したように，fMRI も共通データベースを整えた研究展開を開始している[10]．巨大なデータベースとリンクして，脳の膨大な情報の中から有為な情報を探索的に発掘する研究も期待されている．　　　　　　　　　　　　　　　　　　　　　　〔仁木和久〕

文献

［1］ 仁木和久：fMRI 計測でヒト知能をみる，電子情報通信学会会誌，**87**，pp.285-291，2004.

［2］ SPM［http://www.fil.ion.bpmf.ac.uk/spm/］（2019 年 7 月 22 日，閲覧）；fMRI のパラメトリック統計解析の代表的ソフト．

［3］ 松原　崇：fMRI で計測された BOLD 信号の線形・非線形モデル，日本神経回路学会誌，**21**，pp.87-92，2014.

［4］ Logothetis, N.K.: The neural basis of the blood-oxygen-level-dependent functional magnetic resonance imaging signal, *Philos Trans R Soc Lond B Biol Sci*, **357**, pp.1003-1037, 2002.

［5］ 木村徳典：MRI 技術の最近のトレンド（第 2 回）—MRI 収集系技術の変遷—，*Medical Imaging Technology*，**31**，2013.

［6］ 宮内　哲：脳を測る，心理学評論，**56**，pp.414-454，2013.

［7］ Ogawa, S., *et al*.: Brain magnetic resonance imaging with contrast dependent on blood oxygenation, *Proc Natl Acad Sci USA*, **87**: pp.9868-9872, 1990.

［8］ Leergaard, T. B., *et al*.: Mapping the connectome: multi-level analysis of brain connectivity, *Front Neuroinform*, **6**, p.1-6, 2012.

［9］ Garcia, J. O., *et al*.: Applications of community detection techniques to brain graphs: Algorithmic considerations and implications for neural function［https://www.biorxiv.org/content/10.1101/209429v1.full］（2019 年 7 月 22 日，閲覧）

［10］ 仁木和久：脳イメージング情報とニューロインフォマテックスシステム，日本機械学会学会誌，**11**，pp.896-899，2008.

5-4　NIRS

NIRS（近赤外分光法：near infrared spectroscopy）は，波長 800 nm 付近の近赤外光を，頭皮上に置かれた送光プローブから脳に向かって照射し，透過，散乱，反射して頭皮上まで透過してきた光を，近傍に置かれた受光プローブで検出し，その光量や周波数などから，光の透過経路にある血管中に含まれる酸素化ヘモグロビン，脱酸素化ヘモグロビンのそれぞれの変化量を求め，それをもとに，脳の活動状態を推測するシステムである．脳波計や脳磁計と異なり，脳細胞の活動を直接計測するものではない．計測対象はあくまで酸素化ヘモグロビン，脱酸素化ヘモグロビンの変化量であるが，脳磁計や fMRI に比べ安価な装置を使って脳の活動を推測できるということで，医療のみでなく，心理学や教育学にまで利用が広まっている．NIRS はもともと脳以外をも対象とするが，特に脳の活動のモニターに使われる NIRS は，機能的（functional）の f をつけて，fNIRS ともよばれている．

NIRS は，1980 年代から盛んに研究が進められ，装置開発において日本の各企業は一貫して世界をリードしてきた．近年は小型の NIRS 装置も市販され，ユーザが広がっているが，用語や基礎的事項の理解に混乱が見られる．本項では，NIRS 装置に関して，開発の経緯や議論の経緯をふまえ，原理および装置の正しい使用法と今後の展望についての解説を行う．

（1）　原　理

NIRS の原理の基礎は，ランベルト-ベール（Lambert-Beer）の法則である．図 1-5-17（a）に示すように，光源と検出器を一直線上に向かい合わせて置き，その中間に計測したいサンプルを置く．入射した光は，一部サンプルに吸収されるが，透過光の強さは，サンプルの長さ d（mm）と，サンプルに含まれる物質濃度 C（mol/mm^3）との積によって変化し，図 1-5-17（b）に示すように指数関数的に減衰する．入射光量を I_0，物質の濃度を C，サンプルの長さを d，検出される光量を I とすると，I は次のランベルト-ベールの法則で示される．

$$I = I_0 \exp(-\varepsilon C d)$$

ここに ε は吸光係数とよばれ，物質ごとに決まっている．全ての波長について，吸光係数をプロットした図が，光吸収スペクトルである．d は実際に光が対象を通った長さのことで，光路長とよばれる．この光路長 d を既知にすれば，光量 I を計測することで濃度 C が計算できる．便宜上，上式は対数変換して扱うことが多く，入射光と検出光の比の対数に負号をつけた値を吸光度（absorbance もしくは Abs. 以下では A で表す）とよぶ（負号をつけるのは，入射光よりも検出光が減少し，比の対数が負になるので，吸光度を正の値にするため）．対数変換によって，指数関数を積として扱うことができる利点がある．

$$A = -\log(I/I_0) = \varepsilon \times C \times d$$

実際の計測ではサンプルへの入射光量 I_0 を厳密に統制することはほとんど行われずに，参照物質（レファレンス，例えば水）を用いる．水の吸光度との差を計算することで，水に溶けている物質濃度 C を定量する．

ランベルト-ベールの法則は，光が直進し，吸収のみによって減衰される場合を対象とした．しかし，NIRS の場合は光源と検出器は一直線上でなく，図 1-5-18（a）のように，数 cm 離して同じ方向を向いて置かれる．図 1-5-17（a）とは異なるために，ランベルト-ベールの法則が

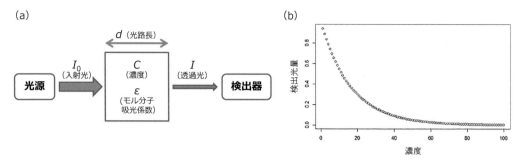

図 1-5-17　NIRS の原理図
（a）透過光を計測するランベルト-ベールの法則．（b）検出される光量の減衰

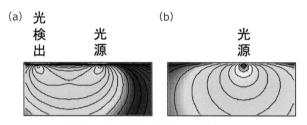

図 1-5-18　NIRS の計測する領域
（a）計測する部分を感度で示す．（b）光強度の分布

そのまま適用できない．そこで，吸光度 A の代わりに吸光度変化 ΔA，濃度 C の代わりに濃度変化 ΔC，光路長 d の代わりに平均光路長 $\langle d \rangle$，さらに吸収以外の光減衰の成分 ΔS を加えるという 4 点の修正をほどこした変形ランベルト-ベール（modified Lambert-Beer）の法則

$$\Delta A = \varepsilon \times \Delta C \times \langle d \rangle + \Delta S$$

が考え出されて，これが NIRS の基本式とされている．ちなみに，図 1-5-18（a）は光が進む道筋を示してはいない．光源から照射された光は，図 1-5-18（b）のように，放射状に分布する．一方，光検出器の感度も放射状に分布すると考えられる．図 1-5-18（a）の「バナナ形状」の感度分布は，これら光分布と光検出感度分布との積で計算され，NIRS が計測している範囲を示唆している．光源と検出器の距離を 3 cm 程度とした場合，1.5 cm 程度の深さは十分に計測していると考えられる．つまり，頭皮に置いた送光プローブと受光プローブによって，それらの間の直下に位置する大脳皮質のヘモグロビン変化を計測している．

　fNIRS のようにオキシヘモグロビン（酸素化ヘモグロビン：oxyHb）とデオキシヘモグロビン（脱酸素化ヘモグロビン：deoxyHb）という 2 種類の物質が計測対象としてある場合には，波長の異なる 2 つの近赤外光を用い，それぞれの吸光度を計測することで，2 種類の物質の濃度を知ることができる．具体的な計測および脳の機能との関連については，以下に述べるが，さらに詳しくは，専門書[1] に譲る．

（2）　測定対象

　fNIRS は脳活動を計測するツールとして使われているが，直接には，照射と検出の光プローブ間の光の脳内経路にある血管に含まれるオキシヘモグロビンとデオキシヘモグロビンの濃度の変化をとらえるものである．計測したい脳部位に該当する頭皮に光プローブを貼ることで計

測するため，例えば，前頭葉の脳活動を計測するためには，光プローブを前額部に貼りつける．

　そもそも，ヘモグロビン（Hb）は血液の赤血球中に存在する酸素運搬色素であり，4つのヘムたんぱくをもっており，酸素の多い環境では酸素と結合し，酸素の少ない環境では酸素を離すという性質をもっている．この性質のために酸素はヘモグロビンによって，酸素豊富な環境である肺から，酸素が少ない末梢組織まで運搬されることになり，その過程で，ヘモグロビンはオキシヘモグロビンからデオキシヘモグロビンになる[*1]．

　具体的に，大脳の活動を計測すると考えてみよう．大脳では神経活動後に，数秒経ってから血行動態が変化する．神経活動によってまず酸素が消費されデオキシヘモグロビンが増加する．次いで，酸素と結合したオキシヘモグロビンが流れ込むことで，デオキシヘモグロビンが洗い出される．つまり，ここで NIRS が計測するものは，脳活動によるオキシヘモグロビン増加と，デオキシヘモグロビン減少となる．通常はオキシヘモグロビン増加を観測すればよいが，同時にデオキシヘモグロビンが減少していることを念のため確認する必要がある．仮に計測データのデオキシヘモグロビンが増加していたとしたら，大脳の神経活動と血行動態のストーリーに合わないため，体動による皮膚血流の影響などを考えねばならない．

　なお，「NIRS は血流を測る」と書かれることがあるが，これは正しくない．NIRS が表示するオキシヘモグロビン変化とデオキシヘモグロビン変化，さらには，両者の和としての全ヘモグロビン（totalHb）変化は，「流れ」の単位をもたず，(1) で述べたように，濃度の単位をもつからである．ポジトロン放射トモグラフィ（PET）装置の議論においては，脳血流量（cerebral blood flow：CBF）と脳血液量（cerebral blood volume：CBV）とは区別されて議論される．これにならえば，「NIRS は脳血液量（CBV）の変化を計算している」という記述なら間違いはない．

(3) 機器の構造

　NIRS 装置は，光源，検出器，その他の電子回路，表示システムなどで構成され．光源にはオキシヘモグロビンとデオキシヘモグロビンの2成分を計算するために必要な，最低2波長が使われる．2波長は，ヘモグロビンの光吸収スペクトルの特徴的なピークなどが選択される．図 1-5-19 にヘモグロビンの光吸収スペクトルを示す．このスペクトルの値が，理論式の吸光係数 ε に相当する．酸素化型と脱酸素化型とで同じ光吸収を示す等吸収点は 805 nm 付近であるが，その前後の2波長を選ぶことが多い．

　ここで複数波長の光源につなげた送光プローブと，検出器につなげた受光プローブという2つのプローブの組み合わせで計測部位（チャンネルともいう）を決定でき，トポグラフィ画像が実現できる．例えば図 1-5-20 のように，送光プローブ（濃いグレーの丸）6本と受光プローブ（薄いグレーの丸）6本を配置した場合は 4×4 チャンネル，つまり 16 チャンネルのデータを得ることができる．これらを画素と考え，例えば 32×32 にするための画像補間処理をほどこすと，32×32 の画像をもつトポグラフィ画像が得られることになる．この例ではプローブを画

[*1]　ちなみにこのヘモグロビンの性質は酸素化-脱酸素化反応であって，酸化-還元反応とは化学的に明確に区別されるので注意が必要である．酸化-還元反応は電子の移動を伴うものであり，一度酸化してしまったものは外部から化学的な力を与えねば還元することはできないからである．また酸素と結合したヘモグロビンはオキシヘモグロビンとよばれ，英語表記は oxygenated hemoglobin が使われている．このオキシは「oxy」であって「oxi」ではない．しかし古い教科書にはまだ酸化ヘモグロビンなどの用語が使われていることもあるので，注意が必要である．

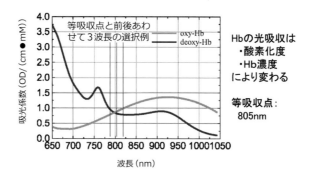

図 1-5-19　ヘモグロビンの吸光度スペクトル

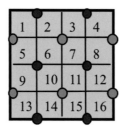

図 1-5-20　トポグラフィ画像
濃いグレーの丸：送光プローブ，薄いグレーの丸：受光プローブ

素の対角に配置したが，画素の両辺としても同様の画像ができあがる．トポグラフィ画像の大きさは，送光と受光の距離（およそ3cm）と，使うプローブの本数とで決まり，また，画像の正確さ，きれいさは，計測チャンネルの数と，画像補間処理のアルゴリズムによって決定される．

　空間的に複数の送光プローブと受光プローブを並べた場合，どの送光プローブからの信号かを区別するために，大別して3つの方法が実現されている．第一は時間分割である．光源の発光する時点を指定し，決められた時間には決められた光源のみから照射している状況をつくる．第二は周波数分割である．光源を異なる周波数で同時に照射し，信号検出後に必要な周波数を取り出す．第三はCDMA（code division multiple access，符号分割多重接続）である．特定のパターンによって光源の点灯タイミングを決め，そのタイミングにあった信号を取り出す．

（4）　歴　史

　NIRS装置の研究開発は，1977年に*Science*誌に発表されたジョブシス（F. Jöbsis）の論文に始まるとされている．この論文でジョブシスは，近赤外光がネコの頭部を「透過」してくること，そして複数波長の光を使うことによってヘモグロビンの酸素の状態が推定できることを示した．

　なお，ジョブシスの*Science*誌への論文がNIRS研究を進めたのは間違いないが，彼は雑誌への投稿前後に複数の国際特許をあらゆる国に出願し，多くの国でこれらの複数の国際特許を成立させており，日本でも複数の特許を出願した．しかし日本においては，当時の住友電気工

業(株)の研究者たちの尽力により，ジョブシスの重要な特許が成立しなかった．日本はその後NIRS 開発において 1990 年以降世界をリードするのだが，国内では特許の制約がなかったことがNIRS の研究を進めることとなった点を指摘しておく．

　NIRS は計測チャンネル数が単一のものと複数のものとに大別できる．単一チャンネルの計測システムは酸素モニタとよばれ，未熟児網膜症予防を目的とした新生児の脳計測，手術中の脳酸素状態を知ることを目的とした麻酔中の脳計測，運動中の筋肉の酸素計測などに応用されてきた．

　1990 年前後から，NIRS 計測を複数組用いて光による断層画像（光 CT）を実現するプロジェクトが，日本でスタートし，同時に海外もすでに光 CT の研究をスタートしていた．1990 年代の NIRS の研究は 2 つに分かれた．一つが，算出されるオキシヘモグロビン変化とデオキシヘモグロビン変化の臨床的な意味を追求するスペクトロスコピー研究と，もう一つが光 CT の実現を目指した画像再構成法の研究であった．日本の NEDO プロジェクトによりピコ秒のパルスレーザーを使った時間分解計測可能な光計測を備えたシステムが完成した．これは世界最高性能のものであったが，期待したほど光は頭部を透過せず，画像を得るために時間がかかり，応用面が課題であった．

　2000 年前後に，複数組の光計測システムによる計測値を並べて，地形図のように画像化するトポグラフィが製品化された．光 CT の断層図（トモグラフィ）は脳の輪切り像表示を目指すが，トポグラフィは脳表面に画像を表示したものである．画像処理に時間がとられないために，毎秒 1 枚程度の画像化が可能であり，脳機能研究に広く普及した．

　装置の小型化，多チャンネル化が実現した現在，「算出されるオキシヘモグロビン変化とデオキシヘモグロビン変化の臨床的な意味を追求する研究，つまりスペクトロスコピーの研究」の成果が，脳機能画像とリンクしていないことが問題である．例えばオキシヘモグロビン増加を脳活性とよんで，それで全てを議論してしまう風潮がある．大脳生理学として脳で何が起こっているか，人の意識や認知活動とどのような関係があるか，それらを NIRS データで議論することが現実的なのか，などエビデンスに基づいた厳密な検討が少なくなってしまっている点が懸念される．

（5）　測定および解析技術

　測定にあたって，送光プローブと受光プローブを頭部に取りつけるのであるが，この際に光プローブが動かないようにしっかりと取りつける必要がある．イメージング装置では，照射-検出の組み合わせが多くあり，取りつけに時間がかかってしまい，また一つ一つ感度をチェックしていくと被験者が疲れてしまう．ざっとプローブホルダーを取りつけて，信号が出ていないところを個別に直していくほうが効率が良い．その際に光プローブの扱いには細心の注意が必要である．高価な光ファイバを使っていることが多く，光ファイバは電線と異なって曲げに弱い．無理に曲げると，たちまち折れて使えなくなってしまう．

　測定では，できれば実験の様子をビデオに収めるなどして，データ変動が体動によるものではないことを，必要に応じてチェックすることが望ましい．前額部の皮膚血流は変わりやすい．姿勢の影響や，実験中の不自然な動きに対しても NIRS は敏感にデータを得てしまうために，それらがアーティファクトとなる．脳活動を見ているつもりが，単に頭皮の皮膚血流の影

響を見たに過ぎないこともある．どのようにして皮膚血流の影響を取り除くか，意識することが大切である．計測後に皮膚血流を除去する報告も多く見られるのだが，まずは，プローブを正しく取りつけているかをチェックすべきである．

　神経活動は変化が速いため，脳波計や脳磁計などはミリ秒単位のデータ取得が必要となる．一方，脳の血行動態は秒単位で変化するために，NIRS は脳波計ほどの高速データ取得を必要としない．実験の組み立てにあたっては，同じく血液の情報に基づく信号を計測している，機能的磁気共鳴イメージング（fMRI）の実験時間設定が参考になる．

　fNIRS のトポグラフィ画像を「脳表にのせて」，脳機能マッピングの議論をするときには，細心の注意を必要とする．もともとはタイル状に並べた数値であるため，本当に脳の溝に該当する部分を計測できているのか，それとも単に補間した結果出てきたものなのか見分けることが要求される．

（6）　今後の展望

　小型，ポータブルから，ウエアラブルのサイズまで，装置は小型化していくことが予想できる．さらに埋め込むタイプ（プランタブル）の NIRS 開発も進むと思われる．生体適合性さえクリアすれば，センサを埋め込んでしまうほうがプローブの位置も固定し，測定精度の向上が期待できる．

　計測対象が人，さらに脳の場合には，いくら精細に計測システムを組み上げてデータを得たとしても，個人差や日内変動などのほうが大きく，動いているもの，変化しているものをとらえて検討するという医工学独特のセンスが必要になる．また，光学技術が発展するに従って，使う側の知恵が要求されてくるようになる．　　　　　　　　　　　　　　　〔江田英雄〕

文献

[1] Johns, S. F. : A History of Light and Colour Measurement, Science in the Shadows, Institute of Physics Publishing, 2001.

・Tuchin, V. : Tissue Optics: light scattering methods and instruments for medical diagnosis, 3rd edition, Society of Photo-Optical Instrumentation Engineers, 2015.

・IEC 80601-2-71: 2015, Medical electrical equipment -- Part 2-71: Particular requirements for the basic safety and essential performance of functional Near-Infrared Spectroscopy（NIRS）equipment，IEC/ISO

・江田英雄：21 世紀の科学をつくる脳の謎に挑む—光計測で脳活動をみる—数理科学，**39**，pp.76-83，2001.

・江田英雄：NIRS の問題点と今後の課題，システム／制御／情報，**53**，pp.155-161，2009.

6 口腔機能を診る技術

(1) はじめに

　口腔は唇や頬，舌，歯，歯茎，上顎，下顎などからなる身体の一部分であり，食事や会話を楽しむときをはじめ，歌う，深呼吸する，兄弟喧嘩で咬みつく，愛情表現をするときにはたらくなど多様な機能を担っている．

a. 歯科と医科

　医療，医薬品，健康，食品衛生関連で国家資格を必要とする職種は，医師，保健師，看護師，臨床工学士など2019年現在22職種あるが，口腔に関して専門的に担うのは歯科医師，歯科衛生士，歯科技工士の3職種である[1]．口腔を担当する歯科医師は大学の歯学部あるいは歯科大学で教育を受け歯科医師国家試験に合格しなければならないのに対して，主として口腔以外を担当する医師は大学の医学部や医科大学などで教育を受け医師国家試験に合格しなければならない．口腔もその他の身体の部分も，同じ人の各部分であるのにもかかわらず口腔医療に関してはやや特殊な扱いとなっている．

　風邪をひいたときは内科の医師に，けがや骨折をしたときは外科の医師に診てもらい，医療関係者や家族の支援を受けて元気になる．このとき，患者自身の免疫機能や皮膚の細胞，骨の細胞などがおおいにはたらき，場合によっては医療機関を受診しないで治ることもある．

　歯の一部あるいは歯そのものが失われた場合には，現在のところ人工材料を用いて形態や機能を回復せざるを得ない．したがって患者自身の回復力に期待するのみでは，歯がなくなったことによる不都合な状態を解消することは難しく，歯科医療関係者による介入的な治療が必要となることが多い．

b. う蝕・歯周病とその予防

　歯は外傷などによって失われることもあるが，う蝕（虫歯）や歯周病の後遺症として失われることが圧倒的に多く，しかもどちらも罹患率が極めて高い．「平成28年歯科疾患実態調査結果の概要」[2]によると，永久歯でう歯のない者の割合は35〜49歳では0.5〜0.8％と1％に満たず，ほとんどの人がう蝕に罹患している．歯周病についてはどのような状態を対象とするかによって罹患率が異なってくる．歯と歯茎の間には袋状の隙間があり，これを歯周ポケットとよんでいる．歯周ポケットの深さは若くて健康なときは1〜2mmと浅いが，歯周病に罹患すると深くなる．4mm以上の歯周ポケットを有する者の割合は年齢とともに高くなる傾向があり，55歳以上では50％を超え[2]半数以上の人が要注意の状態である．

　う蝕も歯周病も感染症である．したがって口腔内から原因菌をできるだけ除去して清潔に保つことでう蝕や歯周病の発症ならびに進行を抑制することができる．

　口腔ケアは歯ブラシや歯間ブラシを使って自分自身で日常的に行うセルフケアが基本であるが，家族や介護の人に助けてもらうことが必要になることもある．さらに歯石除去など専門家によるプロフェッショナルケアを定期的に受けることが望ましい．

c. 8020運動

「親知らず」ともいわれる第三大臼歯を含めると永久歯は 32 本ある．しかし第三大臼歯は生えてこないことがあり，生えても上下の第三大臼歯がうまく噛み合っていない人もいるので，第三大臼歯を除外して考えると永久歯は 28 本になる．このうちの 20 本以上の歯があればほとんどの食べものをしっかり噛むことができ，おいしく食事することができるといわれている．これに基づいて「80 歳になっても 20 本以上自分の歯を保とう」を目標とした「8020 運動」が1989（平成元）年に始まった．当時 80 歳で 20 本以上の歯をもっていた人は 7%程度，80 歳の人の平均歯数は 4〜5 本であった．その後，2013 年度から 10 年間の計画として策定された「健康日本 21（第二次）」では，8020 運動達成者を 2022 年度までに 50%とする数値目標が掲げられた．そして，2016 年には 8020 達成者が 51.2%に達したことがわかり，運動は前倒しで達成され，順調に推移している．

d. 口腔と全身

口腔内にはう蝕や歯周病の原因菌以外にも多くの細菌がいるが，介護高齢者に口腔ケアを行った群と行わなかった群を比較したところ，行った群の発熱や誤嚥性肺炎が有意に減少していた[3], [4]．若くて元気なときは，咀嚼した食べものや唾液は気道の後方にある食道へスムーズに流れ込み，まれに誤って気管に入ったとしてもすぐに反射が起こり，排出される．高齢者や全身状態が悪いと口腔内の細菌が食べものや唾液とともに気道に入りやすくなり肺炎の原因となる．

また，がん治療が必要な患者に口腔ケアを行うことによって患者の QOL（生活の質）を向上させられることが示され[5]，さらに手術後の合併症や入院日数，肺炎の発症率，手術後 30 日以内の死亡率も減少することがわかっており医科と歯科の連携が進んでいる[6]．

このように口腔の状態が全身の健康状態に影響することが次々と明らかになっており，日本歯科医師会や 8020 推進財団はそれらの研究を集めて整理するとともに独自の調査研究活動も行い，多くの情報を発信している[7], [8]．

また，歯がなくなって義歯を使っている人と使っていない人を比較した研究によると，使っている人は使っていない人より転倒することが少なく[9]，認知症を発症することも少ないことが報告されている[10]．歯がなくなっても噛めるように治療することで健康を維持することができそうである．そうであっても一生自分の歯で噛めるのに越したことはないであろう．

e. オーラルフレイルとは

口腔機能に注目して，フレイル（虚弱）を予防する啓発活動のキャッチフレーズとしてオーラルフレイルという言葉がつくられた[11]．このオーラルフレイルは，第 1 フェーズ（時期，段階）の「口の健康への意識の低下」，第 2 フェーズの「口のささいなトラブルの連鎖」，第 3フェーズの「口の機能の低下」，第 4 フェーズの「食べる機能の障害」の 4 つのフェーズに分けられる[11]．

平成 29 年簡易生命表の概況[12] の報道機関に向けた発表によると，日本人男性の平均寿命は81.09 歳で世界第 3 位，女性の平均寿命は 87.26 歳で世界第 2 位とそれぞれ長寿であるが，他の人の助けを借りなくても自分のことは自分でできる健康寿命との差が約 10 年もある．この間は，介護を受ける本人にとっては不本意な状態であり，介護する側の負担も大きいので健康寿命を延伸してこの差を縮小することを目標とした取り組みが推進されている[13]．

これに大きく寄与したのが飯島勝矢[14], [15] の，健康と要介護の間にプレ・フレイル（前虚

弱）とフレイル（虚弱）の時期があるが，さまざまな機能は取り戻せるので，より健康な状態に戻ることも可能であるというモデル提案であった．また，人間の衰えは身体的フレイルだけでなく，心理的・認知的フレイルや社会的フレイルが多面的に絡み合って進行すると説いている．

医科，歯科，栄養，服薬などの専門職種によるさらなるアプローチと，「オーラルフレイル」という言葉の普及，この時期を認識したら歯科を受診して機能低下の防止と機能回復に努めることが国民運動になることを目指して努力が続けられている[11]．

f. オーラルフレイルの運動実践

これらの研究を受けて，2018 年 4 月 1 日の保険改定ではオーラルフレイルの第 3 フェーズについて「口腔機能低下症」という病名が，またその状態を診断するための各種検査ならびにその状態から健康な状態へ機能回復するための項目が新たに収載された．さらに地方自治体でもオーラルフレイルに関する運動に取り組んでいて，例えば徳島市では，2019 年 3 月に創刊され市民に配布された「いきいきシニアライフ通信」では，むせる・食べこぼす，食欲がない・少ししか食べない，やわらかいものばかり食べる，活舌が悪い・舌が回らない，口が乾く，ニオイが気になる，自分の歯が少ない，あごの力が弱い，などがあるとオーラルフレイルかもしれないと注意を喚起している[16]．

機能と形態は表裏一体の関係にあるので，口腔機能を診るときにも形態情報をなおざりにすることはできない．口腔領域に関する主な医工計測技術について以下に述べる．

（2）　X 線画像診断機器 ―歯と骨の状態を知る―

超音波診断機器や MRI など医科で使われている画像診断機器は口腔領域でも使われるが，かたい歯や骨を対象とする X 線画像診断機器は口腔用に特化されたものがある．

a. 単純撮影

診断したい対象に対して一方向から X 線を照射し，X 線が対象を通り抜けたところに置いたフィルムやセンサで対象の状態を記録する方法である．フィルムはアナログ撮影で，センサはデジタル撮影で使われる．

歯科では歯とその周囲組織を撮影することが最も多く，その撮影装置は図 1-6-1A に示すようなものが一般的である．撮影装置先端の筒状の部分を撮影したい部位に向けて，口腔内にフィルムかセンサを設置して撮影すると図 1-6-1B のような X 線写真が撮れる．X 線が当たったところは黒く，何かにさえぎられたところは白く写る．

口を開けたとき見える歯の表面は，エナメル質とよばれている身体の中で最も硬い組織であり，X 線写真ではやや白く写る．歯の中央部分で黒く写っているのは，血管や神経，各種細胞などの軟組織からなる歯髄である．歯髄を取り除く治療である抜髄を行ったときは，造影性のある材料で根管充填をするが，図 1-6-1B の右端の歯のように写る．

歯根の表面はセメント質という組織でできていて，セメント質に埋入したコラーゲン繊維の束が歯根の周りの歯槽骨にも埋入することで歯と歯槽骨は結合されている．エナメル質やセメント質と歯髄の中間でグレーに写っている部分は象牙質で，エナメル質よりやわらかいが骨よりはかたい．

なお，撮影方法は 2 つある．1 つは口腔内にフィルムやセンサを入れて撮影する方法で，口

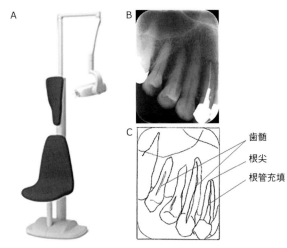

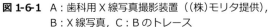

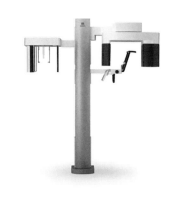

図 1-6-1　A：歯科用 X 線写真撮影装置（(株)モリタ提供），
　　　　　　B：X 線写真，C：B のトレース

図 1-6-2　X 線 CT 撮影もできる X 線撮影装置（ベラビュー X800）（(株)モリタ提供）

内法という．このときよく使われるフィルムはデンタル（フィルム）とよばれる標準型である．1 枚のフィルムに撮影できる歯は多くても 4 本であるため，上・下顎の全ての歯を撮影するのにはフィルムを 10 枚使う 10 枚法や 14 枚使う 14 枚法がある．センサにはイメージングプレート（imaging plate：IP）や電荷結合素子（charge coupled device：CCD）があるが，これを使えば，フィルムで必要な現像や定着，水洗，乾燥などの作業が不要であり，データの保存や整理，検索，共有なども容易にできるのでセンサを使うデジタル化が進んでいる．

　一方，口腔内に何も入れずに撮影する方法を口外法という．診断対象に応じて種々の大きさのフィルムやセンサがある．大きいのは頭部を正面と側面から撮影するセファロ（グラム）とよばれる頭部 X 線規格写真である．歯並びを整える矯正治療では，頭蓋骨に対する歯の位置や姿勢の分析や骨の形態分析，成長発育の予測などによく使われている．

　頭部 X 線規格写真の撮影には専用の機器もあるが，次に説明するパノラマ断層撮影も行える機器さらには X 線 CT も撮影できる機器（図 1-6-2）など多様な機器がある．

b. パノラマ断層撮影

　対象部位を中心に対向させた X 線源とフィルム（あるいはセンサ）を回転しながら撮影すると，回転の中心付近は像として写し出されるが，その他の部位はぼけによってはっきりとした像とはならない．具体的には縦長のスリットを通した線状 X 線ビームを，顔の外側から歯列弓の形態に沿って顔の周りを動かしながら照射して，その運動に合わせて顔の反対側にあるフィルム（あるいはセンサ）の照射される部分をずらしながら歯や顎骨の付近が鮮明に写るように撮影するというもので，図 1-6-3 のような歯列弓を展開した断層像を得ることができる．患者は静止しているだけでよく，時間も費用もそれほどかからない．全ての歯と関連領域を 1 枚の写真として撮影できるので歯科では重宝されている．この方法は口腔内には何も入れないので口外法である．このように線源と撮像系を動かすことで断層像を得る方法は胸部 X 線撮影など口腔領域以外でも使われていたが，X 線 CT の普及により歯科以外では使われなくなった．

　なお，図 1-6-3 の写真は患者との対面像として，口腔領域全体の撮影ができている．また，中央の 1/3 は正面から見た像に近く，両側の 1/3 は側面像に近い．このように，パノラマ断層

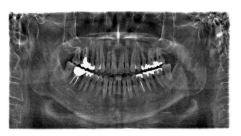

図 1-6-3 パノラマ断層撮影の例（（株）モリタ提供）
左右両端に写っているのは脊柱である.

写真は口腔領域全体を概観するのには良い方法であるが，この方法ではどうしても像が重なったり，場所によって拡大率が異なってゆがんだりするので，もっと鮮明な写真が欲しいときは口内法や次に説明する歯科用 X 線 CT などを検討することになる.

c. 歯科用 X 線 CT

　歯科用といっても 1 章 1 節の 1-2 で説明されている X 線 CT と基本的には変わらないが，撮影部位を限局できるので小型化が可能であり，それに伴い価格も低く抑えられるメリットがある．複数の断層のデータから 3 次元再構築した立体像を画面上で任意の方向から観察できる．さらにそのデータから 3D プリンタなどで立体模型を実際につくることも可能である．他の撮影法では見えないようなところまで見えるので非常に有用である.

　ただし，歯科用の X 線 CT は医科用の X 線 CT と比較すると細かい部分まで見えるものの，CT 値（X 線吸収係数を水は 0，空気は −1000 とする相対値で表したもの）の（準）定量性が劣るものがある[17]．また，金属アーチファクトとよばれる現象による画像の乱れが発生することがある.

　この金属アーチファクトは，口腔領域以外でも問題となっているが，特に口腔領域では発生する頻度が高いので早急な解決が切に望まれる．原因は以下のように説明することができる．通常，X 線 CT では測定データから各ピクセル（画素：デジタル画像の最小要素）の CT 値を計算で求めるのだが，解析的に解くことが難しい逆問題とよばれる範疇に属するものであるため，工夫しながら近似的な解を得ている．しかしこのとき，金属などがあって CT 値が他と著しく異なるピクセルがあるとその影響が周囲や特定の方向に及ぶ．口腔内では治療で金属を使用することが多いため，金属アーチファクトが発生しやすい．できてしまった金属アーチファクトの画像を処理してその影響を軽減しようとする試みもあるが，できれば逆問題を解く過程で何らかの方法[18]により金属アーチファクトが出ないようになってほしいものである.

（3）　電気的根管長測定器 ─過不足なく歯の神経をとる（抜髄）─

　う蝕が進行して歯髄に達すると歯髄炎になり，痛みを感じるようになる．治療して歯髄炎が治ればよいが，治らなければ歯髄を除去する，一般的に「歯の神経をとる」ともいわれる抜髄をせざるをえなくなる.

　このとき歯冠部歯髄のみを取り除き歯根部歯髄はそのまま残すこともあるが，ほとんどの場合，歯根の先端から 1 mm 程度根管の内側にある根管狭窄部までの歯髄を全て取り除き，図 1-6-1C の右端に写っている歯のように根管充塡材で封鎖する.

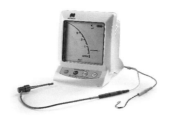

図 1-6-4　電気的根管長測定器の例（(株)モリタ提供）

　　抜髄は，上下の歯が噛み合う部分すなわち咬合面に穴を開け器具を挿入して行う．歯根部の施術には針状の器具を用いるが，器具の先端を根管狭窄部まで正確に到達させる必要がある．器具を入れた状態でX線写真をとれば器具の先端の位置を確認できるが，たびたび確認するには操作が煩雑であり被曝の問題もある．図1-6-4に示すような電気的根管長測定器を用いれば簡便にかつ施術中に連続して確認できる．

a. 原　理

　　電気的根管長測定器は根管狭窄部から口腔粘膜までの電気的インピーダンス（抵抗）が6 kΩ程度であることに注目したインピーダンス測定器である．

b. 機器の構造

　　機器の外観は各社多様であるが，図1-6-4では「？」マークの形をしている口腔粘膜に接触させる部分と，治療用器具に接触させる部分（ICクリップ）とを備えていて，両者の間のインピーダンスを測定する．現在臨床で用いられている測定器は，電池を電源として用い，数kHz程度までの低周波を発生させ，その周波数に対するインピーダンスを測定して術者に知らせている．

c. 歴史と展望

　　電気的根管長測定器は日本で開発され，当初は直流抵抗測定装置を使って実験が行われた．しかし直流では液体成分が分極して不安定になるため，商用電源が使われたこともあるが，乾電池とトランジスタを用いた150 Hzの正弦波発振器を用いるように改良され[19]，今日の原形となった．

　　インピーダンスは抵抗であり，電流ではないが，その表示には50 μAの直流メータが用いられ，メータの指示が40 μAのとき治療用器具が根尖に到達していることを示すようにつくられていた．しかし，この電流量では歯髄神経が残存していると痛みが出るため実際に流れる電流量は2 μA以下となるように改められた[19]．

　　その後電子部品の進歩に伴い表示法は電流計からグラフィック表示や音で知らせるなど術者が認識しやすいように工夫されてきた．

　　根管内が湿潤しているか乾燥しているかで測定値に影響が出ることがあるが，異なる周波数で測定した値から湿潤や乾燥の影響を受けにくくした測定法など今後も使いやすい測定器を目指して改良が続けられるであろう．

（4）　顎運動測定器 ―噛み心地の良い噛み合わせをつくるために―

　　ヒトの下顎骨は左右の骨が正中で癒合して一体となっているので，手や足のように左右別々

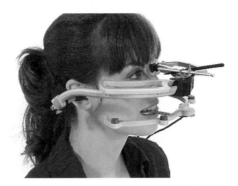

図 1-6-5　6自由度顎運動測定器アルクスディグマⅡ（カボデンタルシステムズジャパン（株）提供）

に動かすことはできない．下顎の立体運動を測定・記録するには，前後，左右，上下運動とそれぞれの軸の周りの回転という6自由度運動として取り扱う必要がある．

a. 機器の構造と測定原理

　6自由度顎運動測定器の例を図1-6-5に示す．この測定器は，下顎歯列に装着した馬蹄形の部分に内蔵されている4個の超音波振動子から発射される超音波を頭部に装着したフレーム部分にある8個のセンサで受信して，所要時間から，振動子とセンサ間の距離を測定する．ついで，測定した複数の距離から頭部部分に対する下顎部分の位置と姿勢を求め，診療に必要な各種データを提供する．

　LEDと光学センサを用いた測定器や，永久磁石あるいはコイルと磁気センサを用いた測定器などもある．

b. 測定対象

　睡眠中のブラキシズム（歯ぎしり）を観察する目的で就寝時から起床するまで連続して顎運動を測定・記録するなど種々の測定が行われている．2018年4月の保険改定で保険適用となっている顎運動測定は次の3種である．

1) 顎運動関連検査：　多数歯欠損の患者用の固定性のブリッジや着脱できる有床義歯を製作する場合に，患者の顎運動に調和した咬合（こうごう）を付与するために行う顎運動測定．

2) 顎口腔機能診断：　外科手術が必要な顎変形症や先天異常のある患者の矯正治療を行う場合に，治療開始時ならびに治療の各ステップで行う顎運動測定．咀嚼筋筋電図や歯科矯正セファログラム，口腔内写真，顔面写真，予測模型などの情報と勘案して，口腔状態や顎骨の形態，成長および発育などについての評価や分析を行い，治療計画書を作成する．

3) 有床義歯咀嚼機能検査：　有床義歯を新しく製作する場合に，下顎歯列の中央部の1点あるいは頤（おとがい）部の1点の咀嚼時の運動を，新義歯装着前と装着後のそれぞれについて測定する．顎運動測定と咀嚼能力測定をあわせて行う有床義歯咀嚼機能検査1と，顎運動測定と咬合圧測定をあわせて行う有床義歯咀嚼機能検査2がある．いずれの場合にも咀嚼運動の運動路が評価の対象となる．この場合の顎運動測定は点の立体運動が対象となっているので3自由度でよい．もちろん6自由度顎運動測定器のデータから必要なデータを抽出することは容易であるが，3自由度の専用器であれば測定器も測定操作も簡易になり費用も少なくて済む．3自由度顎運動測定器の例を図1-6-6に示す．頤部に設置されているLED光の標点をその前方に設置されている2個の光センサで測定して，その点の立体運動を求める．

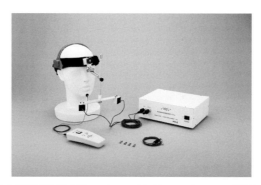

図 1-6-6　3自由度顎運動測定器モーションビジトレーナー V-1（(株)ジーシー提供）

c. 歴　史

　顎運動の測定は，ルース（C. E. Luce）が 1889 年に行った写真法に始まる[20]が，このとき使用したカメラは 1 台で，6 自由度測定ではなかった．6 自由度測定を最初に行ったのは 1962 年のベック（H. O. Beck）らである[21]が，1966 年のギブス（C. H. Gibbs）らによって開発された測定器[22]は多くの興味あるデータを報告して有名になった．この測定器開発には開業歯科医師のメッサーマン（T. Messerman）が資金を出し，工学が専門のギブスらに製作を依頼して完成させ，その後アメリカのフロリダ大学で多くの患者を測定して咬合と顎運動の関係を明らかにするなどめざましい成果を上げた．

　多くの大学で 6 自由度顎運動測定器が開発され[23]，一部は商品化された．国産品にはトライメット（東京歯材）やナソヘキサグラフ（II）（(株)ジーシー），MM-JI（E），MM-J2（(株)松風）などがある．

d. 今後の展望

　6 自由度顎運動データには非常に多くの有益な情報が含まれているので活用したいが，日常臨床でルーチンワークとするには現在の測定器の操作はまだまだ煩雑すぎる．例えば飲み薬の小型カプセル程度の大きさの無線センサを上下顎の歯にそれぞれ 1 個貼付して，不確かさ（uncertainty）5 μm かそれ以下で，診療中および診療後も一定時間続けて測定できるようになれば，診断・治療も研究もおおいに進歩するであろう．

（5）　CAD/CAM 冠 ─匠の技から科学技術へ─

　歯冠部を人工材料で全て覆う治療法があり，歯の形をした人工材料を冠あるいはクラウンとよんでいる．冠は個々の歯に合わせて歯科技工士あるいは歯科医師がオーダーメイドでつくってきたが，コンピュータ支援による設計ならびに加工を行う製作法が普及しつつあり，この方法でつくられた冠を CAD/CAM 冠とよんでいる．

a. 口腔内スキャナ

　歯型に石膏を流してつくった模型に適合する蝋の冠を製作して，これを鋳型とした鋳造法で金属冠をつくる従来の方法に代わって，口腔内で計測した形態データを用いることで石膏模型をつくらなくても冠を製作できるようになった．このとき用いる器具が口腔内スキャナであり，一例を図 1-6-7 に示す．

　光を用いて距離や形態を計測する方法には，三角測量や OCT，共焦点などの方法があるが，

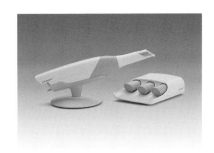

図 1-6-7　口腔内スキャナ TRIOS 3 wireless （（株）松風提供）

　図 1-6-7 の装置は共焦点光学系の原理を採用している．すなわち，白色 LED の光を測定対象に照射し，レンズの焦点距離を高速で連続的に変化させながら焦点面の異なる多くの 2 次元画像を収集する．得られたデータはコントラスト情報をもとにピントの合っているところを見つけて 3 次元データに変換できるので，器具の先端から出る光を歯や歯列などに当てるとその部位の 3 次元形態情報を収集できる．一度に収集できる範囲は限られているため，スキャナを術者が歯列に沿って移動させるとともに角度も変えて影になる部分ができないようにデータを収集する．収集した画像を順次重ね合わせることで歯列全体のデータを得ることができる．

　しかし，この方法で得られる歯列データは最初に収集した部分と最後に収集した部分の位置関係に狂いを生じやすく，現状では歯列全体のブリッジを製作するのには無理がある．

b. 冠の加工（CAM）

　従来法では蝋でつくった型をもとに鋳造していたものを，CAD/CAM 冠は工場でつくられた冠材料のブロックから削り出してつくる，3D プリンタのように一層ずつ盛り上げてつくる，などの方法がある．個々の診療室で使用できる加工機器もあるが，専門の技工所で加工することが多い．

c. 現状と展望

　冠の材料としてはレジンやセラミックス，金属があるが，現在保険適用となっているのはレジンの一部のみである．また，石膏模型までは従来法でつくり，石膏模型をスキャンして冠の加工（CAM）から新しい方法で行うことも多々ある．石膏模型のスキャンは口腔内スキャンに比べるとスキャナの位置が決まっているので，正確なデータが得られやすい．

　従来法のステップのうち，患者の顎運動に調和させることについては現在のところ CAD/CAM システムに組み込まれていない．これには，CAD/CAM システムがまだ開発途上でそこまで手が回っていないという技術的な面と，望ましい咬合面形態について歯科医学として答えがまだ見つかっていないという面の 2 つの課題がある．したがって CAD/CAM 冠は熟練の術者がつくった冠を凌駕するまでには至っていない．

　従来法ではだれがつくったかによって冠の形態は異なるし，同一人が同一歯に 2 個の冠をつくってもまったく同じ形態とはならない．しかし，そう遠くない将来，全ての患者が熟練の術者がつくったのと同等かあるいはそれを上回る冠による治療を受けられるようになるであろう．

（6）　口腔機能低下症関連検査 ─寝たきりにならないように口腔ケアを─

　寝たきりになる前に，できるだけ早期にオーラルフレイルを見つけて介入し，食力向上をは

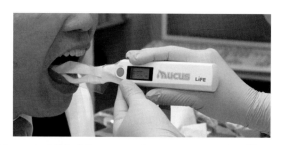

図 1-6-8　口腔水分計ムーカス（ライフ）による口腔乾燥の評価

　かり，口腔機能低下症の進行を防ぐことが肝要である．①口腔衛生状態不良，②口腔乾燥，③咬合力低下，④舌口唇運動機能低下，⑤低舌圧，⑥咀嚼機能低下，⑦嚥下機能低下の7項目のうち3項目以上が該当すると，オーラルフレイルの第3フェーズである口腔機能低下症と診断する[15], [24], [25]が，検査に計測機器を必要としないものもある．

a. 口腔水分計

　口腔内は十分な量の唾液により湿潤していることが望ましく，乾燥すると，しゃべりにくい，飲み込みにくい，味がわかりにくい，舌が痛いなど不都合な症状が出る．口腔乾燥を評価する方法の一つに口腔水分計による計測がある（図1-6-8）．

　図1-6-8は口腔水分計を用いて口腔乾燥の評価を行っているところである．測定器の先端にくし型電極があるのでその部分を舌に圧接して，生体電気インピーダンス（BIA）法で口腔粘膜の水分を測定する．表示された数値が大きいほど水分が多いことを示しているが，相対値のため単位はない．数値が27.0未満であれば口腔乾燥と判定する．

b. 咬合圧検査

　健康な人は咀嚼に必要な咬合力（噛む力）の2～3倍の咬合力を発揮できるので食べものを噛み切れないとか，噛み砕けないということはまず起こらない．最大咬合力が小さくなっても，円滑に咀嚼を行うためには，最大咬合力をある大きさ以上に維持する必要がある．最大咬合力を評価する方法の一つに感圧フィルムによる計測がある．

　感圧フィルムは面圧を可視化するフィルムである．フィルム中にマイクロカプセルがあり，外力が加わるとカプセルが壊れて発色するようにつくられている．もともとは工業用に開発されたものであるが，歯科用に特化したものがデンタルプレスケールであり，さらに特性の異なるデンタルプレスケールⅡが新たに供給されるようになった．

　発色したデンタルプレスケールを，専用ソフトのバイトフォースアナライザを使いスキャナで読み込むと種々の情報が表示される．

　最大咬合力の基準値は，プレスケールで測定したときは200 N未満，プレスケールⅡで測定したときは500 N未満であり，該当すれば咬合力低下と判定する．使用するプレスケールによって基準値が大きく異なることに戸惑うが，新しいプレスケールと新しいシステムの影響について検討中とのことなのでその結果を待ちたい．

c. 舌・口唇運動機能検査

　口唇の運動機能や舌前方の運動機能，舌後方の運動機能を評価するために，「パ」，「タ」，「カ」をそれぞれ5秒間素早く発音してもらい，1秒間あたりの発音回数がいずれかで6回未満であれば舌・口唇運動機能低下と判定する．自動で測定する専用の機器もある．

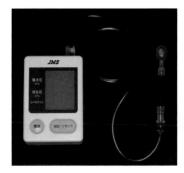
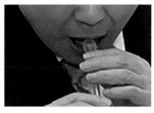

図 1-6-9　舌圧測定器（（株）ジェイ・エム・エスの例）

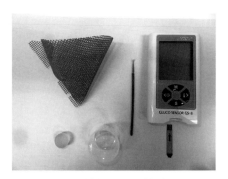

図 1-6-10　咀嚼機能検査キット（（株）ジーシーの例）

d. 舌圧検査

　舌圧の低下は，摂食・嚥下機能の低下および食事形態の劣化などと関連するので，舌圧が低下しないように努める必要がある．舌圧の評価は舌圧計を用いて行う（図 1-6-9）．

　舌圧は，舌圧プローブのバルーンを口腔内に入れ，舌と口蓋の間で押しつぶしてもらい，そのときの最大舌圧を測定する．30 kPa 未満であれば低舌圧と判定する．

e. 咀嚼能力検査

　咀嚼能率を直接測定する方法の一つに，グルコースを含有したグミゼリーを咀嚼して，溶出したグルコースの量から定量化する方法がある（図 1-6-10）．

　図 1-6-10 の左下にある円盤状のものが被験食品のグミゼリーである．これを 20 秒間噛んだのち水 10 ml を含んでグミと一緒に吐き出し，溶出したグルコース量をグルコセンサで測定する．その値が 100 mg/dl 未満であれば咀嚼機能低下と判定する．

（7）　おわりに —正確な診断を素早く—

　口腔の機能状態と全身の健康状態は，密接な関係にあることがエビデンスに基づいて明らかにされつつある[26]～[30]．歯周ポケットの深さを短時間で容易にかつ正確に測定できる装置や，図 1-6-11 に示す上下の咬合面の接触や離開をその場で表示できる咬合可視化装置[31]などが実用化されれば，正確な診断に基づく確実な歯科治療が容易になり，健康寿命の延伸に役立ちそうである．

　　　　　　　　　　　　　　　　　　　　　　　　　　　　　　〔坂東永一〕

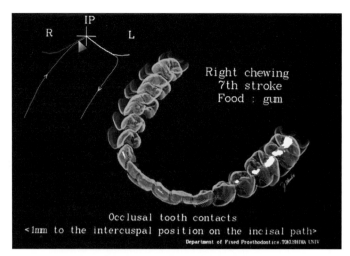

図 1-6-11　咬合可視化装置による表示例（口絵 5 参照）
咀嚼中に上下の歯列が近接した状態になるとカラーで表示される．被験者が右側でチューインガムを噛んでいるとき，左側の上下の咬合面が近接したところが強調して表示されている（ここでは白く表示されているが，実際には赤く表示される）．咬合力を発揮している右側はチューインガムが上下咬合面間に介在していて離開しているが，左側は近接していることが示されている．

文献

［1］厚生労働省：資格・試験情報　医療，医薬品，食品衛生関連［https://www.mhlw.go.jp/kouseiroudoushou/shikaku_shiken］（2019 年 11 月 27 日，閲覧）．

［2］厚生労働省：平成 28 年歯科疾患実態調査結果の概要［https：//www.mhlw.go.jp/toukei/list/62-28.html］（2019 年 11 月 27 日，閲覧）．

［3］Yoneyama, T., *et al*.: Oral care and pneumonia, *Lancet*, **7**, p.515, 1999.

［4］米山武義 ほか：要介護高齢者に対する口腔衛生の誤嚥性肺炎予防効果に関する研究，日本歯科医学会誌，**20**，pp.58-68，2001.

［5］大田洋二郎：がん治療を口から支える口腔ケア［https://www.ganjoho.org/knowledge/hof/hof_7th_Dr.oota.pdf］（2019 年 11 月 27 日，閲覧）．

［6］日本歯科医師会：医科と歯科の連携が進む現代の医療［https://bestsmile.jp/about/about_o3/]（2019 年 11 月 27 日，閲覧）．

［7］日本歯科医師会：健康長寿社会に寄与する歯科医療・口腔保健のエビデンス 2015，日本歯科医師会［http://www.jda.or.jp/dentist/program/convention_evidence.html］（2019 年 11 月 27 日，閲覧）．

［8］8020 推進財団：口腔と全身の健康状態に関する文献調査報告書（I）&（II）［www.8020zaidan.or.jp/databank/koukukenko.html］（2019 年 11 月 27 日，閲覧）．

［9］Yoshida, M. *et al*.: Relationship between dental occlusion and falls among the elderly with demented, *Prosthodont Res Pract*, **5**, pp.52-56，2006.

［10］Yamamoto, T., *et al*.: Association between self-reported dental health status and onset of dementia: a 4-year prospective cohort study of older Japanese adult from the Aichi Gerontological Evaluation Study（AGES）Project, *Psychosom Med*. **74**, pp.241-248, 2012.

［11］飯島勝矢 ほか：健康寿命の延伸を支える「オーラルフレイル」を知る（前篇）―その概念と普及に向けて―*Gccircle*，**169**，pp.4-10，2019.

［12］厚生労働省：平成 29 年簡易生命表の概況［https://www.mhlw.go.jp/toukei/saikin/hw/life/life17/index.html］（2019 年 11 月 27 日，閲覧）．

［13］厚生労働省：第 11 回健康日本 21（第二次）推進専門委員会資料．資料 1-1 評価シート【様式 1】

[14] 飯島勝矢：平成 26 年度 老人保健事業推進費等補助金 老人保健健康増進等事業 実施報告書；食（栄養）および口腔機能に着目した加齢症候群の概念の確立と介護予防（虚弱化予防）から要介護状態に至る口腔機能支援等の包括的対策の構築および検証を目的とした調査研究［http://www.iog.u-tokyo.ac.jp/wp-content/uploads/2015/06/h26_rouken_team_iijima.pdf］（2019 年 11 月 27 日，閲覧）.

[15] 飯島勝矢：虚弱・サルコペニア予防における医科歯科連携の重要性—新概念『オーラル・フレイル』から高齢者の食力の維持・向上を目指す— 7，pp.92-101，2015.

[16] 徳島市 保健福祉部 高齢福祉課：いきいきシニアライフ通信，徳島市介護予防広報誌，創刊号，2019.

[17] 佐野　司 ほか：歯科用コーンビーム CT と医科用 CT との違い—その 2—，歯科学報，109，pp.73-75，2009.

[18] 坂東永一：原因物理量推定方法およびその装置，特開 2013-130592.

[19] 砂田今男：歯内治療における ME 機器開発の歴史，口腔病学会雑誌，57，pp.273-280，1990.

[20] 長谷川成男：咬合学の歴史と用語と，臨床咬合学事典（長谷川成男・坂東永一 監修），医歯薬出版，1997，pp.1-26.

[21] Beck, H. O., *et al.*: A method for reproduction of movement of the mandible, *J Prosthet Dent*, **12**, pp.873-887, 1962.

[22] Gibbs, C. H. *et al.*: The Case Gnathic Replicator for the investigation of mandibular movements, Engineering Design Center Report, EDC-4-66-14, Case Western University, Cleveland, OH, 1966.

[23] 郡　元治：6 自由度顎運動測定器．長谷川成男，坂東永一監修：臨床咬合学事典．医歯薬出版，1997，pp.263-267.

[24] 日本老年歯科医学会ウェブサイト［http://www.gerodontology.jp/］（2019 年 11 月 27 日，閲覧）.

[25] 日本歯科医学会：口腔機能低下症に関する基本的な考え方（平成 30 年 3 月）［https://www.jads.jp/basic/pdf/document_or.pdf］（2019 年 11 月 27 日，閲覧）.

[26] 8020 推進財団：からだの健康は歯と歯ぐきから［https://www.8020zaidan.or.jp/pdf/kenko/haguki.pdf］（2019 年 11 月 27 日，閲覧）.

[27] Tsakos, G. *et al.*: Tooth loss associated with physical and cognitive decline in older adults, *J Am Geriatr Soc*, **63**, pp.91-99, 2015.

[28] Suzuki, R. *et al.*: Prognosis-related factors concerning oral and general condition for homebound older adults in Japan, *Geriart Gerontol Int*, **15**, pp.1001-1006, 2015.

[29] Takeuchi, K. *et al.*: Posterior teeth occlusion with cognitive function in nursing home older residents: A cross-sectional observation study, *Plos One*, **10**, 2015.

[30] Nishigawa, K. *et al.*: Masticatory performance alters stress relief effect of gum chewing, *J Prosthodont Res*, **59**, pp.262-267, 2015.

[31] 郡由紀子：機能運動時の咬合接触，日本顎口腔機能学会雑誌，**12**，pp.21-24，2005.

2 これからの医工計測技術

1 光 計 測

本節では最近の光計測の進歩がわかるようにやさしく解説を行う．人の目で見える光は人体や細胞には優しい光である．そのため生きたままの対象を詳しく調べるのに適している．分子一つ一つが見える技術から，脳全体の複雑な神経ネットワークを一気に見ることができる技術まで活発な開発が行われている．その原動力は光を発する光源の進歩，光を感じる素子の発達，そして見る対象をよりよく見えるようにするさまざまな工夫である．医工計測技術と関連した光計測は医学，生命科学を牽引する技術であるが将来は医工計測技術の重要な一翼を担うだろう．

(1) 原理 ―おもしろい光の性質―

a. 光を集める

皆さんは虫眼鏡で遊んだことがあるだろう．夏の強い太陽の日差しの下で黒い紙を用意して，虫眼鏡を太陽の方向に向けると，太陽の光を小さい点に集めることができる．この光の点が小さくなるように虫眼鏡と紙の間の距離を変えると黒い紙から煙が立ち上る．これは光のエネルギーが小さい面積に集まったのでその場所の温度が上昇して分子構造が不安定になって酸素と反応し，燃焼が起きたのだ（図 2-1-1A）．

一方で，もし太陽の光ではなくて光る電球で同じことをしたら紙から煙が出るだろうか？やってみると煙は出ない．電球の光は 1 点に集まらず，電球の小さい像が紙に写っているだけだろう．太陽は大変遠くにあるので太陽の光はほぼ平行光線になっている．平行になった光は小さい 1 点に光を集めることができる．1 点に集めた光は以下に述べるように細胞や分子の観察に役立つ．太陽の光は晴れた日中の戸外では利用できるが，室内では利用は難しい．どうにか平行な光を手にすることはできないだろうか？　そこで登場したのが平行光であるレーザー光である．

b. 人のつくった新しい光 ―レーザー光―

学会会場の講演や教室での講義でレーザーポインタはごく身近な一般的な道具になっている．そのレーザー光はどうやってつくられているのだろうか？　動作の仕組みがわかりやすいレーザー光源の一つがヘリウムネオンレーザーである．蛍光灯のようなチューブにヘリウムとネオンのガスが入っていて，これらのガスに電子をぶつけてガスの分子を刺激するようになっ

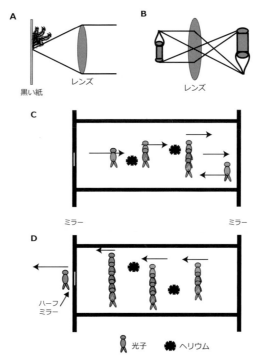

図 2-1-1　レンズによる集光とレーザー光源
A：平行に進む光は小さい一点に焦点を合わせることができる．B：ろうそくの火を凸レンズで集めると，小さいろうそくの火の実像が紙の上に結像する．小さい一点に集めることは難しい．C：レーザー光源の原理．蛍光灯のようなチューブにヘリウムネオンガスを封入しておく．ここに電気を流してヘリウム原子を励起する．図中のヘリウム原子は励起した状態である．C：光が左から右に進むときに，光子はヘリウム原子に出会う度に一個ずつ数が増えていく．光の足並みがそろっているので，光は強めあう．D：光が右から左に進む場合も同様に光子の数が増える．左のミラーの中心部はハーフミラーになっているので，光の一部はチューブの外に出ていく．この光がレーザー光として私たちの目に届くのだ．

ている．刺激されたガスの分子は光を放出する．ここでいう光というのは光の粒で光子とよんでいるものである．この光の粒は物質固有の色（波長）をもっている．ヘリウムネオンレーザーの場合には赤色である．光の粒を決まった歩幅（波長）でまっすぐ進む兵士にたとえよう．ここですでに光の刺激を受けて興奮（正確には励起）している別のヘリウムの分子があるとする．光の粒がこの励起状態のヘリウムの分子にぶつかるとおもしろい現象がおきる．ぶつかってきた光の粒の行進方向，歩幅（波長），足並み（位相）がまったく同じ光の粒が飛び出すのだ（これがアインシュタインの予言した誘導放出現象である[1]）．つまり兵士はここで 2 人となり，2 人の足並み（波長と位相）がそろうのだ（図 2-1-1）．位相の同じ光は足し算されると強い光になる（図 2-1-5B）．光は興奮しているヘリウム原子につぎつぎとぶつかっていき，足並みがそろった兵士の数はどんどん増えていく．この行進の行先には鏡が置いてあり，行進は反射して戻り，さらに兵士の数は増える．そして第二の鏡にぶつかって行進は反転する．第二の鏡の一部はハーフミラーになっていて一部の光が外に出てくる（図 2-1-1D）．これがレーザー光である．平行に置かれた 2 枚の平坦な鏡に何度も反射して中央の小さいハーフミラー（図 2-1-1D）から出てくる光なので平行光線となる．ヘリウムとネオンの気体の代わりに半導体を用いるのが半導体レーザーである．半導体は小さくつくることができるので，レーザーポイ

ンタのような小型機器ができた．光は，2つの波の位相がそろっていると強めあい，波の山と
谷が反対になっている光（位相が反対の波）は打ち消しあう（図2-1-5C）．レーザー光が生ま
れるときには位相がそろっている光がどんどん強くなっていくのだ．

（2）　蛍光で分子の分布を観察する

　レーザー光を上手に使うと人体の断面をCTで撮影するのと同じように細胞の断面図を作成
することができる．さらに複数の画像を合成して細胞の立体像を再構成することは細胞の状態
を知るのに有効である．以下ではまず細胞の断層撮影ができる顕微鏡を説明する前に，蛍光に
ついて説明する．

　細胞の中ではたらく分子がどのように分布しているかを調べるために分子に標識をつける必
要がある．この標識としてよく使われるのがローダミンなどの蛍光分子である．身近な蛍光の
例は蛍光灯である．蛍光灯の内側には蛍光物質が塗ってあって蛍光灯の内部で発生した紫外線
に照らされて光っている．蛍光物質を塗っていない蛍光灯が殺菌灯で，クリーンベンチ（無菌
操作のための装置で細胞培養で使われるもの）内にセットされている．殺菌のときには紫の光
が見えるが，実際には人には見えない強い紫外線が出ている．紫外線は高いエネルギーをもっ
ているので細菌にぶつかるとそのDNAなど生命に必要な分子を壊す．これが殺菌の仕組み
だ．紫外線は蛍光分子を強く刺激して分子を興奮状態（光が当たった原子に付属する電子を高
いエネルギーの軌道に叩き上げる．これを励起状態とよぶ）にする．分子は光を放出してこの
興奮状態から元の状態に戻る（電子は光を吐いて高いエネルギーの軌道から元の軌道に戻る）．
これを多くの分子が絶え間なく繰り返すことで蛍光灯は明るく光る．波長の短い光は高いエネ
ルギーをもっているので，蛍光観察をするときに紫外線や青や緑の光を使うことが多い．紫外
線で蛍光分子を照らすと青い蛍光，青い光で照らすと緑色の蛍光，緑光で照らすと赤色の蛍光

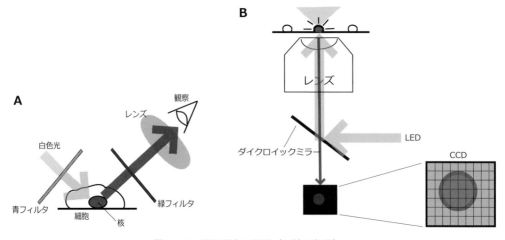

図 2-1-2 蛍光測定の原理（口絵6参照）
細胞の一部（例えば核）に蛍光物質を結合させておく．この蛍光物資が青色の光で励起されるならば，
青い光を当てる．すると核は緑に光る．青い光は細胞の周辺で反射して緑の光とともに観察者の目に届
こうとする．そこで，緑フィルタを使って緑の光だけを観察者の目に届くようにする．目の代わりに
CCDカメラなどをセットすれば蛍光画像が記録される．白色光を青色のみを透過するフィルタに通し
て青光を得ることができ励起光として使う．

が発生する．一般には照らす光（励起光）よりも長い波長の蛍光が観察される．細胞を青い光で照らすと緑の蛍光が出てくる．そこで緑の光を通すガラス板（フィルタ）越しに細胞を観察すると細胞の中に緑の輝点が見える．その輝点に調べたい分子があるのだ（図2-1-2A）．

蛍光分子で標識した細胞を観察するのに蛍光顕微鏡を使う．細胞を顕微鏡の対物レンズの上にセットして，励起光を照射する（図2-1-2Bでは薄い灰色の光），細胞から放出された蛍光はダイクロイックミラー（特定の波長の光のみを反射し，他は通す鏡）と遮断フィルタを通してCCDカメラで観察する（図2-1-2B）．このように細胞を対物レンズの上部にセットして観察する顕微鏡は倒立顕微鏡とよぶ．培養細胞など生きた細胞を観察するのによく用いられる．レンズの下に細胞を置いて観察する顕微鏡が正立顕微鏡で図2-1-4Cに示す．

（3） 細胞の断層撮影ができる顕微鏡の原理と応用

細胞の断層撮影をするときにはレーザー光を使う．レーザー光線は小さい一点を照らすことができ，その一点から出てきた蛍光の強さを調べるのだ．この組み合わせで細胞の断層撮影をする（図2-1-3）．1つのレンズの2つの焦点の位置に標本とピンホールを置く．このような光学的な配置を共焦点とよぶ．焦点にある分子から出た蛍光は光測定装置に到達する．一方で，焦点から外れた分子から出た蛍光はほぼ光測定装置に到達しない（光エネルギーの大半はピンホールの外側に到達して，ピンホールを透過するのはごく一部の光である）．ここで細胞をのせているステージを動かすと，ある直線（x軸）に沿った蛍光分子の分布の情報が光測定装置

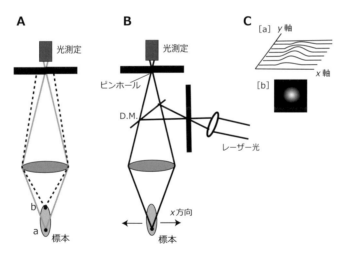

図 2-1-3 断層撮影できる顕微鏡の原理（口絵7参照）
A：a点にある蛍光物質から出た光は緑（灰色）の光路にそって進みピンホールを通って光測定装置（フォトマルやアバランシェフォトダイオード）に届く．一方でb点にある蛍光物質から出た光は黒色の光路に沿って結像するために，ほとんどの光はピンホールを通ることはなく光測定装置にも届かない．B：レーザー光はダイクロイックミラー（D.M.）で反射してa点にある蛍光物質を照射する．a点にある蛍光物質から出た光は緑の光路に沿ってD.M.をすり抜けピンホールを通って光測定装置に届く．D.M.は短い波長の光を反射して長い波長の光を透過する鏡である．C：標本をx軸に沿って移動するとx軸に沿った蛍光物質の分布の情報が光測定される．y軸に沿ってわずかに標本を移動させた後，x軸に沿って移動するとx軸に沿った蛍光物質の分布の情報が光測定される．このような走査を繰り返すと蛍光分子の2次元分布の図が得られる（[a]）．画像としては[b]に示すような蛍光強度の広がりが観察される．この広がりの大きさは250nm程度となる（本節（7）を参照）．

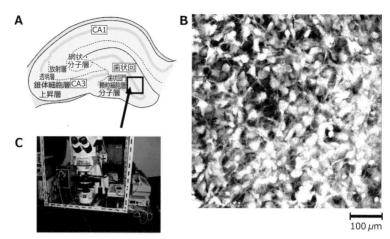

図 2-1-4　ラット海馬組織スライス培養神経細胞の共焦点断層画像
A：海馬の測定した場所（歯状回）を矢印で示す．B：GFP（緑蛍光タンパク質分子）を遺伝子発現した
神経細胞（歯状回）を共焦点レーザー顕微鏡で撮影した．白色は神経細胞の細胞体である．C：装置の外
観．この例は正立顕微鏡である．

に到達する．ここで y 軸（x 軸に垂直方向）を少し移動させて同じ作業をする．これを繰り返
すと x-y 平面の蛍光分子の分布の情報が得られる．コンピュータでこれらの情報を画像とし
て表示すると断層画像が得られる（図 2-1-3C）．観察した x-y 平面から上下に外れた蛍光分子
からの情報は光測定装置にほぼ到達しないので画像に影響しない．そのため x-y 平面にある
蛍光分子の分布を知ることができるのだ．実際のレーザー共焦点顕微鏡ではレーザー光は複数
のミラーで反射して標本に照射している．ミラーの角度を変化させることでレーザーの照射位
置を変えている．図 2-1-4 に共焦点顕微鏡で撮影した脳組織の培養標本の断面画像を示す．こ
の標本では表示した断面の上の層にも，下の層にも蛍光で輝く神経細胞が重なっている．断層
撮影をすることで一つ一つの細胞の形を見ることができる．通常の蛍光顕微鏡を使って観察す
ると，上下の層の細胞の蛍光が重なって全体がぼんやりと光っているように観察されてしま
う．

　共焦点レーザー顕微鏡で見ることができる標本の厚みには限界がある．厚みのある標本にお
いて励起光は標本の中にある蛍光分子や組織により散乱されあるいは吸収されるので目標であ
る蛍光分子に到達するものはわずかである．赤外線は組織に対する透過性が良いので，組織の
奥まで届く．赤外線コタツを使うと体の奥まで温まると宣伝される．銀行のカードの身体認証
（手のひらの奥にある血管パターン認証）も赤外線を使っているのだ．しかし赤外線の光子は
エネルギーが低いので蛍光分子を刺激（正確には励起）することはできない．大変強い赤外線
を使えば光子 2 つがほぼ同時に蛍光分子にぶつかって 1 個のエネルギーの高い光子（励起を起
こす青い色の光子）と同じようにふるまうのではないかと考えられた．共焦点光学系を使えば
焦点の位置では光が集まって光子の密度が高くなって 2 つの光子が 1 個の蛍光分子に作用する
ことが期待された．しかし高いエネルギーを一点に集めると太陽の表面よりも熱くなってしま
うので標本が燃えてしまう．これらの難しい課題に応える光源が開発された．

　図 2-1-1 に描いたレーザー光の原理を思い出してほしい．ここでヘリウムネオンの代わりに
チタンサファイアの分子を使う．ヘリウムネオンの原子が吐き出す光の波長の変動は大変小さ

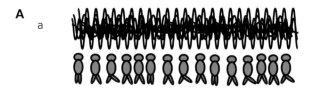

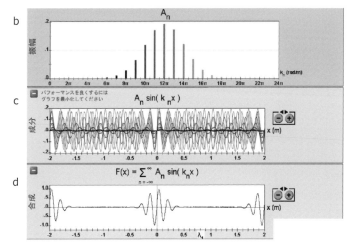

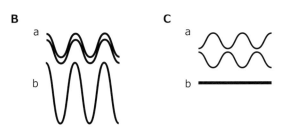

図 2-1-5　フェムト秒パルスレーザーの原理

A：(a) 波長の異なるレーザー光を混ぜた場合．レーザーの出力はおおむね一定の強さとなる．(b) 光の成分を示す．光は 12 π ラジアン/m（1 m に 6 波）が最も強度が高く，周波数が高くても低くても徐々に振幅が小さくなるとする．横軸は光の波長，縦軸は光の強度である．このような光現象をモードロックとよび，モードロックがかかると (c) のように左と中と右端の位置で波がそろうがその他の場所では，波の位相が乱れる．結果的に (d) に示すように左と中と右端の位置で波が強めあいその他の場所では光は消えてしまう．このような光はパルスの形をしている．パルスレーザーが発振している．(b)-(d) は PhET Interactive Simulations, University of Colorado Boulder[*1] によって計算した結果である．B：(a) 位相がそろった光は強めあう．(b) 位相が逆の光は打ち消しあう

い（それゆえにほぼ単色光である）．一方でチタンサファイアから出る光の波長の変動は大変大きく，ヘリウムネオンに比べて 10 万倍も波長の変動幅がある．ヘリウムネオンの場合には兵士の行進の歩幅はほぼ同じであるが，チタンサファイアの場合にはやや歩幅の短い隊列ややや長い隊列が入り混じった行進となる（図 2-1-5Aa）．いろいろな歩幅の（波長の）光の隊列が装置から出てくる．

　ここで号令をかけて最初の一歩を同時に踏み出すように命令すると図 2-1-5Ac に示すように隊列に規則性が生まれる．光の位相が同じ場合には強めあい，位相が反対の場合には消えて

*1)　https://phet.colorado.edu

しまうことを使ってこの光の隊列がどのようにふるまうかを予想する．図2-1-5Acに示すように最初の一歩のところでは位相が同じになるがその後は位相が入り乱れて光は消えていき，その次に足並みがそろうところまでは光は出てこない．このような現象をモードロックとよぶ．足並みのそろったところでは大変強い光が発生し，そうでないところで光はでない（図2-1-5Ad）．これで二光子レーザー顕微鏡（組織の奥を観察できる顕微鏡）を実現するのに必要な光源（フェムト秒パルスレーザーあるいは低コヒーレントレーザーとよばれる）（フェムト10^{-15}）が得られた．実際のレーザー光源で使われる号令は電気光学（EO）変調器（電圧で光の屈折率を変える装置）を使って行われる．モードロックの様子などは動画[*2)]で見るとわかりやすい．またレーザー光源の動作についてはPhetシミュレーション（コロラド大学が運営する科学シミュレーションサイト）を試してみると理解が深まる．このようにインターネット上の無料教材が充実してきている．なお，低コヒーレントレーザーは眼科などの領域で使われるOCTの光源として使われている（1章1節1-5参照）．

　必要な光源が得られれば二光子レーザー顕微鏡は実はシンプルな構成で実現できる．レーザー光が集まった焦点でのみ蛍光分子が発光するので最初からピントの合った平面でのみ蛍光分子が光っている．その結果，図2-1-3に示す共焦点レーザー顕微鏡の観察側のピンホールは必要なくなる．フェムト秒パルスレーザーを使うことで，光が標本に当たる時間は瞬間（100フェムト秒程度）であり標本がダメージを受ける前に光は消えている．次の光のパルスが届くのはしばらく後（サブマイクロ秒：$0.1 \sim 0.9$マイクロ秒）である．また，光の強度は瞬間的には大変強いので二光子による分子の励起と蛍光発光が起きる．光の波長としては近赤外光なので組織の奥深くまで光が届くのだ．二光子レーザー顕微鏡を使って脳の奥深くを目指した研究が進められている．生きた動物の脳のイメージングでは表面から$600\,\mu m$程度の深さまで観察できている[2]．通常の共焦点顕微鏡では表面から$200\,\mu m$程度の深さまでが観察できる限界であるのに比べて脳組織の奥まで探査することができるのだ．

（4）　脳のさらに奥深くを目指して —ライトシート顕微鏡—

　共焦点レーザー顕微鏡や二光子顕微鏡で厚みのある標本を撮影すると，たくさんの枚数を撮影するために時間がかかる．また撮影のたびに標本にレーザー光を照射するので光によるダメージが起きてしまう．このような問題を回避する方法にライトシート顕微鏡がある[3]．

　ライトシート顕微鏡は図2-1-6Aに示すように光の薄いシートを作成して標本を照らす．照らされた面は2次元なので，出てくる蛍光は2次元の画像でありそれを通常のカメラで撮影する．光を受けるのは撮影される面だけであり，スキャンする作業がないので画像を素早く取得することができる．

　ライトシート顕微鏡を使った例にゼブラフィッシュの幼魚の全身のGFPタンパク質発現の画像などがある．ゼブラフィッシュの幼魚は全身がほぼ透明なので光シートは標本の奥まで届く．このようにライトシート顕微鏡に適した標本は透明な標本である．ゼブラフィッシュの幼魚を用いて脳全体の詳細なイメージングと神経活動の記録が行われている[4]．このような大規模データの高度な分析は脳の科学の本質的な進歩（例えば生きた動物の脳における細胞レベ

　[*2)]　Wikipedia English version, Mode-locking〔https://en.wikipedia.org/wiki/mode-locking〕で見られる．

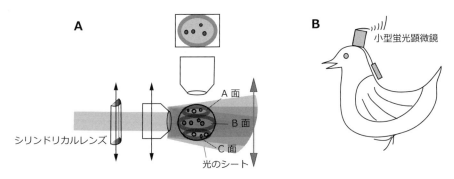

図 2-1-6 ライトシート顕微鏡（A）と超小型蛍光顕微鏡（B）
A：ライトシート顕微鏡は光のシートを作成して標本を照らす．光のシートをグレーで示す．シリンドリカルレンズで平らに形を変えた光をレンズに入れて標本に照射する．標本は球体で示す．光のシートの中にある蛍光物質のみが光り，ここでは濃く表示している．蛍光物質（B面）は標本の上部のレンズで観察される．ライトシートの位置を上下に変えることで，さまざまな断面（A面，C面）の画像を素早く計測することができる．B：超小型蛍光顕微鏡を鳥の頭部にセットした概念図．電池は背面部に取りつけている．画像情報は電波で外部に送られる．

ルでの情報の流れの解明）を促すことになるだろう．

(5) 小さい顕微鏡の開発 ―重さ 2g の顕微鏡―

　現在，1.8 g の蛍光顕微鏡が 3D プリンターで作成できるようになっている[5]．この蛍光顕微鏡は小さな電池で駆動でき，撮影した蛍光画像をパーソナルコンピュータに電波で送りだすこともできる．大変小さい装置なため小鳥などの小動物の頭部に設置することができ，動物が自由に活動しつつ長期間にわたって脳などの蛍光画像を撮影することができる．例えば，小鳥などの小動物の脳の神経活動を数週間にわたって記録することもできていて小鳥がさえずりの歌を学習する過程で，神経活動が変化することが想定されており，研究に微小顕微鏡を利用することが始まっている．研究[5]では GCaMP というカルシウムセンサタンパク質の遺伝子を脳に発現させて，細胞内カルシウムイオン濃度の測定を行っている（図 2-1-6B）．カルシウムイオン濃度は神経興奮に伴って上昇することが知られているので[6]，それを利用しているのだ．

(6) 光で脳活動を記録し脳活動をコントロールする

　光で脳の活動を記録する研究も行われている．神経の活動は神経細胞の膜電位の変化としてとらえられる．膜電位は膜に埋め込まれた色素の光吸収の変化としてとらえられることがわかっており，この目的に電位感受性色素が使用されている．電位感受性色素については優れた総説がある[7]．現在よく使われている電位感受性色素は膜電位の変化に対する光吸収の変化が大変小さい（0.3％程度）．また神経細胞の興奮は短い時間で起きるので，1 ミリ秒程度の時間に変化する膜電位の記録ができる装置を用意する必要がある．具体的には，脳のスライス標本を膜電位感受性色素で染色してスライスを透過する光の量の変化を特殊なカメラ（CMOS センサアレー，0.3％程度の吸光度変化を記録できる）で計測することが一般的である．今後の技

術の進歩により，現在よりも色素の性能向上が行われていくと思われる．色素の吸光度の変化が大きくなることで，哺乳類の一神経細胞レベルでの計測に必要な感度を達成できることが期待されている．

　光を用いて神経細胞の膜電位変化を測定するだけではなく，光を用いて神経へはたらきかける方法も開発された．神経細胞に光を当てることで神経細胞を興奮させたり，抑制させたりすることができる．そのために神経細胞にチャンネルロドプシン（外部からの光で開閉を制御できる興奮性イオンチャンネル）を遺伝子導入して発現させて使う．

　チャンネルロドプシンはもともと微生物の膜タンパク質である．おもしろいことに，チャンネルロドプシンは光を受けて陽イオンを透過する性質があり，これを哺乳類の神経細胞に遺伝子導入すると細胞膜に配置され機能する．また，遺伝子工学の技術を使って特定の神経細胞群にチャンネルロドプシンを発現させることもできる．このようにして特定の神経細胞群にチャンネルロドプシンを発現させておいて適切な波長の光を照射すると，特定の神経細胞群を刺激し興奮させることができる．一方，チャンネルロドプシンとは逆にハロロドプシンやアーキロドプシン（外部からの光でチャンネルの開閉を制御できる抑制性のイオンチャンネル）を膜に発現させ，光を照射すると神経細胞の興奮を抑えることもできる．

　以上で述べてきた技術は光遺伝学とよばれて盛んに研究に使われている．レーザー光を脳に照射するだけで特定の神経細胞群を興奮させたり活動を抑制したりできるのだ．この技術を使って動物の記憶を実験者が操作する試みも始まっている[8]．

（7）　分子がはたらく現場を直接見たい ―顕微鏡の分解能への挑戦―

　細胞を構成する分子を直接観察してその間の相互作用を調べることは比較的新しい分野であり，盛んに研究がなされている．そのためには分子一つ一つを見る必要がある．

　平面に2つ点があるとき，顕微鏡を使ってその2つの点が2つに見える2点の間の距離は以下のレイリーの距離（Δ）で決まっている．2点が近すぎると1点に見え，十分に遠くにあれば2点に見える．2点がレイリーの距離（ここでは空間分解能と同義．以下，空間分解能）のときには1点か2点か迷うのだ．このように光で見る顕微鏡には限界がある．空間分解能（Δ）は以下のように定義される．

$$\Delta = 0.61 \times \frac{\lambda}{NA}$$

ここでλは光の波長である．青緑の光では500 nmであり0.5 μmと同じで，1 mmの1,000分の1の半分である．NA（numerical aperture）はレンズの開口数とよばれる数字で，レンズごとに決まっている（図2-1-7）．レンズの倍率を示す数字の横にある数字である．例えば10×/0.4とあれば，0.4が開口数である．少し詳しく述べると$NA = n \times \sin(\theta)$で計算される．ここでレンズと標本の間の物質の屈折率がnで，通常は空気で$n = 1$，もし油浸レンズを使う場合にはレンズとカバーガラスの間にいれる油の屈折率nは1.52である．$\sin(\theta)$は光の広がり角θから決まる数字である（図2-1-7）．θは，レンズのデザインと観察対象とレンズの間の媒質で決まるが，詳細は省略する．以上のようにして空間分解能は求められ，通常使う範囲の高性能な顕微鏡の場合，Δは250 nm（0.25 μm）程度である（開口数1.4と光の波長を500 nmとして計算する）．しかし，このことは250 nmよりも小さいものは見えないといっているのでは

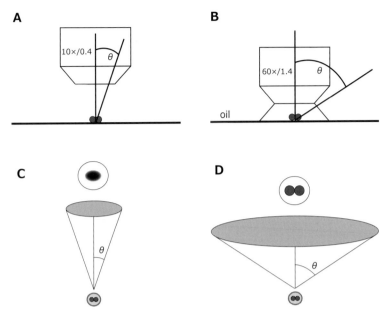

図 2-1-7 レンズの開口数と2点弁別能力

AとBに開口数を求めるときのθを示す．Aのレンズのθは小さく，Bのθは大きい．その結果，Aのレンズの開口数（0.4）は小さくBのレンズの開口数（1.4）は大きい．CではAのレンズで観察した近接する2点は2点には見えず楕円に見えることを示す．DではBのレンズで観察する2点は2点に見えることを示す．Bは油浸レンズである．標本とレンズの間を高屈折率の油（0.1）で埋める．

ない．250 nm よりも小さいものを見ることはできるが，ぼやけて見えるということで，その意味で限界があるのだ．しかし，顕微鏡の限界は以下のようなアイデアで破られた．夜空の星を考えてみると，星ははるかかなたにあって地上から見ると限りなく小さい点だが，それでも星は見える．星自らが光って自分の存在を主張しているからである．また，肉眼では光っている星が1個なのか2個なのかがわからない．もし星が順番に消えていくならば小さい輝点に何個星があるかがわかるだろう．以下に述べるように，このアイデアで顕微鏡の限界が破られていった．（ちなみに一番明るい星（恒星）であるシリウスは地球から9光年の距離にある．光が9年かかって到達できる距離にある．ちなみに月まで光は約1秒で到達する．恒星ははるかかなたで輝いているのだ．）

　1 nm 以下の蛍光分子1個から出る蛍光は1つの輝点として顕微鏡を使って肉眼で見える（この輝点は，上記の夜空の星にあたる．2章3節を参照）．そのため，250 nm よりも接近した2点が1点なのか2点なのかを，1枚の画像から判別するには工夫が必要である．以下ではその工夫を述べる．

　顕微鏡で観察する範囲に蛍光分子が1つあると，そこから放出された光子は受光素子によって受け止められる．図 2-1-2 のように顕微鏡用のカメラは複数個の受光素子でできている（普通は 100 万個程度）．光子1つが受光素子1つにぶつかると，高い頻度で光子1個として観察される（これを光の量子性とよぶ）．受光素子には特別な膜（光電変換膜）が内蔵されて，光子1個を受けて電子1個を放出する．ひとたび光が電子に変換されると，電子はコンデンサに溜められる．決まった時間にどれだけの電子が溜まったかを調べれば，その素子に届いた光子の数を推定できる．溜まった電子は電流として電子回路で増幅できる．その結果，弱い信号を強

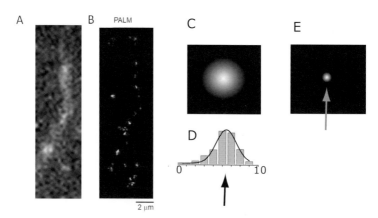

図 2-1-8　PALM の画像と通常の蛍光顕微鏡の画像の比較（口絵 8 参照）
A：通常の蛍光顕微鏡でアクチン線維（赤色蛍光）とコフィリン（緑色蛍光）を同時に観察している．B：同じ画像のコフィリンについて動画を PALM 型超高解像顕微鏡画像で分析するとコフィリンの位置を高い分解能で示すことができる．C：蛍光輝点には 250 nm 程度の広がりがある．D：明るさの広がりはガウス型（平均値の周りにすそ野を引く形）の分布で近似することができる．E：明るい輝点の中心の位置を推定し，それを小さい蛍光の輝点として図に示す（矢印）．

い信号に変えることもできる．このような素子は CCD カメラとよばれていてスマートフォンのカメラとしても広く使われている．

　1 つの分子から放出された 1 個の光子の顕微鏡の画像上の位置情報から，光を放出した分子の位置を正確に決めることはできない．光子がどの受光素子に検出されるかは確率的である．一方，光子が検出される分布は決まっている．言い換えると一つ一つの光子の検出される位置は決まっていないが，多くの光子の検出結果をたくさん集めるとガウス分布となる．この分布の形は決まっている．ガウス分布の最大点（それは蛍光分子の位置でもある）を推定することができる．この蛍光分子の位置推定の原理を使って空間分解能を良くする（数 nm から数十nm）ことができる．ちなみにこのガウス分布の大きさ（直径，2σ）は高性能な蛍光顕微鏡で250 nm ぐらいである．蛍光分子の大きさが 1 nm 程度であることと比べると，このガウス分布は大変大きい．

　ガウス分布の中心点を正確に求めるには無数の光子を集めればよいのだが，現実には測定時間がかかる．蛍光分子には寿命があって光をたくさん放出すると消光してしまうので無理がある．そこで妥協が求められる．数値解析の結果から 1 個の蛍光分子から放出された 2,000 個程度の光子を受光素子（80 nm×80 nm）数十個を使って集めると 20 nm 程度の空間解像度が得られる[9]．受光素子の大きさよりも解像度が小さい値になるのはガウス分布の中心点を推定しているためである（図 2-1-8）．条件にもよるが 0.1 秒から 1 秒程度の時間で 2,000 個の光子が CCD に届く．分子の動きを見たいときには，もっと撮影時間を短くして繰り返して撮影する必要がある．このように時間分解能を上げようとすると（例えば 10 ミリ秒）光情報の蓄積時間が短くなって統計推計に使える光子数が減ってしまう．その結果，ガウス分布の形が曖昧になって空間分解能が低下していく．つまり，時間分解能と空間分解能を同時に改善することはできず，一方が良くなると他方が低下する．時間と空間の間にはトレードオフがあるのだ．別の方向のチャレンジとして蛍光タンパク質を照らす光（励起光）を強めることもできるが，蛍光タンパク質が不安定（例えば切断や変性が起きる）になって測定時間が短くなってしまう．

蛍光分子の場合も同様であり，光測定にはさまざまなトレードオフが関与している．

　上で述べた原理を使って蛍光画像の空間分解能をあげる方法は PALM（photoactivated localization microscope）型超高解像顕微鏡とよばれる．PALM は背景蛍光が少ないほうがよいので，近接場蛍光顕微鏡（2章3節の図2-3-2を参照）の土台の上に構成される．なお，ここでそれ以上に重要なのは光る輝点が一分子であることである．そのために光ったり消えたりする蛍光分子，それもはっきりと蛍光が消え，はっきりと明るさを取り戻す蛍光分子が利用される．このように一分子であることがわかっている蛍光分子の位置を推定し，推定された蛍光分子の場所推定を全画面にわたって行う．そして得られた連続画像の集合を動画分析ソフト（例えば Image J, NIH, USA）を使って手間をかけて分析して初めて画像が得られる．PALM の画像の例を図2-1-8に示す．

　現状で研究が可能となる要件は，強い光を受けても安定しているタンパク質分子（あるいはローダミンのような蛍光分子）を対象に，比較的ゆっくりした現象（例えば100ミリ秒程度の時間で観測可能）を1〜20 nm の空間分解能（生体分子の位置が推定可能）で分析することで[10]，このような測定の限界がある中で魅力的な仮説の検証を行うことが大切である．他方，蛍光分子や量子ドットのような発光粒子の進歩（例えば発光を強くするなど）によっても超高解像の限界を押し進めていくだろう[11]．実際に現在，超高解像顕微鏡は PALM 以外にも STED（stimulated emission deleption：誘導放出抑制顕微鏡），SIM（structured illumination microscope：構造化照明顕微鏡）という計測方法があり，これらの技術はまとめて2014年にノーベル化学賞の対象となった．今後ますます進歩すると期待される．ここでは PALM 型超高解像顕微鏡について解説した．

(8)　蛍光を使わないイメージング ―ラマン散乱顕微鏡―

　蛍光を使わないイメージング法もあって，現在は2つの方法がある．その一つは，ラマン散乱顕微鏡によるものである．ラマン散乱は，物質に光を入射したとき，散乱された光の中に入射された光の波長と異なる波長の光が含まれる現象のことである．言い換えると，ラマン散乱とは，分子を光で照らしたときに，照らされた分子自身から照らした光と異なる波長の光を散乱する現象である．そのため，生体分子を色素で染める必要がなく，褪色の問題もない．しかも生体分子それぞれに特有のラマン散乱光のスペクトルパターン（光の波長ごとの明るさの変化の情報）があるので，直接的に分子の同定（そこにある分子の種類を決定すること）が可能である．しかしながら，ラマン散乱能は入射する光の 10^{14} から 10^{16} 分の1であり，蛍光と比べて著しく暗い．加えて顕微鏡は極めて小さなスポットの中からの散乱光を測定し1点を測定するにも時間がかかる，そのため，一般的には画像測定には長い時間を要する．なお，ラマン散乱顕微鏡については優れた総説があるのでここでは割愛し，詳しく書かれた文献を読んでほしい[12]．蛍光を使わないイメージング法としてブリュスターアングル顕微鏡もあるが使い方や応用については論文を参照されたい[13]．

(9)　さらに新しい光 ― X 線自由電子レーザー ―

　タンパク質の構造情報はタンパク質分子に作用する薬品の予想を可能にし，新薬開発に役立

つ．また，生命科学においてはタンパク質分子間の相互作用を推測することが可能になる．このようにタンパク質分子の構造のデータは新しい研究や産業分野を生み出しつつある．以下ではそうしたタンパク質分子の構造のデータの取得で欠かせない技術と，今後も重要な貢献をすると予想されるフェムト秒結晶構造解析法も挙げておく．

タンパク質分子の構造のデータを得るにはX線を使う．X線は原子の大きさ程度の波長の電磁波であって光の一種とも考えられる．そのX線を，塩の結晶のようにタンパク質の結晶に当てると，結晶を構成している原子の並び方に依存してX線が向きを変える（これを回折とよぶ）．このX線のさまざまな向きでの情報を集めて分析することでタンパク質分子の構造を推定するのである．この方法は，X線回折法とよばれるもので，歴史的には1953年のロザリンド・フランクリンによるDNAのX線回折写真が，DNAの二重らせん構造解明に重要な寄与をしX線回折法は構造生物学においても広く用いられるようになった．詳細は文献［14］を読んでほしい．

X線を当てるとタンパク質の結晶はエネルギーを吸収して，その結晶構造は壊れたりゆがんだりする．しかしごく短いフェムト秒の光のパルスを結晶にあてて分析すると構造がゆがむ前に構造情報を得ることができる．これが冒頭で述べたフェムト秒結晶構造解析法というもので，X線自由電子レーザー（XFEL）施設SACLA（SPring-8 angstrom compact free-electron laser）のX線レーザーが用いられている．この方法を用いて菅倫寛らは10フェムト秒という短いパルスを1秒間に30回繰り返し，タンパク質の構造解析を行い光合成の光受容部の構造を解いた[15]．

日本の実験施設SACLAは米国LCLS（Linac Coherent Light Source）に続き，世界で2番目のX線自由電子レーザー（X-ray free electron laser：XFEL）であり，2012年から供用が開始された．SACLAから供給されるXFELは1パルスあたり数十フェムト秒の照射時間であるため，ピコ秒（ピコ 10^{-12}）単位で起こる放射線損傷による構造変化が生じる前に，データを収集することができる．この手法は構造が壊れる前に回折光を得るので"diffraction before destruction"と名づけられ，2000年にNeutze[16]らによって提唱された．

（10） おわりに

細胞内分子間相互作用を知るのに必要な空間分解能と時間分解能は今のところわかっていない．特定の分子間の相互作用については分子サイズ程度の解像度が必要で，1〜20 nmほどになると思われる．この程度の分解能があると分子間相互作用があったことを推定できるだろう．一方で相互作用の仕組みを調べるには，原子レベルの分解能が必要になり，現在の超高解像度顕微鏡でも歯が立たないだろう．その場合にはタンパク質複合体を結晶化してX線解析をするか，あるいはクライオ電子顕微鏡による単粒子解析が必要になるだろう[17]．高速AFM（原子間力顕微鏡）によっても分子間相互作用をリアルタイム計測することもできつつある[18]．

〔辰巳仁史〕

文献

［1］霜田光一：光の粒子性と波動性 IV —反跳，自然放出と誘導放出—，レーザー研究，**25**，pp.531-535，1997.

［2］Kawakami, R., *et al.*: Visualizing hippocampal neurons with in vivo two-photon microscopy using a 1030 nm picoseconds pulse laser, *Sci. rep*, **3**, p.1014, 2013.

［3］ 野中茂紀：光シート顕微鏡—生体観察のための新しい顕微鏡法—，顕微鏡，**47**，pp.163-166，2012.

［4］ Ahrens, M. B., *et al.*: Whole-brain functional imaging at cellular resolution using light-sheet microscopy, *Nature Methods*, **10**, pp.413-420, 2013.

［5］ Liberti, A., *et al.*: An open source, wireless capable miniature microscope system, *J Neural Eng*, **14**, 045001, 2017.

［6］ Tatsumi, H. *et al.*: Regulation of the intracellular free calcium concentration in acutely dissociated neurones from rat nucleus basalis, *J.Physiol.*（*Lond*）, **464**, pp.165-181, 1993.

［7］ Grinvald, A. *et al.*: VSDI: a new era in functional imaging of cortical dynamics. Nature reviews, *Neuroscience*, **5**, pp.874-885, 2004.

［8］ Nabavi, S., *et al.*: Engineering a memory with LTD and LTP, *Nature*, **511**, pp.348-352, 2014.

［9］ Thompson, R. E., *et al.*: Precise nanometer localization analysis for individual fluorescent probes, *Biophys. J*, **82**, pp.2775-2783, 2002.

［10］ Hayakawa, K., *et al.*: Single-molecule imaging and kinetic analysis of cooperative cofilin-actin filament interactions, *Proc Natl Acad Sci USA*, **111**, pp. 9810-9815, 2014.

［11］ Tatsumi, H.: 超高解像度光学顕微鏡の革新とアクチン線維切断分子コフィリンの結合の分析（Nakatani Foundation for Advancement of Measuring Technologies in Biomedical Engineering 中谷医工計測振興財団年報 31, Tokyo)，pp.120-124，2017.

［12］ Kawata, S., *et al.*: Nano-Raman Scattering Microscopy: Resolution and Enhancement, *Chem Rev*, **117**, pp.4983-5001, 2017.

［13］ Kiyoshima, D., *et al.*: Tensile loads on tethered actin filaments induce accumulation of cell adhesion-associated proteins in Vitro, *Langmuir*, **35**, pp.7443-7451, 2019.

［14］ 田中啓二 ほか：構造生命科学で何がわかるのか，何ができるのか—最先端のタンパク質解析技術から構造情報の活用事例,創薬展開まで—，実験医学増刊，**32**，2014.

［15］ Suga, M., *et al.*: Native structure of photosystem II at 1.95 A resolution viewed by femtosecond X-ray pulses, *Nature*, **517**, pp.99-103, 2015.

［16］ Neutze, R., *et al.*: Potential for biomolecular imaging with femtosecond X-ray pulses, *Nature*, **406**, pp.752-757, 2000.

［17］ Warne, T., *et al.*: Structure of a beta1-adrenergic G-protein-coupled receptor, *Nature*, **454**, pp.486-491, 2008.

［18］ Ando, T.: High-speed AFM imaging, Current opinion in structural biology, *Curr Opin. Struct. Biol.*, **28**, pp.63-68, 2014.

2　バイオセンサ

　バイオセンサを理解する上で，私たちのもっている五感の中でもにおいはどのように検知されているのかを考えてみるのがよい．多くのにおい分子がある中で，これらが，鼻の粘膜にあるレセプタとよばれるタンパク質に結合することによって電気信号が発生し，これが脳に伝わってどういうにおいであるかの認識が行われている．におい分子の種類によって結合できるレセプタタンパク質が異なるので，そこから発生する信号も異なり，異なるにおい分子として認識される．このように生体には特定の分子を認識できるようなしくみがある．体重 60 kg の人がいたとすると，その 70% である 42 kg は水で，残りの半分はタンパク質，その他脂質，糖類，核酸，イオンなどから構成される．水分子を除くと，10^{25}（10兆のさらに 1 兆倍）個以上の分子数から構成される．これらが単に混合物として混ざっているだけでは，生命機能は生まれない．まさしく，これらの分子が互いに認識しあい，機能しあうことによって生体が維持されている．例えば，唾液にはアミラーゼという酵素があり，でんぷんをブドウ糖に変化させている．また，外部からウイルスや微生物が体内に侵入したときには，これらを識別して攻撃するための抗体というタンパク質が体内で機能している．こうした，酵素や抗体などを活用すると選択性の優れたバイオセンサが作成できることになる．

(1)　バイオセンサの原理と構成

　　バイオセンサは，生体の有する優れた分子識別機能を活用し，これと電極，半導体，光検出素子などのトランスデューサ（信号変換デバイス）から構成される分子を利用した計測装置である（図 2-2-1）．

　　分子認識機能を有するバイオ認識素子としては，酵素，抗体，DNA/RNA，レセプタタンパクなどの生体由来の生体分子から人工的に作成した脂質，糖鎖，分子インプリントポリマー（MIP）（認識したい分子を鋳型として合成した高分子）などの人工分子も用いられる．これらの分子は，特定の分子との結合や触媒反応を誘起することができ，これらを計測デバイスでとらえるが，目に見えない分子反応を電気信号に変換する意味合いでトランスデューサ（信号変換デバイス）とも称される．また，毒性，変異原性，細胞再生／分化などの計測には，単一の分子認識分子では評価は困難である．こうした細胞機能に関わる分子の計測には，細胞や組織

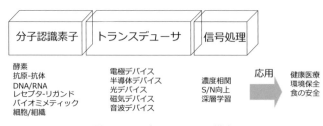

図 2-2-1　バイオセンサの構成

自体をバイオセンサの分子認識素子として用いることも可能である。トランスデューサは，分子認識反応の形式によって選択される。酵素反応により酸化還元物質が生成されれば，これを電気化学反応として電極やFET（電界効果トランジスタ）を用いてとらえることができる。また，発色，蛍光，発光反応に着目して光検知素子が用いられる。磁性材料を用いたバイオセンサには磁気素子が，さらに，表面弾性波や原子間力プローブなどを用いて音響信号の変化に着目するバイオセンサも開発されている。酵素反応や分子結合反応には大きな発熱や吸熱を伴うものもあり，これにはサーミスタなどの温度検知素子を用いて計測するバイオセンサも知られている。バイオセンサにはセンサとして必要な測定対象の濃度との高い相関性や感度，広い測定範囲が必要であるが，それらを向上するための情報処理技術が用いられる。例えば，ニューラル情報処理，深層学習などの手法もとり入れられている。バイオセンサの応用分野は，健康医療，環境保全，食の安全など私たちの生活とも密接に関連する社会技術である。バイオセンサは，バイオ，化学，物理，ITといった研究分野を統合させることにより研究開発が可能となる実学といってもよい。

(2)　バイオセンサ研究の経緯

　バイオセンサの研究は，酵素反応と電気化学反応を用いた血糖値センサの開発が最初である。このセンサでは，酵素固定化膜と酸素電極が用いられた。血糖値の主体であるグルコース

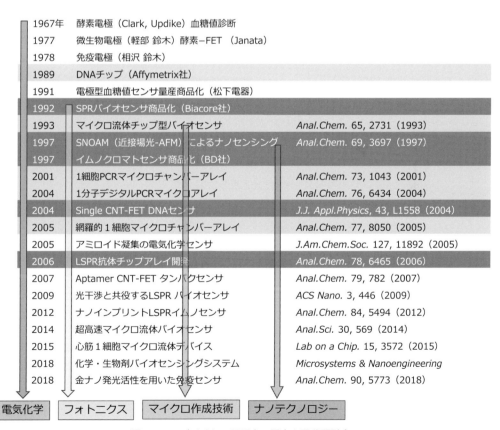

図 2-2-2　バイオセンサ研究の歴史と異分野融合

を選択的に酸化触媒する酵素であるグルコースオキシダーゼを電極上に固定化することにより，反応により消費される溶存酸素を電極で測定するものであった．これはその後，1991年に(株)京都第一科学（現アークレイ(株)）と松下電器産業(株)（現パナソニック(株)）が，印刷電極を用いて量産化に成功し，現在，在宅血糖値センサとして年額約8,000億円規模の世界市場を形成するに至っている．酵素を分子認識素子として用いるだけでなく，軽部征夫らは微生物を用いた微生物センサを，相沢益男らは，抗体を用いた免疫センサを開発した．通常の電極だけでなく，FET半導体電極を用いた研究も行われた．電気化学的技術と同様に光計測技術を用いたバイオセンサの開発も積極的に行われた．1990年からヒト全遺伝子の解析が世界プロジェクトとしてアメリカを主導に行われたが，その成果を取り入れた遺伝子チップの開発が本格的に始まった．Affymetrix社が半導体リソグラフィと遺伝子合成技術を組み合わせてDNAオリゴヌクレオチド分子ライブラリー100万種類を網羅的に配置した遺伝子チップを作成できることを示し，インパクトを与えた．また，以前から知られていた表面プラズモン共鳴現象を活用した標識剤不要（ラベルフリー）なバイオセンサの開発も行われ，商品化された．21世紀初頭のナノテクイニシアティブ（アメリカのナノテクノロジーに関する国家戦略）に代表されるようにナノ材料やナノデバイスの開発が進むにつれ，これを活用したナノバイオセンサの研究が進展した．

筆者らの研究を例として電気化学，フォトニクス，ナノテクノロジー，マイクロ作成技術がバイオセンサ開発に貢献したことを時系列で示した（図2-2-2）．これらについては後述する．

(3)　ナノテクノロジーとバイオセンサ

筆者は長年，バイオセンサ研究を行ってきているが，近年のナノテクノロジーの進展により，デバイスのナノ構造化や生体分子を配置するナノインタフェースの設計などのナノ空間制御がセンサの感度や応答性の改善に大きな影響を与えることを明らかにしている．ここでいうナノインターフェースとは，バイオセンサデバイスが測定対象と接触する界面（インターフェース）であり，その空間においてバイオセンサデバイスは，生体分子と特異結合したり，特定の反応をする．いうまでもなく，ナノスケールである．

ナノバイオセンサの事例について一部紹介する．例えば，ナノカーボンを用いたFET（電界効果型トランジスタ）ではデバイ長（数nm）での電位変化をとらえることができる（図2-2-3(a)）．FETのゲート部に分子認識素子を配置する．そこに測定対象分子が結合すると電位変化を与えるため，その電位変化量を指標に対象分子を定量的に測定をしようとするものである．デバイ長とはデバイス表面の電荷が溶液のイオンの分布によって電位が打ち消される表面からの距離の目安のことで，通常は10nm以下なので，図2-2-3(a)，(b)に示すようにDNAアプタマー分子のような小分子の抗体分子を分子認識素子として用いた方が感度の向上を期待できる．ここでは，アレルギーに関係するIgE分子を認識できるDNAアプタマーを用いて測定したところ，図2-2-3(b)に示すようにIgE濃度に応じてゲート電位が変化することが示された．

一方，通常の電極への電子移動（酸化還元電流）を指標とする電流検出型のバイオセンサのほうが一般的であろう（図2-2-3(c)）．この電極型バイオセンサでは性能は測定対象の物質拡散（μmスケール）と電極界面での電子移動（nmスケール）に支配される．図2-2-3(d)では，

電位検出型

(a) CNT-FETを用いた電位検出バイオセンサ

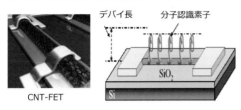

CNT-FET

電流検出型

(c) 電流検出バイオセンサ例

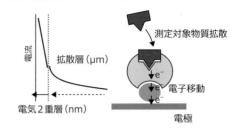

(b) CNT-FET にDNAアプタマーを用いてIgEを検出

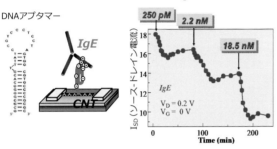

(d) 電流検出型免疫センサの例

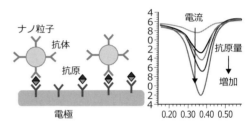

図 2-2-3　ナノバイオセンサの例（電気化学）
(b) 右は文献［1］, 782, 2007, (d) 右は文献［2］より引用

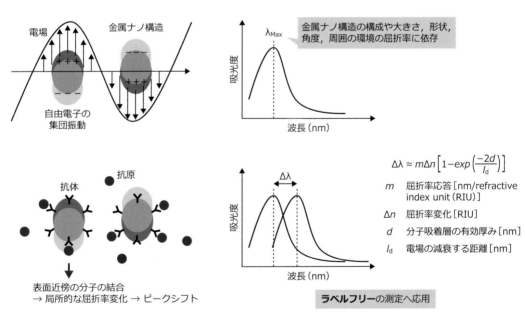

図 2-2-4　ナノバイオセンサの例（局在表面プラズモン共鳴現象）

　金ナノ粒子に抗体を標識した免疫センサの例を示している．電極上で抗原抗体反応を起こさせ，最終的には抗原（測定対象）の量に応じて金ナノ粒子の量を電極での酸化還元電流によってとらえることができる．

　また，ナノフォトニックデバイスとして，ナノ金属構造の光特性である局在表面プラズモン

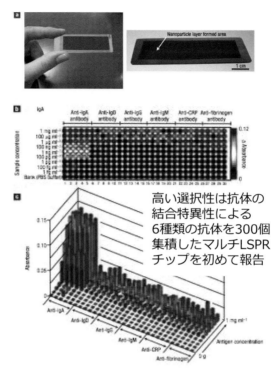

図 2-2-5　局在表面プラズモン共鳴チップを用いた抗体アレイセンサ（口絵 9 参照）

共鳴現象（local surface plasmon resonance：LSPR）に着目したナノデバイスを用いたバイオセンサが開発されている．LSPR とは，光を金属ナノ構造に入射するとき，自由電子の集団振動が誘起され分極が起こり，局在化したプラズモンが発生する現象である（図 2-2-4）．LSPR の共鳴波長は金属ナノ構造の構成や形状，周囲の環境の屈折率などに依存する．この特徴を利用すると，ナノ構造表面近傍の分子の結合を局所的な屈折率の変化，したがって吸光度がピークとなる波長のシフトとして検出できるため，LSPR はラベルフリー測定に応用できる．

　こうした金属ナノ構造を作成し，チップ上に分子識別素子を配置すればいろいろなバイオセンシングが可能となる．すでにナノギャップ周期構造，光干渉とカップリングするナノ構造，ナノピラーアレイ構造などの独自の金ナノ構造に着目し，局在表面プラズモン共鳴（LSPR）現象を用いた非標識バイオセンサが開発されている．この LSPR デバイスでは，集積化が可能で 300 個の抗体をセンサチップに配置した集積センサで多項目の生体分析（IgE, IgG, IgA, IgD, フィブリノーゲン，C-Reactive Protein（炎症診断マーカー）など）を 1 滴の試料から同時測定可能なバイオセンサが実現されている（図 2-2-5）．このナノバイオデバイスにより変異遺伝子，ペプチド，RNA アプタマー，タウタンパク，細胞が放出するサイトカイン，感染菌遺伝子などの分析を可能とした．さらに，PCR のリアルタイム計測を短時間で行うことや細胞膜の糖鎖分子を識別分子に用いてベロ毒素，コレラトキシンの分析も可能で本法の適用性の広さを示すことができた．また，ナノインプリント法に着目し，アルミナ電解により形成されたナノホールアレイ構造を鋳型として，量産可能なポリマー製のナノピラー構造の局在表面プラズモン共鳴デバイスの作成にも成功しており，より実用的なバイオセンサの開発も進められている．

（4）　マイクロ流体デバイスとバイオセンサ

　マイクロ流体デバイスとは，半導体シリコンの微小集積化技術の成果を活用して微小量の流体を操作するデバイスである．特にミクロンレベルでの加工が可能なため，以下のように fL-nL と微小量の液体試料の扱いが可能となる．例えば，$100\,\mu m^3$（1 nL），$10\,\mu m^3$（1 pL），$1\,\mu m^3$（1 fL）となる．1 pM の溶液が 1 pL に入っていれば，そこに約 1 分子存在することになる．また，細胞の大きさが 1～10 μm なので，1 細胞を操作するのにも活用できる．1 分子や 1 細胞の操作が可能となる．集積化も分子ライブラリーや細胞ライブラリーを一度に網羅的に解析するチップの作成も可能である（図 2-2-6）．また，マイクロスケールの流体は，レイノルズ数（流体中の物体の大きさに関連し，流体の粘性と弾性で決まる数値．大きいと乱流が発生しやすい）が低くなり，安定な層流の界面を活用した液-液抽出や分離などの操作も可能である．微量の生体試料を分析するための試料導入，分離，反応，検知などのユニットをマイクロ流体デバイス上に集積化することもでき分析プロセスの効率化，デバイスの軽量化なども積極的に進められた．例えば，電極センサと一体化したマイクロ流体チップ，必要な温度変化を流体チップ上で流体を移送しながら行う PCR 流体デバイス，溶液を回転して移送配置する回転チップなども作成できている（図 2-2-6）．マイクロ流体デバイスに用いるマイクロ作成技術では，当初は，シリコン基板を用いてウエットエッチングなどの加工によりミクロンスケールの加工が行われた．筆者らも酵素をマイクロ流路内に固定化し，反応液を蒸着した電極により測定するマイクロ流体酵素センサチップを世界に先駆けて開発した．その後，ポリマー材料であり，PDMS（ポリデメチルシロキサン）などのフォトリソグラフィに利用可能な樹脂をチップ

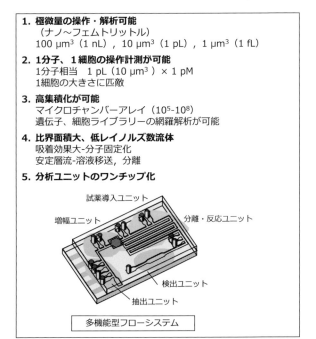

1. 極微量の操作・解析可能
（ナノ～フェムトリットル）
$100\,\mu m^3$（1 nL），$10\,\mu m^3$（1 pL），$1\,\mu m^3$（1 fL）

2. 1分子、1細胞の操作計測が可能
1分子相当　1 pL（$10\,\mu m^3$）× 1 pM
1細胞の大きさに匹敵

3. 高集積化が可能
マイクロチャンバーアレイ（10^5-10^8）
遺伝子、細胞ライブラリーの網羅解析が可能

4. 比界面積大、低レイノルズ数流体
吸着効果大-分子固定化
安定層流-溶液移送, 分離

5. 分析ユニットのワンチップ化

試薬導入ユニット
増幅ユニット
分離・反応ユニット
検出ユニット
抽出ユニット
多機能型フローシステム

集積型マイクロアレイ
シングル細胞アレイ

マイクロフロー型
マイクロPCRデバイス
電極内蔵型フローデバイス
回転円形チップ

図 2-2-6　マイクロ流体デバイスを用いたバイオチップ

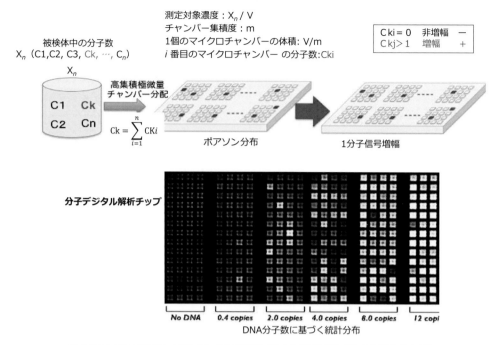

測定対象濃度：X_n / V
チャンバー集積度：m
1個のマイクロチャンバーの体積：V/m
i 番目のマイクロチャンバー の分子数：Cki

| Cki = 0 | 非増幅 | － |
| Ckj > 1 | 増幅 | ＋ |

被検体中の分子数
X_n（C1, C2, C3, Ck, …, C_n）

X_n

C1　Ck
C2　Cn

高集積極微量
チャンバー分配

$Ck = \sum_{i=1}^{n} CKi$

ポアソン分布

1分子信号増幅

分子デジタル解析チップ

No DNA　0.4 copies　2.0 copies　4.0 copies　8.0 copies　12 copi

DNA分子数に基づく統計分布

図 2-2-7　マイクロチップを用いたデジタルバイオ分子デバイス（文献 [3] より）

材料として用いるのが，一般的になっている．

　ここでは，1分子，1細胞といった究極計測を可能とするデジタルバイオ分析への展開について紹介する．半導体マイクロ作成技術を用いると極微小量の生体分子や1細胞の操作を可能とし，これを基盤として1分子および1細胞の計測を可能とするデジタルバイオデバイスが実現できる．pL-nL の極微小チャンバーアレイを作成し，これを用いて1細胞からの PCR（DNAポリメラーゼ連鎖反応）計測を可能とした．さらに，ポアソン分布に基づくデジタル分子計測[*1] を示すことができ，1分子レベルの計測を可能とした（図 2-2-7）．すなわち，このマイクロチャンバーに分子レベルで対象分子が配置されるとすれば，分子数とチャンバー数に応じて配分される状態も異なる．この状態をポアソン分布と仮定し，DNA の分子数をデジタル的にとらえることを実現している．また，このマイクロチャンバーを用いたシングル細胞アレイチップも開発されている．

（5）　遺伝子センサ

　ヒトの全遺伝子配列が 2003 年に解明されるなど，生物種を問わず遺伝子の分子情報が集積されている．こうした遺伝子の実体である DNA を測定するためのバイオセンサが開発されている．ここではその概要について示す（図 2-2-8）．図の中央部に遺伝子の実体である核酸の周りに記載された DNA がバイオセンサの分子認識素子として示されている．DNA は，ワトソン-クリックの2本鎖を形成するために片方の一本鎖を用いて対となるもう一つの一本鎖を正確に認識できる．そのため，DNA 自体がバイオセンサの分子認識素子として利用できる．一

[*1]　計測対象となる領域に存在する分子数が少ない場合に分子が1つあるか2つあるかなどの推定が可能となる計測と推定の技術．

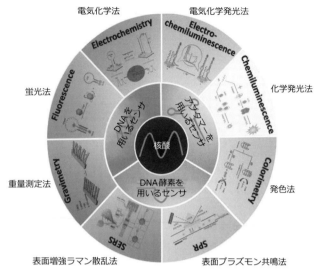

電気化学法　Electrochemistry
電気化学発光法　Electro-chemiluminescence
化学発光法　Chemiluminescence
蛍光法　Fluorescence
DNAを用いるセンサ
アプタマーを用いるセンサ
核酸
DNA酵素を用いるセンサ
Colorimetry　発色法
重量測定法　Gravimetry
SERS
SPR
表面増強ラマン散乱法　　　表面プラズモン共鳴法

図 2-2-8　いろいろな遺伝子センサの組み立て原理（文献 [4] を改変）

方，アプタマー分子，DNA 酵素は，DNA 分子から構成されたものであるが，その配列によっ
て特異な 3 次元構造を形成することにより，DNA 以外の分子と特異的に結合できるアプタ
マーや，ペルオキシダーゼなどの酵素活性を有する DNA 酵素として機能する．その特性を用
いたバイオセンサが種々開発されている．図 2-2-8 の外周部には，Fluorescence（蛍光法），
Electrochemistry（電気化学法），Electrochemiluminescence（電気化学発光法），Chemilumi-
nescence（化学発光法），Colorimetry（発色法），SPR（表面プラズモン共鳴法），SERS（表面
増強ラマン散乱法），Gravimetry（重量測定法）が示されている．それぞれの計測法において，
分子認識素子と測定対象との結合によって各計測法の物理量が変化するような標識材（蛍光，
発光，発色）を用いたりするものもあれば，SPR，重量（圧電素子や表面弾性波デバイス）など
のように標識剤を必要としないラベルフリーの測定法も開発されている．

（6）　バイオセンサの実用化への展開

　バイオセンサは血糖値センサから始まったように，常に実用化に向けた展開に注力されてい
る．商品化例としては，医療応用，食品，環境，バイオテロ対応など多くの種類が開発されて
いる．一方，モバイル PC や携帯電話の広がりに伴いこれとリンクしたバイオセンサ開発が進
んでいる．特に，point of care testing（POCT）用としてどこへでも容易に持ち運びが可能，身
体に装着したままで利用できるといったバイオセンサの開発が，実用化をはかる上で有用とさ
れている．筆者らは，印刷電極とモバイル型の電気化学計測装置を用いた種々のモバイルバイ
オセンサを提案している（図 2-2-9）．

　印刷電極はスクリーン印刷法，インクジェット法，インプリント法などにより作成するが，
スクリーン印刷法が実用的にも成功している．これは，電極材料をインク状にし，版自体に所
定の形状に穴を開けそこからインクを擦りつける印刷方式である．図 2-2-10 に，その特徴を
示している．量産可能で安価，透明フィルム（PET 樹脂）や紙などのいろいろな材料にも印刷
が可能，電極の形状も孔版を設計することで変化させることが容易で，マルチ電極，微小量用

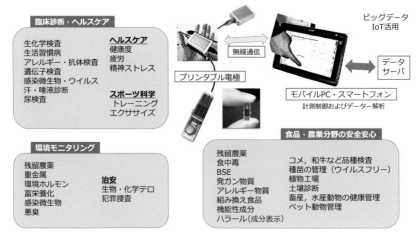

図 2-2-9 モバイルバイオセンサとその応用分野

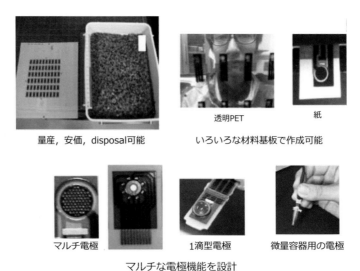

図 2-2-10 印刷電極を用いるセンサの優位性

の電極なども作成が可能である.

　まず, 遺伝子センサでは, DNA 結合性の電気化学メディエータ（電極の電子移動を仲介する分子）を用い, 電極に DNA プローブを固定せずに DNA の二本鎖形成や増幅反応をリアルタイムに測定する新たな測定原理を実証した. すなわち, DNA 増幅に伴い, メディエータが DNA に取り込まれ, 電極への電子移動が阻害される. その結果, 電流値減少量が DNA 量と相関する（図 2-2-11）. また, 遺伝子増幅プロセスの迅速化をはかるためにマイクロ流体を複数の固定ヒータ上を往復しながら迅速に遺伝子増幅を行うことも実現した. この流路内の電極により増幅遺伝子を検出するデバイスも構築した. このセンサを用いて各種現場を想定した POCT デバイスとして, 食中毒であるサルモネラ, 大腸菌 O-157, 炭疽菌, 院内感染 MRSA 菌, 歯周病菌（口腔液）, インフルエンザウイルス（鼻腔液）, 肝炎ウイルス（血液）ApoE（アルツハイマーリスク因子）などに応用した.

　また, タンパクセンサではこれに特異的に結合する抗体分子にハイブリッドした金ナノ粒子

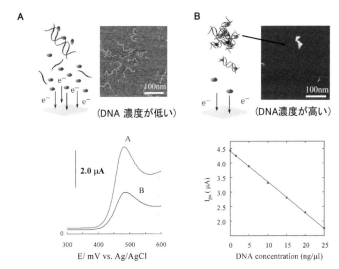

図 2-2-11　電気化学遺伝子計測法の例
DNA 濃度が増加するにつれ，電気化学メディエータが DNA に取り込まれるため，電流値が低くなる．

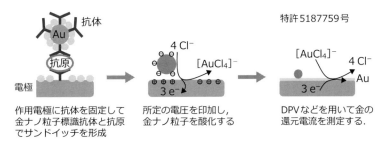

図 2-2-12　金ナノ粒子を用いた電気化学イムノアッセイ（GLEIA）
電極上に抗原-抗体反応により捕捉された金コロイド粒子を DPV（differential pulse voltametry：微分パルスボルタンメトリ）を用いて電流値に変換して測定する．

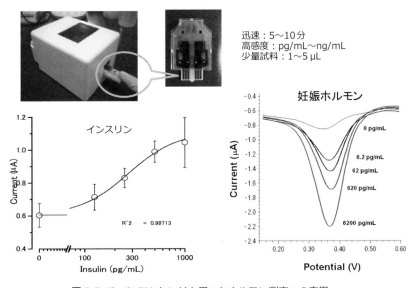

図 2-2-13　GLEIA センサを用いたホルモン測定への応用
インスリンや妊娠ホルモンの抗体を固定化した印刷電極と小型の測定装置（上写真），インスリンの検量線（左下），と妊娠ホルモンの各濃度に応じた応答曲線（右下）．

表 2-2-1　印刷電極を用いた電気化学センサの測定方式と測定対象

測定方式		測定対象
CV/CA	サイクリックボルタンメトリ／定電位電流測定	（遺伝子センサ）　サルモネラ菌，大腸菌，歯周病菌，MRSA 菌，インフルエンザウイルス，ApoE（アルツハイマーリスク因子），遺伝子組換え食品，食用肉種の判定など
		（農業センサ）　有機リン系，カルバメイト系農薬
DPV	微分パルスボルタンメトリ	（免疫センサ）　インスリン，妊娠ホルモン，IgG, CRP（炎症マーカー）
		（重金属イオン）　Pb, Zn, Hg, As, Cd, Cu など
ECL	電気化学発光	抗酸化，糖化アミロイド，好中球，IgG，尿素，乳酸
EC-SERS	電気化学表面増強ラマン分光	尿酸，アミノグルテチイミド（薬物）
EIS	電気化学インピーダンス	SNP，妊娠ホルモン，カプサイシン，抗生物質など

に着目し，これらの電気化学シグナルをとらえる新たな方式である GLEIA（gold linked electrochemical immunoassay）法を提案し，実証した．その手法は，印刷電極の作用電極上に抗体を固定し，金ナノ粒子標識抗体と抗原でサンドイッチを形成させ，抗原の量を金ナノ粒子の数として測定する手法である（図 2-2-12）．この手法を用いて，妊娠ホルモン，インスリン，CRP（炎症マーカー），アルブミン，ヘモグロビンなどの定量にも成功している（図 2-2-13）．これら以外にも印刷電極を用いて電気化学発光や電気化学 SERS の測定原理を用いたバイオセンサも種々開発されている（表 2-2-1）．

(7)　IoT と連携するバイオセンサ

　健康を維持し，安全安心な社会を築くインフラ技術としてバイオセンサは期待値が大きい．特に，疾病からの回復や環境汚染の修復には，多大な社会的出費が発生する．事前に疾病や汚染の兆候を予知できれば，経費節減ともなり，有効な社会投資も可能でその意義は大きい．簡便迅速な診断機器の開発がますます推進されるであろう．ノート型 PC やスマートフォンにリンクさせたバイオセンサの開発も種々行われている．例えば印刷電極はこうしたツールとしても有用である．今後ますますこうしたモバイル機器を通じた IoT ともリンクしたバイオセンサが進展することを期待している．一方，身体に装着できるバイオセンサとして腕時計型のモバイルセンサを用いて汗中の乳酸やイオンを同時にモニタリングすることも報告されている（図 2-2-14）．このセンサでは，腕時計化にするためにフレキシブルな基板上にシリコン集積回

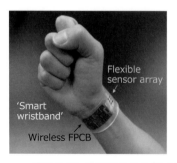
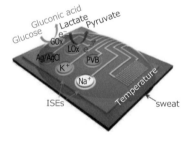

図 2-2-14　時計型ウエラブルバイオセンサの例（文献 [5] を改変）
汗成分である乳酸，グルコース，Na^+，K^+ を測定するセンサを集積している．

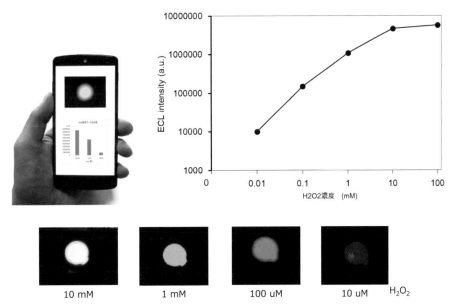

図 2-2-15　スマートフォンを用いたバイオセンサの例
過酸化水素濃度をスマートフォンのカメラを用いて電気化学発光により測定

路と電極センサを作成している．これを用いてリアルタイムに生理状態のモニタリングを目指している．汗中の乳酸は，疲労のマーカー分子でもあるため，トレーニングの定量的な指標としての活用が考えられている．また，スマートフォンなどの携帯電話をバイオセンサのモバイル機器として利用することも行われている．具体的にはバイオ分子認識反応に伴って誘発される発色，発光，蛍光などの光情報を計測する方式や電気化学信号を検出する方式が開発されている．筆者らも既存のスマートフォンに内蔵された C-MOS カメラを用いて電気化学発光をモニタリングするセンサを開発している（図 2-2-15）

(8)　今後の展開

　診断マーカーとなる特定のバイオ分子を測定するバイオセンサでは，電気化学，フォトニクスなどに基づくナノデバイスの開発や微量試料や生体反応を制御するマイクロ流体デバイスとの連携がバイオセンサの機能化を進める上で極めて有用である．応用分野としては，医療診断分析や細胞機能解析などが中心となるが，ヘルスケア，食の安全，環境保全などへの貢献も期待が大きい．IT 技術との連携も有用で IoT バイオセンサとしての発展も期待できる．バイオセンサ開発における注目すべきポイントを以下にまとめた．ナノテクノロジー，MEMS，バイオ医療，分子テクノロジー，IT などとの融合もさらに進み，実用化に貢献すると期待できる．
(1) 生体の有する認識機構を用いたセンサシステム
　　選択性，高感度，オンサイト診断に優位性
(2) 先端テクノロジーとの連携
　　　フォトニクス（ナノ，高分解能，高感度，イメージング）
　　　ナノテクノロジー（CNT-FET, LSPR）
　　　MEMS（マイクロ流体チップ，アレイチップ，フレキシブル）

分子設計（分子プローブ，インタフェース）

情報解析技術（ビッグデータ，AI，スパースモデリング）

(3) 医療診断，環境計測，食の安全などへの応用・実用化

Point-of-care 診断

モバイル化，IoT との連携

(4) 先端計測ツールとしてサイエンスに貢献

一分子計測—分子相互作用の究極解析

シングル細胞解析から Organ on a chip —次世代診断，創薬

Label-free 計測—動的解析，*in vivo*（生きたまま）診断

多項目網羅解析—システムバイオロジー　　　　　　　　　　　〔民谷栄一〕

文献

〔1〕Maehashi, K., *et al.*:Label-Free Protein Biosensor Based on Aptamer-Modified Carbon Nanotube Field-Effect Transistors, Anal. Chem., **79**, pp.782-787, 2007.

〔2〕Idegami, K., *et al.*:Gold Nanoparticle-Based Redox Signal Enhancement for Sensitive Detection of Human Chorionic Gonadotropin Hormone, Electroanalysis, **20**, pp.14-21, 2008.

〔3〕Matsubara, Y., *et al.*: On-Chip Nanoliter-Volume Multiplex TaqMan Polymerase Chain Reaction from A Single Copy Based on Counting Fluorescence Released Microchambers, Anal. Chem., **76**, pp.6434-6439, 2004.

〔4〕Du, Y., *et al.*: Nucleic Acid Biosensors: Recent Advances and Perspectives, Anal. Chem., **89**, pp.189-215, 2017.

〔5〕Gao, W., *et al.*: Fully integrated wearable sensor arrays for multiplexed in situ perspiration analysis., Nature, **529**, pp.509-514, 2016.

3 一分子計測

　分子は肉眼には見えない小さいものという先入観があり，その計測は難しいと考えられてきた．しかし，近年の研究の進歩から一分子計測は遠い存在ではなくなっている．条件を整えると肉眼でも一分子を見ることができる．一分子イメージング法は古典的な生化学的手法（分光測定や pH 測定など多数の分子を含む溶液を対象にした測定）では得られない分子の振る舞いを調べることができる．アクチン線維の上を移動するミオシン分子の詳細な動きや[1]，ATP をつくる ATP 合成酵素分子が回転していることも一分子イメージング法で初めて明らかになった[2]．本節では今後発展が期待される生命科学における一分子計測の世界と医工計測技術との関係について光計測を中心に紹介する．

(1)　一分子計測の原理

　どうしたら肉眼で一分子（分子 1 個）を見ることができるのだろう．2 章 1 節で述べたように，暗闇の中で自ら光るものは観察することができる．蛍光分子はこの自ら光るものである．例えばローダミンという蛍光分子に緑の光を当てれば赤く光る（赤い蛍光を発する）．緑の光は通さないが赤い光は通す光フィルタを透かしてローダミン分子を見ると赤い光が見える（2章 1 節の図 2-1-3 参照）．

　手順は以下のようになる．暗室に蛍光顕微鏡を用意して，ローダミン分子（10 mM）を水に溶かして，どんどん希釈する．10^{10}（100 億）倍に薄めてカバーガラスに数 μL（1,000 μL＝1 mL）をのせる．液が乾いたら油浸レンズ（2 章 1 節の図 2-1-7）で観察する．十分に希釈が行われていると，一分子一分子がガラスの表面で赤く光っている様子が観察される．目が暗室の暗闇に慣れる（暗順応する）と人の目は現在の高感度カメラに遜色のない能力があるので一分子の存在が直接観察できる．

　ここで，ローダミン分子の凝集塊がもしあるならば非常に明るく輝いているだろう．このような明るい輝点は安定して輝き続けている．このような明るい輝点を視野から外して，もっと暗い範囲（顕微鏡の視野）を見ると，月のない夜に星が見えるように赤い輝点が多数輝いているのが見える．緑の照明が十分に強ければ，これらの輝点が消えていくのが見える．これが蛍光褪色という現象である．太陽の光で印刷物の色が褪せていくのと同じである．

　分子 1 個が褪色するときには，その消え方に特徴がある．徐々に光が弱くなるのではなく，突然にパタリと消えてしまう．この明るさの時間変化を測定すると図 2-3-1 のようになる．ほぼ一定の明るさから背景の明るさまで蛍光の強さが減少する．蛍光が突然消えてしまうのだ．このような明るさの変化を一段階消光とよび，一分子が観察されていることを意味している．同じ場所に 2 つ蛍光分子がある場合には，一つ一つの分子の蛍光の褪色はばらばら（独立）に起きるので，一つ目の分子の蛍光褪色があってもう一つの分子の蛍光褪色が遅れて起きる（偶然に同時に褪色する場合も確率的にはある）．言い換えると蛍光の明るさを測定すると二段階で蛍光の強度が減少する．観察された蛍光の輝点が 1 つであっても，そこでの褪色の回数を数

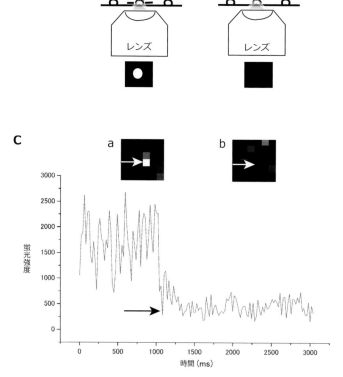

図 2-3-1　一分子蛍光計測（Cは金沢工業大学辰巳研・岡本大志提供）
A：光で照らされたローダミン分子は蛍光を発する．B：ローダミン分子はその位置にあるが，ローダミン分子の蛍光は時間がたつと消えてしまう．C：ローダミン1分子からでる蛍光の明るさを測定する．縦軸は分子の蛍光の強さ，横軸は時間である．この分子は測定開始1秒で光るのを止めた（黒矢印は背景雑音）．(a)は蛍光を発するローダミン分子，(b)は同じ場所の映像．ローダミン分子は蛍光を出さず映像には映らない．白矢印はローダミン分子の位置を示す．

えればその輝点を構成している分子の数が数えられる．

　一分子測定の良いところは，極めて少ない分子数で測定するので経済的で，高感度であること，分子数を正確に見積もることができるので高精度であることである[3]．

（2）　一分子蛍光観察装置の構成

　一分子観察は，精製されたタンパク質などの分子を対象にする場合と，細胞の中ではたらいている高分子（例えばタンパク質分子）を対象にする場合がある．精製タンパク質の場合には観察は水溶液の中で行われる（細胞の中での高分子観察は細胞質溶液中で行う）．そのとき，問題になるのは，溶液中に散らばった蛍光分子が励起光にさらされて，そこから発生する蛍光（背景蛍光）が観察を邪魔することである（図2-3-2C）．そこで空でたとえるならば，月のない夜は星がよく見えるが，満月では月が強い背景光をつくり出すため星は見えづらくなる．さらに昼間になると，空は青くなり星はほぼ見えない．昼間も星は光っているが青空が背景光となって星を見えなくしているのと同じなので，背景光を少なくすると，微弱な蛍光を計測できるようになるというわけだ．この背景蛍光を減らす方法として用いられるのが，全反射照明で

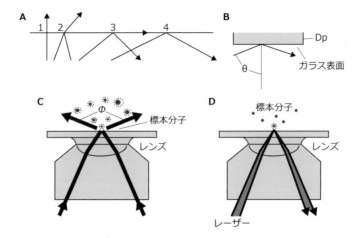

図 2-3-2　全反射近接場蛍光顕微鏡の光路
A：(1) 垂直の入射，(2) 屈折と透過，(3) 全反射臨界角，(4) 全反射．B：全反射と近接場光（灰色，浸み込み距離を Dp で表す）．C：落射蛍光照明（レンズを通してサンプルを照明する方法）による蛍光分子（黒丸）の励起と蛍光発光（黒丸の周りのドットで表す）．励起光の当たっている蛍光分子は全て発光する．これが背景光となる．D：全反射近接場蛍光顕微鏡の光路を灰色と矢印で示す．開口数の大きなレンズ（開口数 > 1.4）が全反射の光路に必要である（大きく光を屈折するため）．エバネセント光の範囲にある蛍光分子のみが発光する．θ は入射角，ϕ は光の広がり角．

ある．

　ここで全反射照明について説明する．水中眼鏡をかけてプールに潜ったとして，水面を眺めているとする．真上の空は青く見える．視線を真上から遠くの水面に移動すると空が見えなくなりその後水面が輝いている．よく見ると水面が鏡のようにプールの中を映していることがわかるだろう．この現象を光の光路で作図すると図 2-3-2A のようになる．プールの中から上を見て青空が見えるのは光が屈折して光が目に入るからである．

　水面が鏡のように輝いて見えるのは，水面で全反射が起きているからである．だが，全反射面で光は折り返すのではなく，わずかに全反射面の向こう側に侵入した後に折り返す．この侵入した光はエバネセント光（近接場光）とよばれる．浸み込みの深さは 100 nm 程度である（図 2-3-2B の Dp として図示する）．これより先では光は急峻に消えていく．それゆえに全反射面の近くだけを照らす光である．観察対象の分子がこの全反射面の近くにあるならば光に照らされて蛍光を発生するし，逆にもしエバネセント光よりも遠くにあるならば光は届かず蛍光を出すこともない．エバネセント光で励起され放出された蛍光は，レンズで集められカメラの受光面に結像する．レーザー光は 2 章 1 節で述べたように平行光線なので全反射させることに適している．図 2-3-2D に対物レンズを使ってエバネセント光をつくる場合の全反射の光路を示す．照明や結像の光路やカメラなどのシステム構成は通常の蛍光顕微鏡と同じである（2 章 1 節の図 2-1-2）．

（3）　蛍光測定を使った一分子計測と応用

　以下では筆者が関わった一分子計測の一部を紹介する．その後にさまざまな手法を使った一分子計測の例を紹介する．

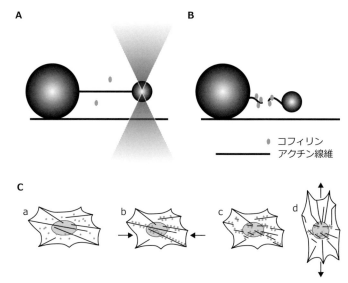

図 2-3-3　光ピンセットによる張力の上昇とコフィリンによる切断の抑制
A：大きなビーズと小さなビーズにアクチン線維を結合して，光ピンセットにより小さいビーズを移動
させてアクチン線維の張力を上昇させる．アクチン線維切断タンパク質コフィリンの結合頻度の減少が
起きてコフィリンによる切断が抑制される．B：光ピンセット現象を起こしているレーザー光を止める
と，アクチン線維の張力がなくなって，コフィリンによる切断現象が起きる．C：(a) アクチン線維は
引っ張られた状態が，「はたらいている状態」と考えることができる．(b) 細胞を培養している弾力のあ
る基質（PDMS などの柔らかい素材でつくった基質）を緩めることで（矢印），アクチン線維の張力を減
少させるとコフィリンのアクチン線維への結合が起きて (c) その後，数分以内にアクチン線維の切断が
観察される．(d) その後，切断とともに産生された G アクチンは細胞にとって必要な箇所に運ばれて再
びアクチン線維を作るために有効に使われる．細胞の伸びる方向を矢印で示す．

a.　一分子計測によるアクチン線維の役割の解明

　　細胞は，重力や外力のみならず体内の骨格筋や平滑筋の動きに起因する機械的刺激を受容し
てさまざまな応答を示す．こうした力学刺激は細胞膜や細胞骨格の変形と張力の変化をもたら
す．特にアクチンストレス線維はこのような外力だけでなく，それ自身の収縮と弛緩によって
張力を変化させる．こうした張力の変化は，細胞の増殖，分化，運動などの基本的機能を調節
し，生命の維持に重要であることが知られている[4]．2011 年にアクチン線維（アクチンストレ
ス線維を構成する単位）に力学受容機構（力を感じる仕組み）が内在していることを早川らが
示した[5]．ここでは，どのような研究方法でアクチン線維が力を感じることが見つかったの
か，それが細胞にとってどのような意義があるのかを紹介する．

　　球状のタンパク質分子である G アクチンを試験管の中で重合（G アクチンが数珠つなぎにな
ること）させると，数 μm から数十 μm のアクチン線維ができる（2 章 1 節の図 2-1-8）．図
2-3-3 に示すように線維の片方の端を大きなビーズ，別の端に数 μm の小さいビーズをつけ，
光ピンセットでトラップ（捕捉）して小さいビーズを操作することで，アクチン線維がピンと
張った状態にできる．トラップを外せばアクチン線維がゆるんだ状態にすることもできる（図
2-3-3A，B）．ここで使った光ピンセットは 2018 年のノーベル物理学賞の対象になった研究方
法[6]で，分子や細胞をつまんで動かすことのできる手法である．詳しくは文献 [7]，[8] を参
照されたい．

　　アクチン線維にアクチン線維切断因子（タンパク質分子）コフィリンが結合してアクチン線

維は切断されることが知られている．コフィリンの入った溶液中でアクチン線維を引っ張った
り，ゆるめたりしてみると，引張時には，コフィリンがあるのに切断されず，ゆるんだとき
（「負」の張力変化）にはコフィリンによる切断が生じた．アクチン線維は張力上昇を感知して，
コフィリンによる切断（あるいは結合）を阻害する，もしくは張力の減少を感知してコフィリ
ンによる切断（あるいは結合）を許す，という見方ができる．この結果はアクチン線維がメカ
ノセンサ（力を感じて情報伝達を行う分子）であることを示す重要な知見となった[5]．

　化学合成線維は引っ張られると切断されるが，緩めても切れないので，上記の結果は一見不
思議なことだ．しかし細胞の立場で考えるならば，それは理にかなっている．アクチン線維は
多くの場合ミオシンと共同して張力を発生している．血管内皮細胞においては，この張力はア
クチン線維を介して細胞膜の機械受容チャンネルを活性化することが知られている[9]．この
意味でアクチン線維は引っ張られた状態が「はたらいている状態」で，一方でゆるんでいると
きは，上記の力学的観点からは「お休み状態」であると考えられる．使用中の線維を破壊して
は困るが，不要な線維は切断して分解してもおそらく問題はなく，分解産物であるGアクチン
は細胞にとって必要な箇所に運ばれて再びアクチン線維をつくるために有効に使われるのだろ
う（図2-3-3C）．血管内皮細胞では，血管が心臓の拍動で引き延ばされ，その後に内皮細胞は
縮み，このときにアクチン線維の切断が起きる．切断されたアクチン線維はさらに単量体アク
チン（Gアクチン）まで分解される．細胞が縮む方向に対して垂直方向に伸長していくとき
に，この単量体アクチンは新しいアクチン線維の合成に利用されると想像されている（図
2-3-3Cd）．

　コフィリンは複数分子のクラスターを形成しつつアクチン線維へ結合する．一方でコフィリ
ン一分子による切断には時間がかかり，実際の細胞内で見られるアクチン線維の活発な切断を
説明するには，コフィリンだけでは難しい．そのため，アクチン線維を短時間で切断する因子
があることが推定されていたが，実際に最近そのような補助因子（actin interacting protein 1：
AIP1）が線虫で明らかになった[10]．おそらくアクチン線維にコフィリンが結合し，さらに
AIP1が結合してコフィリンによる切断を促進するのだろう．

　そこで，アクチン線維，AIP1，コフィリンを蛍光ラベルし，近接場蛍光顕微鏡（TIRF）で一
分子イメージングが行われ，その結果，AIP1一分子がコフィリンを結合したアクチン線維一
本に結合し，アクチン線維が切断されることがわかった．また，切断の後にAIP1がアクチン
線維の切断端に留まることがわかった[11]（図2-3-4D, E）．

b. 超高解像技術によるコフィリンとアクチン線維の結合の謎の解明

　コフィリンがアクチン線維にどのように結合しているかは興味深い問題で，電子顕微鏡を用
いた研究が行われてきた．その結果から複数個のコフィリンがクラスター（分子の集まり）を
形成してアクチン線維に結合し[12]，これがアクチン線維の切断にとって重要であると推測さ
れていた[13]．しかし，アクチン線維に結合したコフィリンが実際にどの程度のクラスターを
形成するか，そしてそのメカニズムは不明で，研究方法によってクラスターの大きさの見積も
りが大きく異なっていた[12], [14]．

　クラスター形成の仕組みとして結合の協同性が提案されている．典型的なモデルでは1個の
コフィリンがアクチン線維に結合すると，コフィリンの結合は隣のアクチン単量体に影響し
て，その場所へのコフィリンの結合を促進すると考えられている．水溶液中でコフィリンの結
合の様子を直接観察することで，実際のクラスターサイズとその形成のメカニズムがわかると

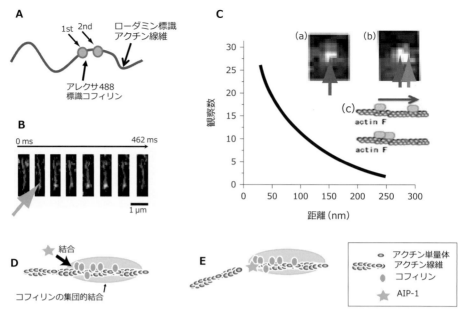

図 2-3-4 アクチン線維へのコフィリン分子の共同的結合（口絵 10 参照）

A：アクチン線維へのコフィリンの結合の模式図．線はアクチン線維を表し，丸はコフィリン分子を表す．この図は，2つのコフィリン分子（1st と 2nd で示す）の結合が協同的に起きた場合を表す．B：一分子イメージングの実際の画像．薄いグレーの矢印はコフィリンの結合場所を示す．462 ミリ秒で 8 枚の画像を撮影した．C：第一のコフィリンの結合に引き続く第二のコフィリンの結合の場所の分布の模式図．第一と第二のコフィリンの結合場所が近い場合にこのような結合現象を観察することが多く，その距離が遠くなる（65 nm 程度）と観察される結合現象の数が減少する．（a）矢印で第一のコフィリンの結合場所を示す．（b）矢印で第一と第二のコフィリンの結合場所を示す．（c）2つのコフィリンの結合の場所の距離を矢印で示す．D：アクチン線維の切断の AIP-1 による促進．アクチン線維へコフィリン分子が集合しつつ結合する（集団的結合とよぶ）．E：このコフィリン分子の集合の端にアクチン線維の切断促進因子 AIP-1 が 1 つ結合すると速やかに切断が起きる．このような時間経過は一分子観察で初めて明らかにされた．

期待され，コフィリン結合過程の一分子観察実験が行われた．

　蛍光分子で標識したコフィリンのアクチン線維への結合を観察すると，1秒程度の結合と解離が見られたので，コフィリンの蛍光の輝点の中心（結合場所）を超高解像度[15]で推定することができた（図 2-3-4 および 2 章 1 節の図 2-1-8）．直接計測の結果，1 個のコフィリンが結合すると結合場所から約 65 nm（24 個のアクチン単量体に対応する．単量体は図 2-3-4 に示す）の範囲で第二のコフィリンの結合の確率が上昇していた．正確には，最初に結合したコフィリンのすぐ隣のプロトマー（アクチン線維を構成する G アクチン）に次のコフィリンが結合する確率が一番高く，そこから徐々に結合の確率が減少すると推定された．数学的に表現するならば空間定数が 65 nm で結合確率が指数関数的に減少していたということになる（図 2-3-4C のグラフに示すような減少の様子のこと）．このことは，1 個の結合があるとすぐ隣の結合確率のみが高くなるとする従来の考え方とは異なり，複数のプロトマーにわたってコフィリンの結合の影響が広がっていることを示していた[16]．

　ヘモグロビン分子に酸素一分子が結合すると別の酸素分子がさらに結合しやすくなるといった結合の促進現象は結合の協同現象とよばれ，酵素をはじめとするタンパク質分子のはたらきを理解するための重要な概念である．以上のように一分子観察システムと超高解像度光学顕微

鏡を用いることで，協同的な分子結合の分子レベルでの研究が今後ますます推進されていくだ
ろう．

(4)　広がる一分子計測 ─ DNA のシーケンスを一分子レベルで直接読み取る─

　これまでの DNA のシーケンスの読み取りには多数の分子を電気泳動で移動させる必要が
あったため，大腸菌などを使って解析したい DNA の断片を大量に増やす必要があった．一方
で一分子測定による DNA のシーケンスではこのクローニング作用（大量に増やすこと）が省
略できるので，DNA のシーケンスが速く行え，また，DNA のシーケンスが超微量サンプルで
もできるなどのメリットがある．

　方法としては，ナノサイズの穴の中で DNA の合成を起こすことで配列を読み出すというも
ので，具体的には次のように進める[17]．数十 nm の直径の穴の中に DNA 合成酵素を導入し
ておいて，ここにシーケンスしたい DNA を入れると，合成が始まる．合成に必要な AGTC の
ヌクレオチドを異なった蛍光色素で標識しておくと，4 種のヌクレオチドが DNA 合成酵素に
結合するたびに別の波長の蛍光がセンサに届くので，これを一分子分析することで一分子の
DNA のシーケンスを行う．

(5)　今後の展望

　一分子レベルでの計測技術の未来はどんどん広がっている．一方で，実験計測装置が高価
で，また誰にでも簡単に計測ができる段階にはなっていない．近い将来に診断や薬品開発に一
分子レベルの計測が導入されるのは自然な流れである．その流れを加速するものは，微量計測
を生かした小型化，ウエアラブル化である．また，一分子レベルでないと計測できない重要な
診断指標などが見つかることも流れを加速化させると考えられる．ごくわずかの分子であって
も，微量 RNA，エクソソームといった分子のありなしが，診断にとって決定的に重要である場
合には，装置開発や臨床応用への道が開けていくと思われる．そのため，以上で述べてきた一
分子計測による分析やそれによる指標は今後も増えていくと思われる．　　　　　〔辰巳仁史〕

文献

[1] Ohmachi, M., *et al*.: Fluorescence microscopy for simultaneous observation of 3D orientation and movement and its application to quantum rod-tagged myosin V. *PNAS*, **109**, pp.5294-5298, 2012.

[2] Yasuda, R., *et al*.: Resolution of distinct rotational substeps by submillisecond kinetic analysis of F1-ATPase, *Nature*, **410**, pp.898-904, 2001.

[3] Rani, K.: Nanomolecular diagnostics: recent trends and future perspective: *i JERGS*, **3**, pp.97-106, 2015.

[4] Hayakawa, K., *et al*.: Mechano-sensing by actin filaments and focal adhesion proteins, *Commun Integr Biol*, **5**, pp.572-577, 2012.

[5] Hayakawa, K., *et al*.: Actin filaments function as a tension sensor by tension-dependent binding of cofilin to the filament, *J Cell Biol*, **195**, pp.721-727, 2011.

[6] Ashkin, A.: Application of laser radiation pressure, *Science*, **210**, pp.1081-1088, 1980.

[7] 辰巳仁史 ほか：細胞科学における光測定の展開─近接場光，光ピンセットを用いた細胞脳力応答の研究の紹介─，*Otol. Jpn*, **18**, pp.173-177, 2008.

[8] 辰巳仁史：光ピンセットによる微小生物試料の操作，応用物理，**66**, p.4, 1997.

［ 9 ］ Hayakawa, K., *et al.*: Actin stress fibers transmit and focus force to activate mechanosensitive channels, *J. Cell Sci.* **121**, pp. 496-503, 2008.

［10］ Ono, S., *et al.*: Microscopic evidence that actin-interacting protein 1 actively disassembles actin-depolymerizing factor/Cofilin-bound actin filaments, *J Biol Chem*, **279**, pp. 14207-14212, 2004.

［11］ Hayakawa, K., *et al.*: Real-time single-molecule kinetic analyses of AIP1-enhanced actin filament severing in the presence of cofilin, *J Mol Biol*, **431**, pp. 308-322, 2019.

［12］ Galkin, V. E., *et al.*: Actin depolymerizing factor stabilizes an existing state of F-actin and can change the tilt of F-actin subunits, *J. Cell Biol*, **153**, pp. 75-86, 2001.

［13］ De La Cruz, E. M.: Cofilin binding to muscle and non-muscle actin filaments: isoform-dependent cooperative interactions, *J. Mol. Biol*, **346**, pp. 557-564, 2005.

［14］ De La Cruz, E. M., *et al.*: The kinetics of cooperative cofilin binding reveals two states of the cofilin-actin filament, *Biophys J*, **98**, pp. 1893-1901, 2010.

［15］ Thompson, R. E., *et al.*: Precise nanometer localization analysis for individual fluorescent probes, *Biophys. J.*, **82**, pp. 2775-2783, 2002.

［16］ Hayakawa, K., *et al.*: Single-molecule imaging and kinetic analysis of cooperative cofilin-actin filament interactions, *Proc Natl Acad Sci USA*, **111**, pp. 9810-9815, 2014.

［17］ Hill, F. R., *et al.*: The more the merrier: high-throughput single-molecule techniques, *Biochem Soc Trans*, **45**, pp. 759-769, 2017.

3 医工計測技術の今後

1 基礎研究の立場から

　中世イタリアの小説『デカメロン』に出てくる医師は患者の尿をなめてみて診断すると述べている[1]．おそらく当時は尿の状態で病気を診断し，例えば尿が甘かったら，患者は現代でいう糖尿病であると診断を下していたのであろう．医師の舌にある甘味センサはまさに血糖値のセンサとしてはたらき，今風にたとえれば「身体埋め込み」センサであり，ウエアラブルなセンサともいえる．味蕾の細胞が糖センサだからバイオセンサでもある．センサは外部からの電源を必要とせず，メンテナンスフリーで，脳に血糖値の情報をダイレクトに送っている．このようにイタリアの古い小説『デカメロン』に出てくる話は医工計測の未来の姿を考えるためのヒントになっている．以下では，中谷医工計測技術振興財団の援助で実施された医工計測技術の調査の成果を参照しつつ，「医工計測技術の今後」について考える．

(1) 小型化とウエアラブル化

　糖尿病の患者は状況によっては，採血を毎日行わなければならず，これは患者にとって負担である．現在は小さい針先のついた血糖値測定装置が開発され，血液一滴でも血糖値が測定できる．血糖値は食事や運動で変化するので一日に何度も測定することが病態の把握には必要である．血液一滴といえども一日に何度も測定するのはやはり億劫である．

　ところで，蚊は非常に細い針を使って人から血液を吸う．このときに人は痛みを感じないし，気づかない間に血を吸われていることもある．この細い針に着想を得た採血用の注射針の開発が進んでいる．針で吸われた血液は酵素の入った小さい入れ物に導かれ，そこで血液の中のブドウ糖は酵素と出会って電子を剥ぎとられる．電子は白金でできた電極に導かれて回路内を移動するのだが，電子の移動は電流が流れることと同じなので，電流の大きさは極小の回路で測定できる．こうした注射針が実用化されるようになれば，近未来の血糖値測定装置では，回路と針は微小シートに組み込まれ体表に粘着剤で貼るだけで測定ができるようになる．絆創膏に採血器，血糖測定器，通信装置が備わるのだ（1章2節2-4）．なお，ここで使われている酵素はグルコースオキシダーゼでありブドウ糖を酸化する．ブドウ糖と選択的に反応するので糖のセンサに利用される．

　しかし，いずれは針も使わなくなってコンタクトレンズを使う日が来るだろう．眼球は涙で覆われ，この涙の中のブドウ糖の濃度をコンタクトレンズにセットしたセンサで計測するとい

う発想である．そしていつかはブドウ糖のみならず涙に含まれる微量 RNA，ペプチド，ホルモン，エクソソーム，細胞断片，細菌，ウイルスといった全てが計測できるようになるだろう．RNA やエクソソームには発がんやがん転移の情報があるため，実際に医療現場で使えるようになったら現在よりも患者の負担を減らすことができるだろう（エクソソームは細胞から飛び出す細胞のかけらで細胞内の RNA やタンパク質などさまざまな物資を含んでいる．がん細胞から放出されるエクソソームにはがん特有の物質が含まれている）．

(2)　ネットワークへの接続 ── IoT や AI ──

　一台一台の血糖値測定装置は独立に動いていてデータを個人のスマートフォンに送り，さらにネット上のデータ保存装置（ハードディスクなど）に送りクラウド管理するシステムはすでに始まっている．計測装置をインターネットにつなげたいわゆる IoT（Internet of things）を利用し医療機関が中心になってクラウド運用しているものに，「J-DREAMS」プロジェクトなどがある．クラウド化した大規模データはさらに集められていわゆるビッグデータを形成する．

　ただし，ビッグデータはデータ数があまりに巨大なため（例えば数千万件の血糖値と食事と運動のデータなど）人の手作業によるデータ分析は不可能である．そのため今後は人工知能（AI）による統計解析が行われるようになり一人一人の状況に合わせた医療が受けられるようになると考えられる．

　こうした想定がなされている中，厚生労働省は以下のような施策を提案している．

　　本格的高齢社会の到来に相応しい健診内容の見直し，電子カルテの全国的統一化や，介護分野における科学的かつ統一的な記録の在り方の開発，確立を図りながら，全国的な保健医療情報ネットワークを整備し，保健医療関係者等が，円滑に，国民，患者等の健康情報を共有できるようにする．［中略］このようなクラウド技術は同時に遠隔医療を実現すると考えられている．特に 5G などの高速通信技術の発展は高精度の画像や動画の情報のやりとりを可能にする．そして，遠隔医療のために送られた生体画像を医用人工知能がディープラーニングなどの手法を用いて画像解読をするようになる．このようにして一次スクリーニングされ，スクリーニングの結果，人間の医師による画像診断が必要とされる医療情報が医師のところに送られるようになるだろう[2]．

　しかし良いことばかりではない．ビッグデータは便利な反面，石油と同様に，巨大な「資源」ととらえられ，経済大国の間で奪いあいが起きることが予想されている．また，日本では大きな良質なデータがあることがわかっているが，検査項目や記述のフォーマットなどが諸事情で統一されておらず，大きな課題として立ちふさがっている．

(3)　医工計測技術の発展と開発 ── MRI，BMI など──

　脳を対象とした医工計測は今後も重要性を増していくと思われる．科学技術振興機構 研究開発戦略センターによれば，多点電極による多細胞記録，ホールセルパッチクランプ記録法，

神経細胞の細胞外活動電位記録法などの電気生理学的技術は，活動電位（スパイク）を検出する時間分解能（1 ミリ秒のレベル）では優れているものの，近年において技術革新が滞っているという．他方，アメリカでは，Intan 社が安価で良質な多チャンネル増幅チップを開発し[3]，スパイクデータの解析リソースも規格統一され多細胞記録が普及しやすい環境が整ってきている．加えて薬品会社の開発スクリーニングにおいてはパッチクランプイオンチャンネル測定の自動化多チャンネル化が達成されていて今後の発展を下支えすると考えられる．

　光と電極以外の脳の信号を得る技術としては，MRI，PET の高度化がある．MRI の空間解像度（どれだけ小さい構造が見えるかを表す数値）は磁場の強度が関わっていて，強い磁場ほど空間解像度が良くなる（小さい構造まで見えるようになる）．小動物を対象とした MRI に関しては，アメリカでは磁場の強さ 15〜21 T の超高磁場 MRI[4] を利用して多核種（^{13}C, ^{17}O, ^{23}Na, ^{31}P）の脳代謝イメージング，ドーパミンなどの神経伝達物質イメージング，超時空間分解能（50 ms, 50 μm）の脳機能イメージング，神経トレーシングなどが行われている．また，脳活動や神経結合を高精度に可視化する新技術が出現している．日本でも小動物用に沖縄科学技術大学院大学（OIST）の 11 T 装置，霊長類用に理化学研究所 脳神経科学研究センター（理研 CBS）の 9.4 T 装置などが導入され，高精度脳機能イメージングが開始されつつある．

　また，新しい技術として近年 BMI（brain machine interface）が開発され，例えばブラウン大学の場合には 15 年もの開発時間を要した Nature video（*Nature* 誌のビデオ）にもデモンストレーションのその動画がアップロードされている．その動画では脊髄損傷の女性が脳から取り出した信号でロボットアームを動かしてコーヒーを飲む様子が映し出されている．ただ，これは大変革新的な成果であるが，同時に長期間の埋め込み電極が大丈夫か，長い時間のロボットアームの操作のトレーニングに人は耐えられるか検討すべき課題が残されている．脳から直接神経活動を得るのではなく，脳波を使って外部装置（車椅子）を動かす研究も進められている[5]．だが，脳波の解析により複雑な作業（ロボットアームなど）を行えるようにするには課題も多いと聞く．2019 年には脳の神経活動をコンピュータが分析して言葉を直接再現する研究もおこなわれた[6]．

（4）　よく生きるための医工計測技術

　ここでは医工計測がどのように使われていくことが将来に大切であるかについて中谷医工計測技術振興財団の調査報告書[7] をヒントに述べる．

■正しいと確信する判断の共有のために

　行岡哲男は，その著書において患者と医療者の間で治療において「正しいと確信する判断」の共有をとり続けることが重要であるとしている[8]．そして，医工計測技術には「正しいと確信する判断」をサポートすることが求められるだろう．言い換えると，医工計測技術で得た情報がわかりやすいことは「患者と医療者が正しいと確信する判断の共有」を達成するために必要であろう．

　科学研究においては，仮説を立てて何度もその仮説が正しいかを検討することができる．これはカール・ポパーの科学論の考え方で，検証に耐えた仮説はその時点では正しいことになる．場合によっては何度目かの検証によって自らが正しいと考えていた仮説が間違いであったことがわかる場合もあるだろう．しかし，救急医療を例にとると医療の現場においては仮説の正し

さを繰り返し検証することは難しく，人命救助を優先する医療の現場には「正しいと確信する判断」だけがある[8]．そうした現場で医工計測から得られるデータは「正しいと確信する判断」を助ける．これは以下の医療の質の議論においても前提となる．

（5）　今後の展望 ―医療の質とチーム医療―

　医療の質は多くの人の関心事である．一方で，医療の質とは何かと問われると答えに窮するのではないだろうか．鈴木善次の文章[9]を少し長いが引用する．

　　　「医療の質」を英語で表すと「quality of medical care」であるが，1966 年にこの言葉をタイトルに含めた論文がアメリカの Donabedian, A.（ベイルート生まれのアルメニア人，長くミシガン大学で活動，公衆衛生学）によって発表され，その論文で「医療の質」を「構造」，「過程」，「結果」の 3 つの側面で評価することができるという説が示された[10]．あとで取り上げるが，福井次矢（聖路加国際病院長）はこの三つの「側面」の内容を次のように説明している．すなわち，「構造：医療施設，医療機器，医療スタッフなど」，「過程：実際に行われた診療や看護」，そして「結果：行った診療や看護の結果としての患者の健康状態」であると[11]．ついで Donabedian, A は 1980 年に「医療の質」の定義や評価方法などに関する著書[12]を公にした．同書について訳者の東尚弘（国立がん研究センター・がん政策科学研究部長）は，「医療の質を考える上での出発点に立ち返り「医療の質とは何か」，「どうやって評価するか」という問題に真っ向から取り組んだ力作」（訳者前書き）と述べている．［中略］
　　　全日本病院協会の報告書[13]では「医療の質とは，提供する医療の質，提供主体の組織の質，組織構成員全員の質であり，多面的である．医療を適切かつ円滑に行うためには，組織的運営が必要である．組織（チーム）医療とは診療部門と支援部門を含めた部門横断的な連携を言う」と記されている．

　チーム医療があってはじめて医療の質が確保されるということであろう．チーム医療においては情報の共有と，情報の公開が同時に必要になり，また，情報の質やフォーマットなどの統一も同時になされる必要があるだろう．そのため，医工計測技術は今後さらに発展してチーム医療を支える情報を提供することになると考えられる．
　医療情報はインターネットにつながり，ビッグデータを構成する．ここで，ビッグデータについてはその利用をベンサムの功利主義（最大多数に最大幸福をもたらす行為を正しいとする考え方）の視点から論じることができるだろう．ビッグデータ自体が多数の人々の診断治療の結果の情報の集合であって，それを使って多くの人の今後の診断治療をより有効に行うために利用されるからである．国家の福祉予算は無限ではなく有限のもので，予算の制限のもとで国民の最大の幸福を達成することが目標となる．言い換えれば一人一人の医療に対する満足度を国民全員に対して合計し，その合計の最大を目指すのだ．だが，個々の患者と医療者の医療の質の高さやそれに伴う満足度が最大のときに国民全体の医療の質の合計が最大になる場合もあるだろうし，個々の満足度が最大のときが全体合計の満足度と一致しない場合もあるだろう．また，医療資源の分配は難しい問題なので，何かしらの妥協が必要になったり，あるいは医療

資源の分配の最適化が求められたりする．

　「延命」ではなく「よく生き，よく死ぬ」ために医用生体工学は使われるべきであることが指摘されている[14]．患者の本心や希望を聞くことなく不本意な「延命」が行われることは，患者にとって「よく生きる」ことにはならず，その結果は「よく死ぬ」につながらないからである．そうだとすれば患者と医療者の間で「正しいと確信する判断」の共有があること，医療の質がチーム医療によって担保されていることが「よく生き，よく死ぬ」ことに必要であろう．そのとき，繰り返しになるが，医工計測技術から得られる情報は「正しいと確信する判断」に役立ち，同時に高度なチーム医療の遂行にとって必要になるだろう．　　　　　　　　　　　〔辰巳仁史〕

文献

[1] Boccaccio, G.: The Decameron（trans. Rebhorn, W. A.），W. W. Norton and Co Inc, 1492.

[2] 厚生労働省：国民の健康確保のためのビッグデータ活用推進に関するデータヘルス改革推進計画・工程表，2019〔https://www.mhlw.go.jp/file/05-Shingikai-12601000-Seisakutoukatsukan-Sanjikanshitsu_Shakaihoshoutantou/0000173049.pdf〕（2019 年 12 月 1 日，閲覧）.

[3] Intan-Technologies: Intan Technologies, 2019〔http://intantech.com/〕（2019 年 12 月 1 日，閲覧）.

[4] Sharma, R.: New application of nanoparticle based 21 tesla MRI of mouse brain structural segmentation and volumetrics, *NSTI Nanotech Technical Proceedings*, **3**, pp.327-330, 2008.

[5] Ganesh, G., *et al.*: Utilizing sensory prediction errors for movement intention decoding: A new methodology, *Sci Adv*, **4**, eaaq0183, 2018.

[6] Anumanchipalli, G. K., *et al.*: Speech synthesis from neural decoding of spoken sentences, *Nature*, **568**, pp.493-498, 2019.

[7] 中谷医工計測技術振興財団委託事業：医工計測技術の動向調査「良く生きるための医工計測技術―医工計測技術をめぐる諸問題―」最終報告書公開版，2019〔https://www.nakatani-foundation.jp/wp-content/themes/nakatani-foundation/module/pdf/report/nf_2019.pdf〕（2019 年 12 月 1 日，閲覧）.

[8] 行岡哲男：医療とは何か―現場で根本問題を解きほぐす―，河出書房新社，2012.

[9] 鈴木善次：文献を通してみる医療技術史，医工計測技術の動向調査「良く生きるための医工計測技術―医工計測技術をめぐる諸問題―」最終報告書公開版，2019.

[10] Donabedian, A.: Evaluating the quality of medical care, *Milbank Memorial Fund Quart*, **44**, pp.166-206, 1966.

[11] 福井次矢 監修，聖路加国際病院 QI 委員会 編集：「医療の質」を測り改善する―聖路加国際病院の先端的試み―，*Quality Indicator* 2015，p.16，2015.

[12] Donabedian, A.: The Definition of Quality and Approaches to its Assessment（Explorations in quality and assessment and monitoring, Volume1），Health Administration office.

[13] 社団法人全日本病院協会病院のあり方委員会 編：医療の質，病院のあり方に関する報告書，pp 24-37，2011.

[14] 鈴木良次：「延命」ではなく「よく生き、よく死ぬ」ための医用生体工学―「生体の計測と制御」研究の今後」―，先端技術が拓く医工学の未来（古川俊之 編），アドスリー，pp.12-18，2002.

2　臨床研究の立場から

　臨床医学は，近代科学の一分野として，病気の原因や治療に関する知識の体系化とその活用を目的に発展を続け，恩恵を私たちに与えてきた．同時に，日本では医療を取り巻く社会の状況が大きく変化し，急激な高齢化に直面することになった．医療を受ける側の意識が変わり，各人が人間としてどう生きるかを重視するようになってきた．医療を与える側も，臨床医学の目的を知識の体系化と活用に限定して考えていては社会の要請に対処できないことに気づき，「たとえ何らかの障害を負っていても，人間として生きがいがある生活を送れるようにサポートすること」を，臨床医学の重要な目的としてつけ加え，専門的な立場からきめ細かくケアする体制に変化しようとしている．この本で取り上げている医工計測技術も，今後は適用の範囲を，医療施設の中だけでなく施設の外にまで広げて，どうすれば在宅で日常生活を送っている人々の医療に役立つかを考える時代に入っている．

　この節で筆者は，日本における医工計測技術の今後の発展の方向について考察する．まず，AIやロボットなど他領域の科学技術とのコラボレーションの状況と発展の方向を眺める．次に，筆者が研究の早期の展開を期待している技術を取り上げ，それらが超高齢社会への対処にも役立つことを示す．

(1)　先進科学技術との連携

　　遺伝子科学やバイオセンサーの開発・活用，光学技術の活用など，すでに医工計測技術の枠組みの中で研究が進められている先進科学技術も少なくない．ここでは部品の小型化，ロボット，AI，情報ネットワークに関連する技術とのコラボレーションを取り上げる．

a. 部品の超小型化

　　内視鏡では，血管や消化管の内腔に挿入できるサイズにまで検出素子を小型化する技術が実用化し，病変のすぐ近くで画像を観察できるようになった．また，気管支鏡や消化管内視鏡では，導管の外径を細くすることによって，検査の際に被験者が受ける苦痛の大幅な軽減が実現している．しかし現状ではまだ十分ではなく，さらなる小型化による苦痛の一層の軽減を期待したい．検体検査の分野では，分子や原子の大きさ（ナノサイズ）の検出素子をつくる研究が進められている．

b. ロボット技術

　　医師の手や目の代わりとなって，高い精度を必要とする手術を安全に実行する手術支援ロボットとして1990年にアメリカで開発された「ダビンチ」が，日本でも泌尿器科を中心に広く使われ成果を挙げている．内視鏡による胃がんのスクリーニング検査では，ファイバースコープの挿入後，先端に着けたCCDカメラの向きをロボット技術によって変化させて，胃内腔全体を観察している．

　　ロボットは，激しい運動や労働災害などによって障害された骨，筋肉，関節の機能を補佐したり，代わりになることが期待されている．また加齢による運動機能障害が避けられない高齢者の日常生活の質の確保と向上を目的に加えた研究の進展が期待される．

　障害者の介護を分担するパートナーとしての役割にも大きな期待がもたれている．ロボットを目的に適うように効率よく動かすためには，医工計測技術を使って対象となる患者や介護者，あるいはロボット自体から必要な情報を迅速に得る必要があり，両者の緊密なコラボレーションが欠かせない．

c. AI

　AIによる画像診断の客観化，精度向上にも期待したい．X線CT，MRI，超音波などの装置は，人間の目で直接見ることができない身体内部の状態を画像で示すことが可能である．しかし，最終診断は医師によって行われるので，結果にばらつきが生じるという欠点がある．画像診断に練達した医師であっても，同じ画像を2度診断すると，異なる結果が出ることが起こる．

　同じデータであっても臨床診断では，最終的にそれが異常であるか異常でないかは確率的に決まる．異常なしとした所見が，その後の経過で異常であったことがわかったり（偽陰性），逆に異常であるとして手術した結果，実際には異常でないことがわかることもある（偽陽性）．AIによる診断でも，偽陽性と偽陰性が見られることは避けられないが，診断の根拠を明示できるという特徴がある．実用上重要な診断の感度（実際に異常である場合に異常であると診断する確率）や特異度（実際に異常でない場合に異常でないと診断する確率）の向上には，多くのデータを使って診断論理を改良する必要がある．したがって，医師の診断と同じレベルにすぐに到達することをAIに期待できないが，適切なトレーニングを積むことによってレベルの向上が期待できる．

　近年のAI技術の急速な進歩を見ると，人間の能力の及ばない複雑な情報や大量の情報（例えば，全世界で日々刻々と生産される多様な医療情報）がAIによって処理され，人間を超える知能として医療で活用されるようになる時代がすでに始まっている．しかし，医療の分野でAIに大きな効果を発揮させるためには，その基礎となるデータをAIに提供しなければならない．これらのデータを多くの医療機関からどのようにして集めるのか，集めたデータをどのように整理して提供するのかなど，AIの診断アルゴリズムの研究とともに，情報収集の研究も必要である．

d. 医療情報ネットワーク

　IoT（Internet of things）を活用して各種医療機器・設備を接続・連携させる「スマート治療室」プロジェクトなど，大規模医療施設間における医療情報ネットワークの実験的運用が，日本医療研究開発機構（AMED）を中心として始まっている[1]．病院や診療所などの医療施設で治療を受けている人達だけでなく，在宅の高齢者や慢性疾患患者に対しても，生活の質を改善し，生きがいのある生活を送ることができるように情報ネットワークを活用したケア体制を早急に完成させる必要がある．

　すでにポータブルの超音波装置が在宅患者の診療に活用されているが，医療用に特化した計測機器だけでなく，各家庭に普及しているスマートフォンやテレビを利用した低コストの医療データ収集装置，それらの情報を安全に伝送するネットワークやその運営法の研究の展開が期待される．

（2）　医工計測技術相互のコラボレーション

　難しい治療を安全に進めるためには，その効果を迅速かつ正確に評価するフィードバック機能が必要である．評価に利用するデータをできる限り低侵襲で獲得するために，既存の医工計測技術の長所を生かした相互のコラボレーションが実行されている．

　消化管内視鏡の先端に小型の超音波送受信素子をつけて，検査したい臓器の表面近くまで進め，局所の性状を詳しく検査する超音波内視鏡（EUS）が1章1節1-4で紹介されている．EUSを使うと，通常の内視鏡で目に見える表層部を観察できるだけでなく，超音波で，がんの浸潤などの目に見えない深部の状況も検査することができる．

　検査したい部位に超音波の送受信素子を近づけて検査の精度を高めるという技術は消化管以外にも，血管で実現されている．血管内超音波検査（IVUS）は，先端に素子を装着した細いカテーテルを血管に挿入して，局所の血管の断層画像をリアルタイムで観察する．これは経皮的冠動脈形成術（PCI）の際に，手技をより安全に施行するために使われている．超音波送受信素子の代わりに1章1節1-5で紹介したOCT装置を先端につけたカテーテルも冠動脈検査に用いられている．OCTは解像度が約 $10\sim15\,\mu m$ とIVUSの約10倍の高い分解能を有し，IVUSの弱点である石灰化や血栓などの評価に優れている．血管内超音波検査と併用することによってさらに診断の精度が上がるという報告もある．

　1章5節5-2で取り上げた脳磁計で培われた技術を活用して，脳以外の部位の神経活動を磁気を使って検出し，MRI画像に重ねて表示する脊磁計の研究も進められている．MRIによる形態の画像化に，脊磁計による神経活動の情報を加えて，末梢神経障害の診断に役立てようとする検査である．脊磁計の検査は，低侵襲であること，対象者が多いことから，研究の展開が期待される．

（3）　高齢化社会への対処

　高齢者や慢性疾患患者の「自分の病気の治療方針は自分で決めたい，多少の健康上の問題があっても，生きがいのある日常生活を過ごしたい」という要望に応えるためには，医工計測技術が早急に次のような4つの問題に取り組み，成果を挙げることが重要である．

　第一は，身体に対して負担が少ない（低侵襲）動脈硬化の検査である．動脈硬化は高齢者にとって避けることができない加齢変化であるが，生命に関わる脳梗塞，脳出血，心筋梗塞，大動脈解離の原因となるだけでなく，めまいやふらつき，しびれ，歩行時の下肢痛など日常生活の質にも大きな影響を及ぼす．すでに日本でも，造影剤を使わずに血管の走行や性状をMRIの画像上に表示させる技術（MRA）が実用化され，多くの施設で動脈の検査に使用されている．しかし，治療のために血管に関するさらに詳しい情報が必要な際には，現在でも大動脈，冠動脈，内頚動脈に挿入したカテーテルから造影剤を注入してX線写真を撮り，血管内部の性状を調べている．侵襲が少ないMRAによる検査が動脈疾患の検査の標準になるように，研究の進歩を期待したい．

　第二は，肩や頚の凝り（軟部組織の硬度）の測定である．肩や頚の凝りは動脈硬化のように生命に直結する問題ではないが，患者の生活の質を低下させる一因でもある．組織の硬度の評

価は，長い間検者の指先の感覚や，患者本人の主観的表現にゆだねられてきたが，客観化の手段として組織を体表から圧迫して反発力を計測する筋硬度計による測定が行われている．しかし，筋硬度計による測定は，周辺の脂肪組織などの影響を受けやすく，また検査対象の部位を限局しにくい．1 章 1 節 1-1 で紹介されている超音波エラストグラフィを利用して客観的な測定を行う研究が精力的に進められており，成果に期待したい．一方で，MRI を使った組織硬度の客観的な評価の研究も進められている．検査の簡便さの点では超音波法に劣るものの，超音波による検査とは異なった知見が得られる可能性がある．

　第三は，リンパ系を対象とした医工計測である．全身にくまなく分布しているリンパ系の構造や生理機能は，神経系や血管系のそれらと同じように重要である．それにもかかわらず，他の身体機能に比べると，医工計測技術の対象として取り上げられることが遅れている．

　これまで，リンパ液の貯留や流れは，ICG の注射や 1 章 1 節 1-6 で紹介した SPECT を利用した検査が一般的であり，MRI を利用する研究も活発に進められているが，循環機能障害の原因究明や治療に役立たせるためのさらなる研究の進歩が期待される．

　第四は，医工計測技術を結集した脳研究である．脳研究の進展は認知機能や運動機能の解明によって高齢者医療のレベル向上に役立つだけでなく，AI やロボットなどの工学研究にも多くのヒントを与え，科学技術全体の発展に大きく貢献するはずであり，1 章 1 節と 5 節で取り上げている技術だけでなく MR スペクトログラフィなど多くの医工計測技術の研究に期待したい．　　　　　　　　　　　　　　　　　　　　　　　　　　　　　　　〔宮原英夫〕

引用・参考文献

［1］国立研究開発法人日本医療研究開発機構：AI Surgery を実現するスマート治療室のハイパーモデルが臨床研究開始［https://www.amed.go.jp/news/release_20190403.html］（2019 年 12 月 1 日，閲覧）．

用 語 解 説

信号解析

フーリエ変換（逆変換）　信号解析法の一つ．いろいろな周波数が重なり合ってできている波形（図左）を，もとになっている個々の周波数ごとに求める方法．信号は時間の関数（大きさが時間とともに変化する）で示されるが，フーリエ変換後は周波数の関数として各成分の大きさの分布で示す（図右）．周波数スペクトルともよばれるこの変換によってさまざまな信号処理が簡単に行えるという利点がある．元の信号とフーリエ変換の結果の間には1対1の関係があるので，周波数を使って行った処理を元の形に戻すことができる．これが逆変換である．MRIでは，コンピュータに入力されたたくさんの周波数成分が重なった信号がコンピュータに入力されるが，フーリエ解析の適用によって周波数ごとに整理し，画像の作成に結びつけている．

FFT（fast Fourier transform：高速フーリエ変換）　フーリエ変換を高速に行うコンピュータプログラム．

ポアソン分布　度数分布の一種．地面にマス目を描いて，そのマス目に一定の時間ごとに落ちる雨粒の数を数える．ここで雨の降り方は一定であるとする．マス目が小さいと雨粒が落ちる確率は低くなり，雨粒の数は0回，1回，2回，3回，…など小さな値をとる．このとき雨粒の数ごとの度数分布はポアソン分布に従う．すなわち，0回であったマス目の数が一番多く，そして1回，2回，3回のマス目の数が徐々に減少するなどの分布となる．ポアソン分布は数学的に定義されているので，計測対象の性質を詳しく分析することができる．

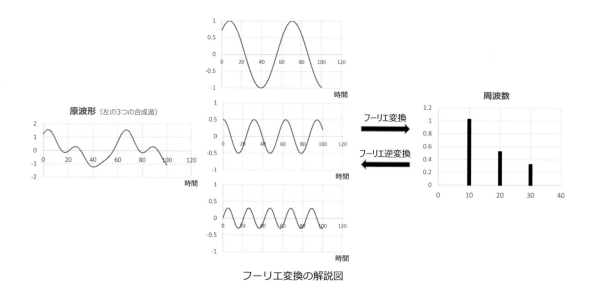

フーリエ変換の解説図

ガウス分布　度数分布の一種．正規分布ともいう．ポアソン分布と並んで，統計学での代表的な分布．典型的な例の一つに測定誤差がある．感度の良い測定器を使って，同じ対象を繰り返し測定したとき，多くの場合，測定値がばらつく．測定値を横軸に，頻度を縦軸にして度数分布を描くと，平均値をピークとして左右対称に裾野を引いた釣り鐘型の分布になる．このばらつきの原因はいろいろ考えられるが，対象自体に入り込む取り除くことのできない雑音である．ガウス分布も数学的に定義されていて，その性質は詳しく調べられている．

自己相関　信号解析で用いられる方法の一つ．相互相関が2つの信号波形の間の類似性（例えば，同じ周波数成分が含まれているか，含まれているとすると時間差や大きさの差があるかなど）を調べる方法なのに対し，自己相関は1つの信号波形について，時間をずらして得られる波形との相関を調べ，その波形に含まれる周期性を検出することができる．正弦波の周期性は一目瞭然であるが，不規則な波形では難しい場合が多い．そのような波形であっても，周期性のある信号成分が含まれていると，自己相関を計算することで，その周期が明らかになる．

アーチファクト　本来は，自然のものに対し人工的なものという意味であるが，測定対象から出る信号以外に，人工的に混入するノイズを指すことが多い．

スパースモデリング　少ない情報から全体像を的確にあぶり出す科学的モデリング．圧縮センシングの一技法で，膨大なデータに埋もれて見えにくくなっている有用な情報を抽出し，断片的なデータを補完する．MRIやX線CTの画像の解像度の向上などでも使われている．

計測素子・物性物理

トランスデューサ　信号変換機器．物理現象や化学現象を利用して，測定対象を後の処理がしやすい物理量（多くの場合は電気的信号）に変換するための機器．トランスデューサは複数種類組み合わせて用いられることもある．類似語のセンサは，測定対象から信号を受けとる最初の変換機器を指す．

サーミスタ　温度を電気抵抗に変換するトランスデューサの一つ．体温測定の温度センサとしても用いられている．NTCとPTCの2種類がある．NTC（negative temperature coefficient）は，温度が上がると抵抗が下がるもの．マンガン，ニッケル，コバルトなどを成分とする酸化物を焼成したセラミックス．一方のPTC（positive temperature coefficient）は温度が上がると抵抗も上昇するもの．チタン酸バリウムを主成分とし，微量の希土類元素を添加して，導電性をもたせたチタン酸バリウム系酸化物半導体の一種．

圧電効果　物質に力を加えると電荷を発生する現象．逆に電圧を加えると変形を生じる現象を逆圧電効果とよぶ．これらの現象をまとめて圧電効果とよぶ場合もある．圧電素子としては石英やロッシェル塩がある．超音波圧電振動子はこの原理を利用した超音波の送受信素子．

ひずみゲージ　物体のひずみを測定するための力学的センサ．銅・ニッケル，あるいはニッケル・クロム系合金の細い金属線や薄い金属箔，半導体を利用し，張りつけた物体の変形に伴う電気抵抗の変化を計測する．変形率（もとの長さに対する変形の割合）が1μの桁の微小な変形を扱うことができる．

フォトダイオード　光を電気に変換するトランスデューサの一つ．半導体に入射した光のエネ

ルギーによって発生した自由電子と後に残る正孔が生み出す電位差を電流として取り出すことができるダイオード．太陽電池も同じ原理．

角速度センサの3軸　角速度センサの3軸は，一般に上下「ヨー軸」，左右「ピッチ（ピッチング）軸」，前後「ロール軸」の3つの軸である．ヨー（ヨーイングとも）とは，乗り物など前後，左右，上下が決まった物体が，上下を軸として（つまり，水平面内で）回転することであり，左右を軸にした回転がピッチング（ピッチとも），前後を軸にした回転がローリング（rolling，ロール（roll）とも）である．

量子ドット　量子ドットは半導体の微結晶（数nm）できわめて強い蛍光を発する．生命科学では蛍光粒子としてタンパク質分子の局在の分析などに使われている．蛍光の波長が量子ドットのサイズに依存して変化する特徴があり，さまざまな波長の量子ドットが販売されている．

ナノカーボン　カーボンナノチューブ（carbon nano tube：CNT）に代表される微小な炭素物質で，強くて軽く，電気や熱を通しやすいという特性がある．ナノカーボンの活用によってこれまでにない優れた特性を発揮する素材が生み出され，さまざまな分野で応用製品の開発が進むことが期待されている．

常磁性　常磁性とは，外部磁場がないときには磁化をもたず，磁場を印加するとその方向に弱く磁化する磁性を指す．物質が外部磁場に置かれたときの磁化のしやすさを磁化率とよぶが，常磁性では正の値をとる．典型的な物質としては酸素や金属のアルミニウムがある．

反磁性　反磁性とは，磁場をかけたとき，物質が磁場の逆向きに磁化されること．磁化率は負の値をとる．典型的な物質としては，水，有機分子，非金属塩類などがある．生体組織はほと

んど反磁性．水は反磁性であるが，その中の水素原子核は常磁性であり，核常磁性とよばれている．これが核磁気共鳴現象の基礎となっているが，本書では立ち入らない．

計測システム

補償光学　補償光学は，光波面の乱れを高速測定して，その乱れを直せば回折限界の結像を回復することができる，という1953年に発表された天文学者バブコック（H. Babcock）の基本アイデアに基づく．大気のゆらぎなどによって生じる星像の乱れを，キロヘルツで観測可能な波面センサでとらえて，それに応じて可変形鏡を変形させることによって，対象となる天体や物体の像を正確にとらえることができる技術．可変形鏡としては，多数の薄い鏡面を用意し，圧電素子を使って動かすものなどがある．天文科学分野では32素子の波面センサと可変形鏡を用いたリアルタイム・補償光学が実用化されている．このように，もともと天文学の分野で発達した技術であるが，OCTなど他分野への応用も検討されている．

PCR（polymerase chain reaction：ポリメラーゼ連鎖反応）　長いDNA分子の中から望んだ特定のDNA断片（数百から数千塩基対）を選択的に増幅し，大量のDNA断片を短時間に手に入れる方法のこと．

メディエータ　細胞間のシグナル伝達を行う物質．血漿由来のブラディキニンや，細胞由来のヒスタミン，サイトカインなどがある．

3次元動作解析装置（モーションキャプチャ）　人や物体の動きの情報を光学的や機械的方法によって，コンピュータに取り入れ，動作の解析を行う装置．リハビリテーションやスポーツの分野で身体の動きの観察に利用されるだけでなく，コンピュータアニメーションやゲーム中の

登場人物の人間らしい動きの再現に利用される．光学式では，対象者の関節部（肩峰，肘，手首，上前腸骨棘，大転子，膝関節点，足関節点，中足骨など）に反射マーカを取りつけ，動きをカメラで撮影する．

床反力計（フォースプレート）　身体とフォースプレート間の相互作用によって発生する力を計測する装置．通常，4つの3軸圧力センサを配置し，その上のプレート（通常金属製）で運動することによって発生する力（床反力）と作用中心点（COP）を計測する．床反力とは身体（主には足底）と床の接触部分から生じている反力のことである．歩行時の計測では，体重などによって足底に加わる上下（鉛直）方向の力，前後方向の制動力と駆動力，左右方向の内向きの力と外向きの力を計測する．

光ピンセット　レンズを使ってレーザー光を集めると，レンズの焦点にエネルギーを集めることができる．この焦点に屈折率の高い粒子を置くと，レーザー光で空間のある一点につかまえることができる．レーザー光の焦点を移動させると粒子は焦点に引きつけられるので粒子を任意の場所に移動することができる．このような技術を光ピンセットとよぶ．

トポグラフィ　元の意味は地形あるいは地勢図で，凹凸像と訳されることもある．脳波計，脳磁計，NIRS，PETなどで脳表面での計測値の分布図（等高線）を指すことに使われる．ちなみに，日立製作所はNIRSを光トポグラフィとして商標登録している．類似の言葉にトモグラフィがあるが，こちらは断層映像法のこと．

AFM（atomic force microscope：原子間力顕微鏡）　走査型プローブ顕微鏡（scanning probe microscope：SPM）の一種．SPMは，スキャナ上に載せた試料にプローブ（探針）を当て，スキャナを動かしながら，試料の状態を調べることがで

きる顕微鏡の総称である．これまで，試料とプローブ間に流れるトンネル電流（トンネル効果で生じる電流）を使って画像を描く走査型トンネル顕微鏡（scanning tunneling microscope：STM），光と試料間の相互作用に基づいて画像を描く走査型近接場光学顕微鏡（scanning near-field optical microscope：SNOM）が使われていたが，前者は導電性の試料に限られること，後者は光を利用していることから空間分解能がせいぜい50 nm前後であるという制約があった．それに対し，AFMは，試料とプローブ間の原子間力を利用するということで，空気中でも液体中でも利用でき，ナノメートルスケールのタンパク質の微細な構造形態の変化まで観測可能となった．AFMプローブはカンチレバーの構造をしていて，原子間力によって試料から受ける力をカンチレバーの変位に変換し，その変位を，レーザー光線を利用して光量変化として計測するという巧みな仕組みによって高感度の計測を実現している．

高速シーケンサ　次世代シーケンサ（next generation sequencer：NGS），次世代高速シーケンサともいう．DNAシークエンシング（DNA sequencing）とは，DNAの構成単位であるヌクレオチドの結合順位，あるいはその一部の塩基の種類（アデニンA，グアニンG，シトシンC，チミンT）に注目して，その配列を求める操作．1977年にサンガー（F. Sanger）らによって開発されたジデオキシ法によってDNAシーケンサの「第一世代」が始まったが，2005年に発表されたイルミナ社のGenome Analyzerが「次世代」の扉を開いた．第1世代ではヒトゲノム配列の解読に3年以上を要したが，次世代のシーケンサでは，ランダムに切断された数千万〜数億のDNA断片の塩基配列を同時並行的に決定することができ，6日で解読を可能にした．

検査

TUG テスト（timed up and go test）　椅子に座った状態から開始して立ち上がって歩き出し，3 m 先の目印で折り返してスタート前の座った姿勢に戻るまでの時間を計測する．転倒リスクの高さを判断するのに有用である．

二重課題歩行（dual task gait）　歩行練習と同時に脳に刺激を与えて，歩行と同時に 2 つ以上のことを行う能力を向上させる．高齢者の転倒予防などに有効である．また，NIRS や脳波を用いた研究で，dual task を行っている際に前頭葉における脳の活性が上昇することが示されている．

臨床

MRCP（magnetic resonance cholangiopancreatography）　MRI 装置を用いて胆囊や胆管，膵管を同時に描出する検査．胆石，胆管結石や膵臓の囊胞性病変，膵臓の囊胞性腫瘍の検出に優れている．内視鏡を用いて行う逆行性胆管膵管造影（ERCP）と比較し，苦痛が少なく，非侵襲的に行えるが，磁性体の影響など検査条件に制限がある．

大腸 CT　内視鏡を使わない大腸検査．大腸を炭酸ガスによって拡張させ，マルチスライス CT 装置で撮影し，大腸の 3 次元画像を得る．内視鏡検査と比較して苦痛が少ない．マルチスライス CT コロノグラフィ検査，仮想大腸内視鏡検査（バーチャル大腸内視鏡検査），大腸 3D-CT ともよばれる．

誤嚥性肺炎　物を飲み込むはたらきを嚥下機能，口から食道へ入るべきものが気管に入ってしまうことを誤嚥という．誤嚥性肺炎は，嚥下機能障害のため唾液や食べ物などと一緒に細菌を気道に誤って吸引することにより発症する．高齢者や神経疾患などで寝たきりの患者では口腔内の清潔が十分に保たれていないことがあり，これに咳反射の低下や免疫機能の低下などが加わって発症しやすい．慢性的に繰り返し発症する場合がある．

睡眠時無呼吸症候群（sleep apnea syndrome：SAS）　夜間の睡眠中に無呼吸と低呼吸（いびき）を繰り返す病気．無呼吸とは，10 秒以上呼吸が停止している状態であり，低呼吸とは，浅い呼吸が 10 秒以上続く状態である．熟睡できないため，日中に眠気が強くなるだけでなく，無呼吸と低呼吸を繰り返すことによって起こる低酸素状態が心臓に負荷をかけるので，高血圧，心筋梗塞，脳卒中などの合併症が起こりやすい．

ダビンチ手術　1990 年代にアメリカで開発された手術支援ロボットによる高度な内視鏡手術．1〜2 cm の小さな創より内視鏡カメラとロボットアームを挿入し，術者は 3D モニター画面を見ながら，術野に手を入れているようにロボットアームを操作して手術を行う．

DNA/RNA アプタマー　特異的に標的物質に結合する能力をもった合成 DNA/RNA 分子．一本鎖 RNA，DNA などがつくる立体構造によって，細胞や組織のタンパク質機能を特異的に減弱することができる．

その他

IoT（Internet of things）　モノがインターネットと接続されることによって，これまで埋もれていたデータをサーバー上で，処理，変換，分析，連携することが可能になる．これによって，より高い価値やサービスを生み出すことが可能になる．

サイクロトロン　イオンを加速するための円形加速器．加速器とは，陽子，電子など電荷をもっ

た粒子に電圧をかけて加速する装置の総称．電子を電圧で加速して利用する装置の身近な例としては，かつてテレビの受像機に活用されたブラウン管がある．ブラウン管の陰極から飛び出した電子が，正の電圧で加速され，電磁石でできた偏向コイルのはたらきで管面上の任意の場所に衝突し，管面を光らせることができる．加速器も同様に，高圧の電場の中で電子や陽子を加速し，ターゲットとなる粒子に衝突させ目的とする原子核反応を起こさせる装置である．これを円形にし，効率の良い加速を可能としたものがサイクロトロンである．1章1節1-6で述べられているように，RI診断薬は小型（医療用）サイクロトロンで製造されている．例え

ば，^{18}F は，ターゲットとなる ^{18}O に加速した陽子を当て，中性子を放り出して造ることができる．

リソグラフィ　フォトリソグラフィの略語．感光性の物質を塗布した物質の表面を，パターン状に露光しパターンを生成する技術．半導体素子，プリント基板などの製造に使用．

ウエットエッチング　目的とする金属等を腐食溶解する薬品を使ったエッチング．プリント配線板製造や，金属銘板製造，半導体素子製造などで使われる．半導体集積回路製造において，リソグラフィ技術と並んで重要な技術である．

おわりに

　この本は平成 30 年 5 月に，中谷医工計測技術振興財団の委託事業として鈴木良次が主査としてまとめた報告書『良く生きるための医工計測技術』の内容を，さらに充実させるとともに，分かりやすく書き換えて作成された．医工計測技術は今日の医療にとってなくてはならない技術である．超音波エコーにしても MRI にしても，いずれも長い歴史を経て今日にいたり，今なお改良のために研究が続けられている．それぞれの技術について優れた専門書が出版され，インターネットからも情報が得られる．しかし，医工計測技術への関心をもつ多くの人々が適当な参考書を求めているにもかかわらず，広い範囲の医工計測技術を取り上げてわかりやすく解説した入門書がなかなか見当たらないことから，私は前述の報告書をもとにしたやさしい入門書の出版を提案した．さいわい，鈴木をはじめ報告書の執筆者全員と，中谷医工計測技術振興財団の関係者の賛同がすぐに得られ，朝倉書店が協力を申し出てくれたので，迅速に出版計画を進めることができた．

　「はじめに」で鈴木が示しているように，1 章では現在使われている医工計測技術を，2 章ではこれから利用が盛んになりそうな医工計測技術を取り上げて解説した．レントゲン検査と心電図検査は代表的な医工計測技術であるが，両者ともすでに多くの優れた教科書があるのでこの本では取り上げず，他の技術の解説に紙幅を割いた．医工計測技術では，基礎的な研究とともに実際の適用において，どのような問題が起こり，どのように解決するかといった対処法も重要である．1 章の最後では，高齢者の口腔内に起こるさまざまな医学的問題（口腔ケア）を実例として，どのような医工計測技術が求められ工夫がなされているかを示した．3 章では，医療の中で患者からどのような医工計測技術の発展を求められているのか，医工計測技術が今後どのように発展していくのか，それが医療を受ける患者の希望に沿った方向であるのかどうかについて，基礎的な立場と臨床的な立場から予想した．

　私は，この本によって現在の医工計測技術がまだまだ改良の余地を残していること，適用の分野も大きく拡がる可能性があることを読者に知ってほしいと願っている．医工計測技術のさらなる発展を読者とともに目指すことができれば幸いである．

　この本は技術の解説書のため，多くの専門用語が登場する．専門用語にはできるだけ本文の中で概略がつかめるように説明を行ったが，説明に追加を要するものには最後に解説をつけた．

　できるだけわかりやすい原稿をという編者の要望に答えて推敲を重ねてくださった執筆者の皆様に心から感謝申し上げる．また，出版にあたって極力ご協力くださった中谷医工計測技術振興財団に対して厚く感謝申し上げる．

2020 年 3 月

宮原英夫

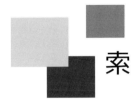

索　引

欧　文

2乗平均平方根　90
2波長測定　59
3次元動作解析装置（モーション
　キャプチャ）　86,182
6軸センサ　90
6自由度顎運動測定器　129
^{18}F-FDG　46
90度パルス　24
180度パルス　24

Aモード　9
AFM　183

Bモード　9
BMI（brain machine interface）　100,
　173
BOLD（blood oxygenation level de-
　pendent）信号　109

CAD/CAM冠　130
CBF（cerebral blood flow）　110
CBV（cerebral blood volume）　110,
　119
CCD　34,36
CDMA（code division multiple ac-
　cess）　120
CLEIA（chemiluminescence enzyme
　immunoassay）　66
CLIA（chemiluminescence immuno-
　assay）　66
CMOS　34,36
CT（computed tomography）　46
CT値　16,127
CV値　52

deoxyHb　79,118
DNA/RNAアプタマー　184
DNAシーケンシング法　71
DNAチップ　70
DTT（diffusion tensor tractgraphy）
　32

DWI（diffusion weighted imaging）
　31

EBUS　39
EIA（enzyme immunoassay）　66
EPI（echo planar imaging）　30
ERCP（endoscopic retrograde cholan-
　giopancreatography）　31,38
ERD（event-related desynchroniza-
　tion）　107
ERS（event-related synchronization）
　107
EUS（endoscopic ultra sonography）
　38

FD-OCT　44
FEIA（fluorescence enzyme immuno-
　assay）　66
FF-OCT　43
FFT　84,180
FID（free induction decay）信号　23
FLL（flux locked loop）法　105
fMRI（functional magnetic resonance
　imaging）　103,109,122

GLEIA（gold linked electrochemical
　immunoassay）法　160

HU（Haunsfield unit）　16

IoT　160,172,177,184

LOR（line of response）　48
LSPR（local surface plasmon reso-
　nance）　154

Mモード　9
MEG（magnetoencephalograph）　102
MEMS　14,86
MEMS型エコー　14
MRミエログラフィ　31
MRA（MR Angiography）　31
MRCP（magnetic resonance cholan-
　giopancreatography）　31,184

MRI（magnetic resonance imaging）
　23,173
MRI elasttography　32

N100　97
NGS（next generation sequencer）　71
NIRS（near infrared spectroscopy）
　103,117
NMR（nuclear magnetic resonance）
　23

OCT（optical coherence tomography）
　40
oxyHb　79,118

P300　97
PALM（photoactivated localization
　microscopy）　147
PCR法（polymerase chain reaction）
　70,182
PET（positron emission tomography）
　48,103,173

Radon変換　17
RF（radio frequency）波　24
RFパルス　24
RI（radio isotope）　46

SD-OCT　43
SE法　28
SN比　43,95
SPECT（single photon emission com-
　puter tomography）　46,103
SQUID（superconducting quantum
　interference device）　102
SS-OCT　44

T_1緩和　25
T_2緩和　25
TD-OCT　43
THI（tissue harmonic imaging）　11
TUGテスト　91,184

ultrasonography（US echo）　6

188 索　引

X 線　148
X 線 CT　16,19,47
　歯科用——　127
X 線回折法　148

α 線　45
α 波　94

β 線　45
β 波　94
β⁺ 線　45

γ 線　45,46

δ 波　94

θ 波　94

ア　行

アイソトープ　45
アクチン線維　166
アーチファクト　20,127,181
圧電効果　181

医工計測技術　1
位相エンコード　27
一段階消光　163
一分子計測　165
遺伝子検査　69
遺伝子センサ　156,158
遺伝子増幅法　69

ウエットエッチング　155,185
う蝕　123

エクソソーム　172
エコー　6,23
エコー時間　29
エバネセント光　165
遠隔医療　92
エンコード　27

オシロメトリック法　76
オーラルフレイル　124
音響インピーダンス　6

カ　行

回折格子　43
ガウス分布　181
化学発光酵素免疫測定法　66
化学発光免疫測定法　66
核医学検査　46
拡散 MRI　112

拡散強調画像　31
核磁気共鳴現象　23,109
角速度センサ　86,89
　——の 3 軸　182
加速度センサ　86,87
加速度・角速度センサ　86
カテーテル先端型観血的血圧計　75
カプセル内視鏡　38
カラードプラ法　11,85
ガントリ　18,25
観血的血圧計　73
緩和　25

機能的磁気共鳴イメージング　109,122
逆投影　17
逆フーリエ変換　44
吸光度測定法　61
凝集反応法　66
共焦点顕微鏡　36
局在表面プラズモン共鳴現象　153
巨視的磁化ベクトル　24
近赤外分光法　117

空間フィルタ法　107
空間分解能　144
グラディエントエコー法　29
繰り返し時間　29

蛍光　138,163,164
傾斜（勾配）磁場　26
傾斜磁場コイル（勾配磁場コイル）　26
血液凝固因子　54
血球分析装置　50
血糖値検査　60

口外法　126
口腔乾燥　132
口腔機能低下症　125,132
高速シーケンサ　71,183
高速フーリエ変換　84
酵素電極法　61
酵素免疫抗体法　66
口内法　125
高濃度乳房（デンスブレスト）　14,32
誤嚥性肺炎　124,184
コリオリ力　89
コリメータ　47
コロトコフ音　76
コンベックス型プローブ　8

サ　行

サイクロトロン　48,184

歳差運動　24
サーミスタ　3,181
酸素化ヘモグロビン　79,117
サンプリング定理　85

時間分割　120
磁気共鳴胆管膵管造影　31
自己相関　90,181
歯周病　123
事象関連脱同期　107
事象関連同期　107
シースフロー方式　51
時定数　25
シナプス後電位　98
自発脳磁　107
自発脳波　97
ジャイロセンサ　86
縦緩和　25
周波数エンコード　27
周波数分割　120
自由誘導減衰信号　23
主磁場コイル　26
常磁性　182
小線源療法　13
神経細胞　98
信号源解析　99,107
シンチレータ　47

睡眠時無呼吸症候群　79,184
スキャン　18
スクリーニングマーカー　57
ステント　38
ストレインゲージ　74
スネア　37
スパイラル CT　19
スパースモデリング　162,181
スピン-格子緩和　25
スピン-スピン緩和　25
スピンエコー法　28
スリップリング　18

生化学検査　57
静電容量型加速度センサ　88
生物発光酵素免疫測定法　67
セクタ型プローブ　8
センサ　3
剪断波　14
全反射照明　165
線溶機能　54

送受信コイル（高周波磁場コイル）　26

タ　行

大腸 CT　184
脱酸素化ヘモグロビン　79,117
ダビンチ手術　39,176,184
単一光子放射断層撮影　46,47
断層像　9,18,40,48,121

逐次近似　19
チャンネルロドプシン　144
超音波　6
超音波エラストグラフィ　11,14
超音波検査　6
超音波ドプラ血流計　83
超音波内視鏡　38
超音波プローブ　8
超電導　26
超伝導量子干渉素子　103

低侵襲　6
ディスクリート方式　58
デュアルエナジー CT　19
デュワ　105
電気泳動法　71
電気的根管長測定器　128
電子ビーム法　22
電流ダイポール　99

同位元素　45
投影　16
透過　6
ドプラ効果　10,83
ドプラシフト　83
ドプラ法　10
トポグラフィ　183
ドーム式観血的血圧計　74
トランスデューサ　3,150,181

ナ　行

内視鏡　34
内視鏡的逆行性胆道膵管造影　31,
　38
ナノインタフェース　152
ナノカーボン　152,182

二重課題歩行　92,184

脳血液量　110,119
脳血流量　110,119
脳磁　102
脳磁計　102,103
脳波　94,98,99
脳波計　94

ハ　行

バイオセンサ　150
バイオフィードバック　92
バイロシーケンシング法　72
パノラマ断層撮影　126
パルスオキシメータ　79
パルス光　41
パルスシーケンス　28,111
パルスドプラ血流計　83
パルスドプラ法　85
パルスフォトメトリ　82
半減期　45
反磁性　182
半導体レーザー　137

光コヒーレントモグラフィ　40
光の量子性　145
光バイオプシー　36
光ピンセット　166,183
非観血的血圧計　76
ピクセル　27
ひずみゲージ　74,88,181
標識法　66

フェムト秒結晶構造解析法　148
フォトダイオード　42,139,181
符号分割多重接続　120
ブラキシズム　129
フーリエ解析　90
フーリエ変換　180
ブリッジ回路　75
ブレインマシンインターフェイス
　100
フローサイトメトリ法　52
プローブ　6,8
分子標的薬　69

ヘリカル CT　19
偏位法　105

ポアソン分布　156,180

放射性トレーサ　46
ボクセル　27
補償光学　182

マ　行

マイクロアレイ法　70
マイクロ流体デバイス　155
マノメータ　73

メディエータ　182
免疫血清検査装置　65

モードロック　142

ヤ　行

有床義歯咀嚼機能検査　129
誘導放出現象　137
誘発脳磁　107
誘発脳波　97
床反力計（フォースプレート）　86,
　183

陽電子放出断層撮影　48
横緩和　25

ラ　行

ライトシート顕微鏡　142
ラインセンサ　43
ラジオアイソトープ　46
ラマン散乱　147
ラーモア周波数　24
ランベルト-ベールの法則　81,117

リアプノフ指数　90
リキッド・バイオプシ　72
リソグラフィ　152,185
リニア型プローブ　8
量子ドット　182

零位法　105
励起　24,137,138
レイリーの距離　144
レーザー光　136,137
レセプタ　150
連続波ドプラ血流計　83
連続波ドプラ法　84

編著者略歴

鈴木良次（すずきりょうじ）

1933 年　神奈川県に生まれる
1957 年　東京大学工学部卒業
　　　　　東京医科歯科大学教授，大阪大学教授，
　　　　　東京大学教授，金沢工業大学教授等を経て，
現　在　大阪大学名誉教授，金沢工業大学名誉教授
　　　　　工学博士

辰巳仁史（たつみひとし）

1956 年　大阪府に生まれる
1984 年　大阪大学大学院基礎工学研究科博士課程修了
現　在　金沢工業大学教授
　　　　　工学博士

宮原英夫（みやはらひでお）

1935 年　東京都に生まれる
1960 年　東京大学医学部卒業
　　　　　北里大学教授，豊橋創造大学教授を歴任
　　　　　医学博士

知っておきたい 医工計測技術入門　　　　　定価はカバーに表示

2020 年 4 月 5 日　初版第 1 刷

編著者　鈴　木　良　次
　　　　辰　巳　仁　史
　　　　宮　原　英　夫
発行者　朝　倉　誠　造
発行所　株式会社　朝倉書店
　　　　東京都新宿区新小川町 6-29
　　　　郵便番号　162-8707
　　　　電　話　03(3260)0141
　　　　FAX　03(3260)0180
　　　　http://www.asakura.co.jp

〈検印省略〉

真興社・渡辺製本

© 2020 〈無断複写・転載を禁ず〉

ISBN 978-4-254-33506-4　C 3047　　　　Printed in Japan

前浜松医大 高田明和編

シリーズ〈栄養と疾病の科学〉1

摂 食 と 健 康 の 科 学

36185-8 C3347　　　　A 5 判 272頁 本体4500円

食と健康（疾病）に関する最新情報をエビデンスに基づき提供。〔内容〕肥満の予防と治療／味覚の受容／味覚情報の伝達と中枢処理／空腹感と満腹感／腸と栄養，腸内細菌との共生／精神栄養学からみた食／ブドウ糖と脳／糖質と健康／ほか

豊橋創造大 宮原英夫監修

理学療法学生のための 症例レポートの書き方

33501-9 C3047　　　　B 5 判 152頁 本体3200円

症例レポートとは，理学療法を学ぶ学生が臨床実習時，患者の診療がどのようになされたかを示す重要な記録である。一症例について「レジュメ」「症例レポート」「解説」の三部構成で，初学生も理解できるよう記載し，評価，解説を行った。

豊橋創造大 宮原英夫監修

理学療法学生のための 続・症例レポートの書き方

33504-0 C3047　　　　B 5 判 128頁 本体3200円

好評の『症例レポートの書き方』第二弾。新しい国際生活機能分類に基づき，治療の目標の立て方やレポート内容を再編成。狭義の理学療法の実践から，高齢者の健康管理，障害予防，増進へと大きく広がってきている理学療法士の役割に対応。

杉崎紀子著　神﨑　史絵

か ら だ の し く み
―ナースの視点―

33009-0 C3047　　　　A 5 判 184頁 本体2200円

看護師を目指して学ぶ人のために，苦手とされやすい解剖生理，生化学を基本に身体のしくみとその変化について，わかりやすく解説。各テーマは，二色刷りのイラストとともに見開き2ページでまとめて理解しやすい構成とした。電子版あり

医学統計学研究センター 丹後俊郎・中大 小西貞則編

医 学 統 計 学 の 事 典 （新装版）

12233-6 C3541　　　　A 5 判 472頁 本体8000円

「分野別調査：研究デザインと統計解析」，「統計的方法」，「統計数理」を大きな柱とし，その中から重要事項200を解説した事典。医学統計に携わるすべての人々の必携書となるべく編纂。〔内容〕実験計画法／多重比較／臨床試験／疫学研究／臨床検査・診断／調査／メタアナリシス／衛生統計と指標／データの記述・基礎統計量／2群比較・3群以上の比較／生存時間解析／回帰モデル分割表に関する解析／多変量解析／統計的推測理論／計算機を利用した統計的推測／確率過程／機械学習／他

黒田和男・荒木敬介・大木裕史・武田光夫・森　伸芳・谷田貝豊彦編

光 学 技 術 の 事 典

21041-5 C3550　　　　A 5 判 488頁 本体13000円

カメラやレーザーを始めとする種々の光学技術に関連する重要用語を約120取り上げ，エッセンスを簡潔・詳細に解説する。原理，設計，製造，検査，材料，素子，画像・信号処理，計測，測光測色，応用技術，最新技術，各種光学機器の仕組みほか，技術の全局面をカバー。技術者・研究者必備のレファレンス。〔内容〕近軸光学／レンズ設計／モールド／屈折率の計測／液晶／レーザー／固体撮像素子／物体認識／形状の計測／欠陥検査／眼の光学系／量子光学／内視鏡／顕微鏡／他

前北里大 山科正平・群馬健科大 高田邦昭責任編集
牛木辰男・臼倉治郎・岡部繁男・高松哲郎・寺川　進・藤本豊士編

ライフサイエンス 顕微鏡学ハンドブック

31094-8 C3047　　　　B 5 判 344頁 本体14000円

ライフサイエンスの現場では，新しい顕微鏡装置の導入により新しい研究の視点が生まれ，そこからさらにまた大きな学問領域が展開される。本書は，ライフサイエンス領域において活用されている様々な顕微鏡装置，周辺機器，および標本作製技術について，集大成し，近未来的な発展図をも展望する。読者は，生命科学領域の研究機関，食品，医薬品，バイオ関連企業の研究者および大学院生，並びに顕微鏡および関連装置のメーカーにおいて開発に当たる研究者，技術者まで。

元奈良県医大 大西武雄監修　福井大 松本英樹総編集
大分県看護大 甲斐倫明・東大 宮川　清・放射線医学総研 柿沼志津子・近畿大 西村恭昌・富山大 近藤　隆編

放 射 線 医 科 学 の 事 典
―放射線および紫外線・電磁波・超音波―

30117-5 C3047　　　　B 5 判 304頁 本体10000円

生物学・基礎医学から臨床医学まで放射線医科学分野の発展を紹介する院生・研究者のための研究の手引き。〔内容〕1.放射線医科学の歴史と基礎（放射線の基礎，原爆，原発事故等），2.放射線に対する生物応答：初期過程から細胞へ（DNA損傷，細胞死等），3.放射線に対する生物応答：臓器から生体へ（がん，胎児への影響等），4.放射線・放射性物質を用いた医学（放射線による診断，治療等），5.紫外線と医学（アレルギー，がん等），6.電磁波・超音波と医学（NMR，MRI，HIFU等）
